国家级继续医学教育项目教材

中华医学会基层卫生人才培训工程丛书

广东省护理专业发展丛书

介入手术护理配合流程及评分标准

主审：彭刚艺　陈　凌　崔　虹
主编：陈秀梅　张　靖　李　燕

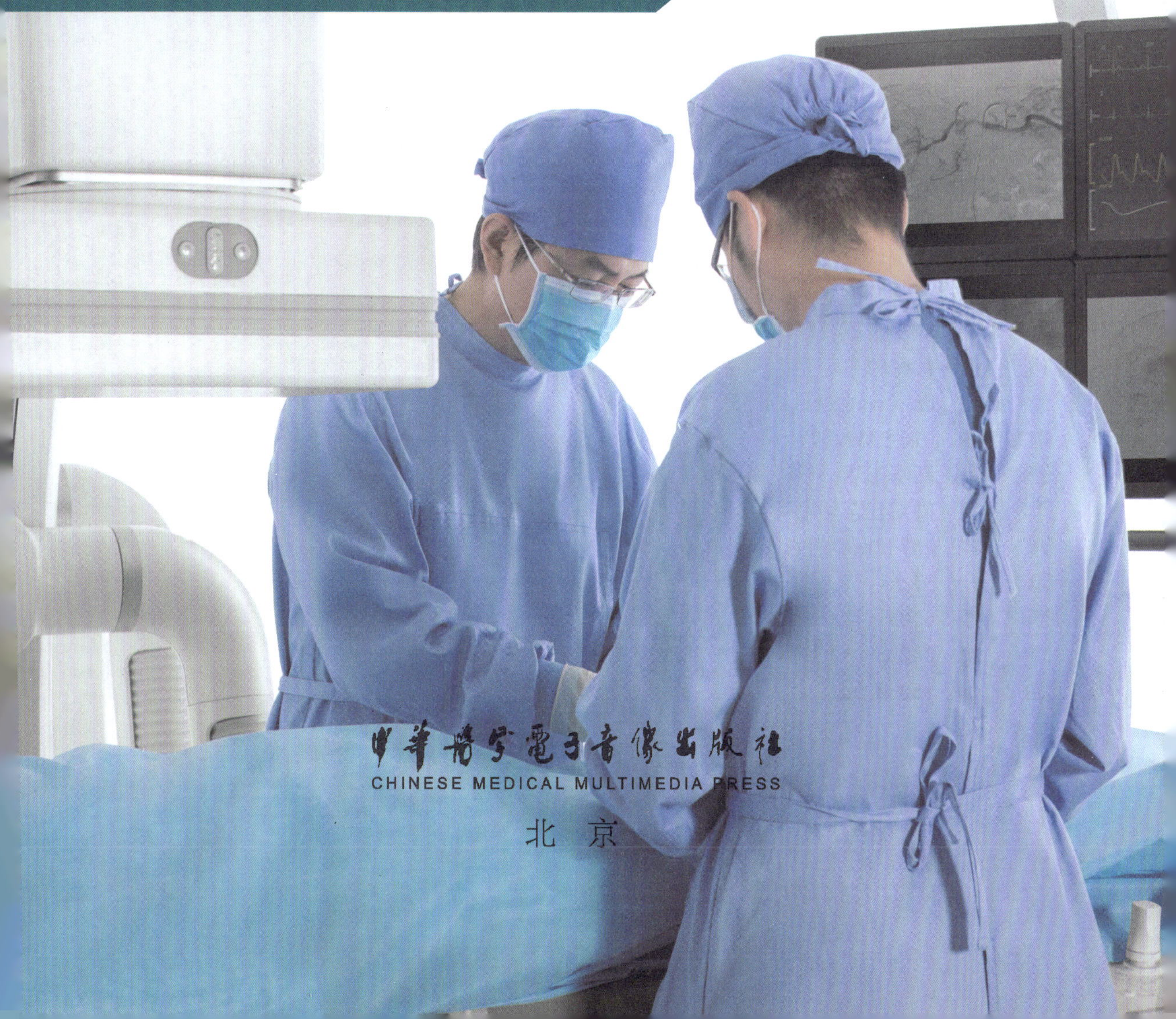

中華醫學電子音像出版社
CHINESE MEDICAL MULTIMEDIA PRESS
北　京

图书在版编目（CIP）数据

介入手术护理配合流程及评分标准 / 陈秀梅，张靖，李燕主编.
—北京：中华医学电子音像出版社，2022.12
ISBN 978-7-83005-401-4

Ⅰ.①介…　Ⅱ.①陈…　②张…　③李…　Ⅲ.①介入性治疗－外科手术－护理
Ⅳ.① R473.6

中国版本图书馆 CIP 数据核字（2022）第 222428 号

介入手术护理配合流程及评分标准
JIERU SHOUSHU HULI PEIHE LIUCHENG JI PINGFEN BIAOZHUN

主　　编：陈秀梅　张　靖　李　燕
策划编辑：裴　燕　赵文羽
责任编辑：赵文羽
责任校对：龚利霞
责任印刷：李振坤
出版发行：中華醫學電子音像出版社
通信地址：北京市西城区东河沿街 69 号中华医学会 610 室
邮　　编：100052
E - mail：cma-cmc@cma.org.cn
购书热线：010-51322677
经　　销：新华书店
印　　制：廊坊佳艺印刷有限公司
开　　本：787 mm×1092 mm　1/16
印　　张：31.25
字　　数：670 千字
版　　次：2022 年 12 月第 1 版　2024 年 3 月第 2 次印刷
定　　价：150.00 元

内容提要

本书为“中华医学会基层卫生人才培训工程”丛书之一，邀请全国各大医院从事介入护理和具有丰富手术护理配合经验的护士参与编写，系统、全面地介绍了心血管疾病、神经血管疾病、周围血管疾病、肿瘤疾病和儿童疾病五大版块的介入手术护理配合流程，每项护理配合流程均附有相应的评分标准，全书共编写116项内容，几乎涵盖了目前国内已开展的各种介入检查或治疗项目，具有很强的专业性和实用性。本书既可作为临床介入护理人员，特别是介入手术室护理人员的学习教材，也可作为评估、评价介入手术护理配合工作及开展质量控制工作的考评依据，还可作为介入医师和介入技师的参考用书。

编委会

主　审：彭刚艺　陈　凌　崔　虹
主　编：陈秀梅　张　靖　李　燕
副主编：吴荣奎　莫　伟　廖少琴　马英东　程云清
秘　书：郑小静　蔡晓雯　郝晓玲
编　者：（按照姓氏拼音排序）
蔡晓雯（广东省人民医院　广东省医学科学院）
蔡秀华（中国医学科学院阜外医院深圳医院）
曹宏霞（唐山市工人医院）
陈　凌（广东省人民医院　广东省医学科学院）
陈宏伟（深圳市龙华区中心医院）
陈利芳（暨南大学附属第一医院）
陈务贤（广西医科大学第一附属医院）
陈秀梅（广东省人民医院　广东省医学科学院）
陈殷琴（广东医科大学附属医院）
程云清（广东省人民医院　广东省医学科学院）
崔　虹（广东省人民医院　广东省医学科学院）
戴丽群（清远市人民医院）
冯建宇（南方医科大学南方医院）
冯俊浩（广州医科大学附属第二医院）
甘　彬（广东省人民医院　广东省医学科学院）
郝晓玲（广东省人民医院　广东省医学科学院）
何丽娟（深圳市第二人民医院）
黄晓燕（广东省人民医院　广东省医学科学院）
蒋　妮（云南省肿瘤医院　昆明医科大学第三附属医院）
蒋学军（茂名市人民医院）
李　莉（南京医科大学附属南京医院）
李　燕（南京医科大学附属南京医院）
李　颐（南昌大学第二附属医院）
李春红（中山大学附属第一医院）

李利群（东莞市东部中心医院）
李玉辉（湖南省人民医院/湖南师范大学附属第一医院）
梁笑霞（佛山市第一人民医院）
廖少琴（珠海市人民医院）
刘　丽（中山大学附属第五医院）
刘　婷（山东大学附属儿童医院）
刘梨花（东莞市大朗医院）
刘佩莹（广州市妇女儿童医疗中心）
刘亚男（徐州医科大学附属医院）
陆辰辰（苏州大学附属第一医院）
马　瑛（珠海市人民医院）
马英东（中山大学附属第五医院）
毛桂珍（右江民族医学院附属医院）
莫　伟（湖南省人民医院/湖南师范大学附属第一医院）
倪叶彬（上海市第十人民医院）
彭　朋（南方医科大学南方医院）
彭刚艺（广东省护士协会）
宋文玲（广西中医药大学第一附属医院）
孙冠宸（深圳市第二人民医院）
孙玲芳（苏州大学附属第一医院）
谭衡琳（广东省人民医院　广东省医学科学院）
王金珺（广东省人民医院赣州医院）
温红梅（厦门大学附属心血管病医院）
吴荣奎（广州医科大学附属第二医院）
谢曼英（深圳市人民医院）
闫　龑（哈尔滨医科大学附属第四医院）
严红虹（广东省人民医院　广东省医学科学院）
杨若雯（南京医科大学附属南京医院）
叶延伟（中山市中医院）
袁又圆（山西白求恩医院）
詹惠敏（广东省人民医院　广东省医学科学院）
张　贝（南京医科大学附属南京医院）
张　靖（广东省人民医院　广东省医学科学院）
张灵芝（惠州市第三人民医院）

序

中国的介入医学在老一辈放射学家的开拓和带领下，在一大批中青年学者的创造和献身下，历经40多年的发展，完成了从无到有、从有到大、从大到强的发展历程。随着各种介入新技术、新理念、新方法和新材料在临床的广泛开展和应用，介入医学仍在不断获得更多突破性的进展，并将成为有显著特点的、独立的专业体系，与内、外科三足鼎立的格局将更加明显。介入护理和介入医学是介入医疗卫生事业的两个极其重要的组成部分。介入医学的发展推动着介入护理的发展，同时也对介入护理提出了更高的要求。临床病种复杂多变，介入检查和治疗过程中挑战与风险并存，介入手术室护理人员在整个介入诊疗过程中扮演了不可或缺的角色并承担了非常重要的工作。

2021年是“十四五”规划的开局之年，护理事业的发展也面临着新形势、新要求。为推进卫生和健康事业的改革发展、贯彻实施《“健康中国2030”规划纲要》和《全国护理事业发展规划（2021—2025年）》，全国各大医院介入护理学专家们博采众长、群策群力，编撰了这本《介入手术护理配合流程及评分标准》，极大地填补了国内在介入手术护理配合方面的空白，为全面提高全国介入护理水平和护理质量、加强介入手术室的规范化和标准化管理、提升介入护理的行业标准、推动介入护理学的高质量发展作出主要贡献。

本书系统、全面地介绍了心血管疾病、神经血管疾病、周围血管疾病、肿瘤疾病和儿童疾病五大版块的介入手术护理配合流程，每项护理配合流程均附有相应的评分标准，全书共编写116项内容，几乎涵盖了目前国内已开展的各种介入检查或治疗项目，既有很好的广度和内涵，也有很强的专业性和实用性。本书既可作为临床介入护理人员的学习教材和介入护理管理者的考评依据，也可作为介入医生和介入技师的参考用书。相信此书能够为介入专科护士培训系统提供更有力的支撑。

本书凝聚了各位介入领域优秀护理专家们的智慧和心血，在此，对他们求真务实、全心全意的辛勤付出表示衷心的感谢！祝愿介入护理事业蓬勃发展，越来越好！

2022年8月

前 言

我国介入医学历经40余年的发展，已成为继内、外科治疗之后的第三大临床治疗手段，其治疗范围广且已成为部分疾病治疗的首选方案。随着现代科技的发展和医疗服务模式的转变，我国介入医学的发展迎来了新的机遇和挑战。2021年发布的《中国介入医学白皮书》指出，全国范围内设立独立介入科的医疗机构已达到63.18%。介入护理工作是介入医疗卫生事业的重要组成部分，并时刻紧跟介入医学的发展，目前已日趋成熟并自成体系。介入手术室作为各医院进行各种介入检查和治疗的平台，存在多个科室同时开展介入治疗的情况。国家卫生健康委员会发布的《关于印发进一步改善医疗服务行动计划（2018—2020年）的通知》中明确要求县级及以上医疗机构要加快建设“五大中心”新型医疗急救网络，而介入手术室作为各大中心建设的强力支撑，也逐渐向更加专业化、规范化的方向发展。

随着介入护理的不断发展，介入护理专科培训基地也在不断建设中，迫切需要介入专科的护理配合流程及评分标准为基地提供同质化的考核和评价。目前国内缺乏相关规范和标准可供使用与参考。为了填补这一空白，我们编纂了这本《介入手术护理配合流程及评分标准》。

本书按照2019年更新颁布的《心血管疾病介入诊疗技术临床应用管理规范》《神经血管介入诊疗技术临床应用管理规范》《外围血管介入诊疗技术临床应用管理规范》和《综合介入诊疗技术临床应用管理规范》的指引，编纂包括心血管疾病、神经血管疾病、周围血管疾病、肿瘤疾病和儿童疾病五大版块的内容，囊括了各种介入检查或治疗项目共116项，介入检查或治疗的名称拟定参考《广州地区公立医疗机构基本医疗服务价格目录（2021年版）》的相关收费项目。本书采用文字、表格和流程图的形式，对各种介入检查或治疗的护理配合流程进行系统、全面的介绍，并附有相应评分标准，具有一定的广度和深度。每项检查或治疗按照“护理配合流程”和“评分标准”两部分，以同质化的格式进行编排，具有较好的科学性、权威性和实用性。

本书以坚持临床实用性为原则，可作为介入护理人员，特别是介入手术室护理人员使用的教材，也可作为评估、评价介入手术护理配合工作及开展质量控制工作的考评依据。以本书为参考，可使介入护理工作更加专业化、规范化；同时可让更多的医生、护士和技师更加深刻、准确地认识介入手术的护理配合流程。

本书邀请了全国各大医院从事介入护理和具有丰富介入手术护理配合经验的护士参与编纂，在参阅大量国内外医学护理方面的文献并吸取了前沿信息后，经过充分调研、反复论证、反复征求意见、反复修改，最终完成本书的编写。但由于编者兼顾日常工作，编写时间及编写经验有限，疏漏之处在所难免，恳请各位专家和护理同道批评指正，以便再版时修正提高。希望本书能够更好地指导介入护理临床工作，为我国介入医疗卫生事业的发展贡献一份力量。

2022年8月

目　录

第一篇　心血管疾病

第二篇 神经血管疾病

第三篇 周围血管疾病

第四篇　肿 瘤 疾 病

第五篇 儿童疾病

第一篇

心血管疾病

第一章　冠状动脉类

一、冠状动脉造影术护理配合流程及评分标准

流　程

准备

操作者准备：洗手，着装整齐，规范佩戴口罩、帽子，佩戴剂量仪。

评估：患者病情、意识、合作程度、皮肤准备、管道情况及药物过敏史。

患者准备：①与病房护士规范交接，核对患者身份、手术信息。②向患者做好解释、告知工作，询问二便情况及需求。③协助患者平卧，桡动脉穿刺者右手掌侧向上置于托手板上，协助患者将袖子卷至肘关节以上；股动脉穿刺者暴露双侧腹股沟，并注意遮挡患者隐私部位，嘱患者四肢正常伸直，注意保暖。④妥善放置各种管道，连接心电监护仪，必要时吸氧。

用物准备：①物品准备，包括无菌手术包、5F/6F 动脉鞘、6F JR4 和 JL4 造影导管、泥鳅导丝或 150 cm J 头导丝、止血器、压力监测套件（压力换能器、三联三通、输液管、环柄注射器或 10 ml 螺旋注射器、压力连接管）、注射器（5 ml、10 ml）、无菌手套及消毒液；②药物准备，包括利多卡因、肝素钠稀释液（0.9% 氯化钠溶液 500 ml＋肝素钠3000 U）、硝酸甘油、对比剂、间羟胺及阿托品，必要时准备地塞米松、多巴胺及肾上腺素；③仪器准备，包括心电监护仪、除颤仪、血氧饱和度监测仪及简易呼吸器。

术中配合

穿刺前：①严格执行术前三方核查并签字；②打开无菌手术包，合理摆放包内各种物品，治疗盘内倒入肝素钠稀释液；③协助术者穿手术衣，打开各种材料及物品；④协助术者消毒、铺巾，连接压力装置，排气后校零。

穿刺时：观察患者生命体征变化，做好应急处理准备并及时记录。

术中：①根据需要递送各种耗材；②保持静脉通道通畅，关注压力的改变。

术毕：①造影完成，观察患者皮肤以及时发现对比剂过敏反应，拔出鞘管时及时发现并发症并给予应急处理；②整理患者衣物；③及时、准确书写手术护理记录单。

宣教

患者宣教：①桡动脉穿刺者遵医嘱穿刺侧手臂伸直，止血器不能自行拆除；②多喝水以促进对比剂排出。

家属宣教：①协助患者完成生活需求；②如发现患者不适，及时告知医护人员。

整理

患者整理：①协助患者妥善过床，检查止血器有无移位、穿刺口是否渗血；②妥善放置各种管道，注意保暖。

室间整理：①整理手术用物，分类处置各种垃圾；②整理手术间、手术床、仪器及设备，并做好终末处理；③湿式清洁并消毒手术间。

其他：①洗手，记录；②准确、及时收费。

补充说明

1．导管路径：桡动脉—肱动脉—腋动脉—锁骨下动脉—主动脉—冠状动脉。

2．一般情况下，应选择左上肢建立静脉通道。

3．三方核查单严格按照手术时间节点执行。

评分标准

项目		扣分细则	扣分值	实际扣分	备注
操作前（20分）	操作者仪态（3分）	着装不规范（含未佩戴剂量仪）	−1		
		未洗手	−1		
		未戴口罩、帽子或佩戴不规范	−1		
	交接及评估（9分）	未与病房护士规范交接及核对患者信息	−2		
		未告知或未询问二便情况	−1		
		未评估患者病情、意识、合作程度、皮肤准备、带入管道、药物过敏史	各−1		
	术前准备（8分）	物品准备缺漏	−1		
		未规范固定管道	−1		
		未监测生命体征	−2		
		未建立静脉通道	−2		
		未注意保护患者隐私部位	−2		
操作过程（65分）	安全及舒适（8分）	未注意患者安全，无保暖	−2		
		未做好心理护理	−2		
		未按要求放置托手板或未按需摆放体位	−2		
		未规范执行三方核查	−2		
	无菌技术操作（15分）	未检查无菌包有效期	−1		
		打开无菌包不规范	−1		
		无菌持物桶、消毒液等未标明开启日期或日期书写不规范	−1		
		倒0.9%氯化钠溶液时未冲洗瓶口或液体溅出容器外	−2		
		打开一次性物品时未检查其有效期及气密性或打开方法错误	−2		
		药液抽取手法不规范	−1		
		协助穿手术衣或铺手术单时不规范或污染	−2		
		无菌物品过期或违反无菌原则	−5		
	术中护理配合及文书书写（30分）	未关注输液情况	−2		
		不了解手术进程或未根据手术进程及时递送手术耗材	−3		
		打开耗材时未查对效期、未检查密闭性	−2		
		未及时发现病情变化或未有效配合应急处理情况	各−5		

（待　续）

（续　表）

项目		扣分细则	扣分值	实际扣分	备注
操作过程（65分）	术中护理配合及文书书写（30分）	未关注心电波形及压力变化情况	－5		
		术中未按规范执行口头医嘱	－3		
		未按要求进行耗材登记及条码粘贴不规范	－3		
		手术护理记录单书写不规范或缺漏	－2		
	术后患者安置及整理（12分）	未有效协助医生拔管止血	－2		
		未协助患者安全过床，未注意患者保暖	－2		
		未向患者及家属进行术后宣教或宣教不到位	－2		
		术后物品、耗材、仪器终末处置不规范	－2		
		垃圾未分类放置或处置不规范	－2		
		未及时进行室间清洁及消毒工作	－2		
综合评价（15分）	临床工作能力（11分）	手术操作流程不熟悉或应急处理配合不熟练	各－4		
		相关知识掌握不全	－3		
	态度及沟通（4分）	态度不认真、不严谨	－1		
		未关心患者或缺乏人文关怀	各－1		
		沟通不恰当	－1		
总分100分		扣分合计			
		最后得分			

二、冠状动脉腔内成形术护理配合流程及评分标准

流 程

准备

操作者准备：洗手，着装整齐，规范佩戴口罩、帽子，佩戴剂量仪。

评估：患者病情、意识、合作程度、皮肤准备、带入管道及药物过敏史。

患者准备：①与病房护士规范交接，核对患者身份、手术信息。②向患者做好解释、告知工作，询问二便情况及需求。③协助患者平卧，桡动脉穿刺者右手掌侧向上置于托手板上，协助患者将袖子卷至肘关节以上；股动脉穿刺者暴露双侧腹股沟，并注意遮挡患者隐私部位，嘱患者四肢正常伸直，注意保暖。④妥善放置各种管道，连接心电监护仪，必要时吸氧。

用物准备：①物品准备，包括无菌手术包、5F/6F 动脉鞘、6F JR4 和 JL4 造影导管、泥鳅导丝或 150 cm J 头导丝、止血器、压力监测套件（压力换能器、三联三通、输液管、环柄注射器或 10 ml 螺旋注射器、压力连接管）、压力泵、指引导管、指引导丝及各种型号的冠状动脉内球囊；②药物准备，包括利多卡因、肝素钠稀释液（0.9% 氯化钠溶液 500 ml＋肝素钠 3000 U）、硝酸甘油、对比剂、间羟胺及阿托品，必要时准备地塞米松、多巴胺及肾上腺素；③仪器准备，包括心电监护仪、除颤仪、血氧饱和度监测仪、输液泵及简易呼吸器，必要时准备临时心脏起搏器和主动脉内球囊反搏（intra-aortic balloon pump，IABP）机。

术中配合

穿刺前：①严格执行术前三方核查并签字；②打开无菌手术包，合理摆放包内各种物品，治疗盘内倒入肝素钠稀释液；③协助术者穿手术衣，打开各种材料及物品；④协助术者消毒、铺巾，连接压力装置，排气后校零。

穿刺时：观察患者生命体征变化，做好应急处理准备并及时记录。

术中：①根据需要递送各种耗材；②保持静脉通道通畅，球囊扩张时关注患者有无胸闷不适，以及心率、压力的改变；③球囊扩张后严密观察有无慢血流、无复流或心脏压塞等并发症，并做好应急处理。

术毕：①手术结束拔除鞘管后，观察患者有无心率慢、血压低、面色苍白等迷走神经反射，以及有无对比剂过敏反应；②整理患者衣物；③及时、准确书写手术护理记录单。

宣教

患者宣教：①桡动脉穿刺者遵医嘱穿刺侧手臂伸直，止血器不能自行拆除；股动脉穿刺者遵医嘱卧床并制动。②多喝水以促进对比剂排出。

家属宣教：①协助患者完成生活需求；②如发现患者主诉胸闷、胸痛等不适，及时告知医护人员。

整理

患者整理：①协助患者妥善过床，检查止血器有无移位、穿刺口是否渗血；②妥善放置/固定各种管道，注意保暖。

室间整理：①整理手术用物，分类处置各种垃圾；②整理手术间、手术床、仪器及设备，并做好终末处理；③湿式清洁并消毒手术间。

其他：①洗手，记录；②准确、及时收费。

补充说明

1. 导管路径

（1）桡动脉—肱动脉—锁骨下动脉—主动脉—冠状动脉。

（2）股动脉—髂动脉—腹主动脉—主动脉—冠状动脉。

2. 对于择期手术患者，需查看其是否足量服用双抗药物；对于急诊手术患者，需确认其是否负荷量服用双抗药物。

3. 三方核查单严格按照手术时间节点执行。

评分标准

项目		扣分细则	扣分值	实际扣分	备注
操作前（20分）	操作者仪态（3分）	着装不规范（含未佩戴剂量仪）	−1		
		未洗手	−1		
		未戴口罩、帽子或佩戴不规范	−1		
	交接及评估（9分）	未与病房护士规范交接及核对患者信息	−2		
		未告知或未询问二便情况	−1		
		未评估患者病情、意识、合作程度、皮肤准备、带入管道、药物过敏史	各−1		
	术前准备（8分）	物品准备缺漏	−1		
		未规范固定管道	−1		
		未监测生命体征	−2		
		未建立静脉通道	−2		
		未注意保护患者隐私部位	−2		
操作过程（65分）	安全及舒适（8分）	未注意患者安全，无保暖	−2		
		未做好心理护理	−2		
		未按要求放置托手板或未按需摆放体位	−2		
		未规范执行三方核查	−2		
	无菌技术操作（15分）	未检查无菌包有效期	−1		
		打开无菌包不规范	−1		
		无菌持物桶、消毒液等未标明开启日期或日期书写不规范	−1		
		倒0.9%氯化钠溶液时未冲洗瓶口或液体溅出容器外	−2		
		打开一次性物品时未检查其有效期及气密性或打开方法错误	−2		
		药液抽取手法不规范	−1		
		协助穿手术衣或铺手术单时不规范或污染	−2		
		无菌物品过期或违反无菌原则	−5		
	术中护理配合及文书书写（30分）	未关注输液情况	−2		
		不了解手术进程或未根据手术进程及时递送手术耗材	−3		
		打开耗材时未查对效期、未检查密闭性	−2		
		未及时发现病情变化或未有效配合应急处理情况	各−5		

（待 续）

（续　表）

项目		扣分细则	扣分值	实际扣分	备注
操作过程（65分）	术中护理配合及文书书写（30分）	未关注心电波形及压力变化情况（尤其是球囊扩张时）	−5		
		术中未按规范执行口头医嘱	−3		
		未按要求进行耗材登记及条码粘贴不规范	−3		
		手术护理记录单书写不规范或缺漏	−2		
	术后患者安置及整理（12分）	未有效协助医生拔管止血	−2		
		未协助患者安全过床，未注意患者保暖	−2		
		未向患者及家属进行术后宣教或宣教不到位	−2		
		术后物品、耗材、仪器终末处置不规范	−2		
		垃圾未分类放置或处置不规范	−2		
		未及时进行室间清洁及消毒工作	−2		
综合评价（15分）	临床工作能力（11分）	手术操作流程不熟悉或应急处理配合不熟练	各−4		
		相关知识掌握不全	−3		
	态度及沟通（4分）	态度不认真、不严谨	−1		
		未关心患者或缺乏人文关怀	各−1		
		沟通不恰当	−1		
总分100分		扣分合计			
		最后得分			

三、冠状动脉内支架置入术护理配合流程及评分标准

流 程

准备

操作者准备：洗手，着装整齐，规范佩戴口罩、帽子，佩戴剂量仪。

评估：患者病情、意识、合作程度、皮肤准备、带入管道、药物过敏史，以及是否服用双抗药物。

患者准备：①与病房护士规范交接，核对患者身份、手术信息。②向患者做好解释、告知工作，询问二便情况及需求。③协助患者平卧，桡动脉穿刺者右手掌侧向上置于托手板上，协助患者将袖子卷至肘关节以上；股动脉穿刺者暴露双侧腹股沟，并注意遮挡患者隐私部位，嘱患者四肢正常伸直，注意保暖。④妥善放置各种管道，连接心电监护仪，必要时吸氧。

用物准备：①物品准备，包括无菌手术包、5F/6F 动脉鞘、6F JR4 和 JL4 造影导管、泥鳅导丝或 150 cm J 头导丝、止血器、压力监测套件（压力换能器、三联三通、输液管、环柄注射器或 10 ml 螺旋注射器、压力连接管）、压力泵、指引导管、指引导丝，以及各种型号的冠状动脉内球囊和支架；②药物准备，包括利多卡因、肝素钠稀释液（0.9% 氯化钠溶液 500 ml＋肝素钠 3000 U）、硝酸甘油、对比剂、间羟胺及阿托品，必要时准备地塞米松、盐酸替罗非班、多巴胺及肾上腺素；③仪器准备，包括心电监护仪、除颤仪、血氧饱和度监测仪、输液泵及简易呼吸器，必要时准备临时心脏起搏器、主动脉内球囊反搏机、呼吸机、冠状动脉血流储备分数（fractional flow reserve，FFR）检测仪、血管内超声（intravascular ultrasound，IVUS）、光学相干断层成像（optical coherence tomography，OCT）设备及旋磨介入治疗仪。

术中配合

穿刺前：①严格执行术前三方核查并签字；②打开无菌手术包，合理摆放包内各种物品，治疗盘内倒入肝素钠稀释液；③协助术者穿手术衣，打开各种材料及物品；④协助术者消毒、铺巾，连接压力装置，排气后校零。

穿刺时：观察患者生命体征变化，做好应急处理准备并及时记录。

术中：①根据需要递送各种耗材；②保持静脉通道通畅，球囊扩张时关注患者有无胸闷不适，以及心率、压力的改变；③记录肝素化时间及用量，按需监测活化凝血时间（activated coagulation time，ACT）并遵医嘱追加肝素钠稀释液；④球囊扩张或支架植入后严密观察有无慢血流、无复流或心脏压塞等并发症，并做好应急处理。

术毕：①手术结束拔除鞘管后，观察患者有无心率慢、血压低、面色苍白等迷走神经反射，以及有无对比剂过敏反应；②观察有无再灌注心律失常现象；③整理患者衣物；④及时、准确书写手术护理记录单。

宣教

患者宣教：①桡动脉穿刺者遵医嘱穿刺侧手臂伸直，止血器不能自行拆除；股动脉穿刺者遵医嘱卧床并制动。②多喝水以促进对比剂排出。

家属宣教：①协助患者完成生活需求；②如发现患者主诉胸闷、胸痛等不适，及时告知医护人员。

整理

患者整理：①协助患者妥善过床，检查止血器有无移位、穿刺口是否渗血；②妥善放置 / 固定各种管道，注意保暖。

室间整理：①整理手术用物，分类处置各种垃圾；②整理手术间、手术床、仪器及设备，并做好终末处理；③湿式清洁并消毒手术间。

其他：①洗手，记录；②准确、及时收费。

补充说明

1．导管路径

（1）桡动脉—肱动脉—锁骨下动脉—主动脉—冠状动脉。

（2）股动脉—髂动脉—腹主动脉—主动脉—冠状动脉。

2．对于择期手术患者，需查看其是否足量服用双抗药物；对于急诊手术患者，需确认其是否负荷量服用双抗药物。

3．在检查过程中关注手术时长，对比剂总量超过 300 ml 时要及时提醒医生。

4．三方核查单严格按照手术时间节点执行。

评分标准

<table>
<tr><th colspan="2">项目</th><th>扣分细则</th><th>扣分值</th><th>实际扣分</th><th>备注</th></tr>
<tr><td rowspan="11">操作前
（20分）</td><td rowspan="3">操作者仪态
（3分）</td><td>着装不规范（含未佩戴剂量仪）</td><td>−1</td><td></td><td></td></tr>
<tr><td>未洗手</td><td>−1</td><td></td><td></td></tr>
<tr><td>未戴口罩、帽子或佩戴不规范</td><td>−1</td><td></td><td></td></tr>
<tr><td rowspan="3">交接及评估
（9分）</td><td>未与病房护士规范交接及核对患者信息</td><td>−2</td><td></td><td></td></tr>
<tr><td>未告知或未询问二便情况</td><td>−1</td><td></td><td></td></tr>
<tr><td>未评估患者病情、意识及合作程度、皮肤准备、带入管道、药物过敏史、服用双抗药物情况</td><td>各−1</td><td></td><td></td></tr>
<tr><td rowspan="5">术前准备
（8分）</td><td>物品准备缺漏</td><td>−1</td><td></td><td></td></tr>
<tr><td>未规范固定管道</td><td>−1</td><td></td><td></td></tr>
<tr><td>未监测生命体征</td><td>−2</td><td></td><td></td></tr>
<tr><td>未建立静脉通道</td><td>−2</td><td></td><td></td></tr>
<tr><td>未注意保护患者隐私部位</td><td>−2</td><td></td><td></td></tr>
<tr><td rowspan="16">操作过程
（65分）</td><td rowspan="4">安全及舒适
（8分）</td><td>未注意患者安全，无保暖</td><td>−2</td><td></td><td></td></tr>
<tr><td>未做好心理护理</td><td>−2</td><td></td><td></td></tr>
<tr><td>未按要求放置托手板或未按需摆放体位</td><td>−2</td><td></td><td></td></tr>
<tr><td>未规范执行三方核查</td><td>−2</td><td></td><td></td></tr>
<tr><td rowspan="8">无菌技术操作
（15分）</td><td>未检查无菌包有效期</td><td>−1</td><td></td><td></td></tr>
<tr><td>打开无菌包不规范</td><td>−1</td><td></td><td></td></tr>
<tr><td>无菌持物桶、消毒液等未标明开启日期或日期书写不规范</td><td>−1</td><td></td><td></td></tr>
<tr><td>倒0.9%氯化钠溶液时未冲洗瓶口或液体溅出容器外</td><td>−2</td><td></td><td></td></tr>
<tr><td>打开一次性物品时未检查其有效期及气密性或打开方法错误</td><td>−2</td><td></td><td></td></tr>
<tr><td>药液抽取手法不规范</td><td>−1</td><td></td><td></td></tr>
<tr><td>协助穿手术衣或铺手术单时不规范或污染</td><td>−2</td><td></td><td></td></tr>
<tr><td>无菌物品过期或违反无菌原则</td><td>−5</td><td></td><td></td></tr>
<tr><td rowspan="4">术中护理配合及文书书写
（30分）</td><td>未关注输液情况</td><td>−2</td><td></td><td></td></tr>
<tr><td>不了解手术进程或未根据手术进程及时递送手术耗材</td><td>−3</td><td></td><td></td></tr>
<tr><td>打开耗材时未查对效期、未检查密闭性</td><td>−2</td><td></td><td></td></tr>
<tr><td>未及时发现病情变化或未有效配合应急处理情况</td><td>各−5</td><td></td><td></td></tr>
</table>

（待 续）

（续 表）

项目		扣分细则	扣分值	实际扣分	备注
操作过程（65分）	术中护理配合及文书书写（30分）	未关注心电波形及压力变化情况	−5		
		术中未按规范执行口头医嘱	−3		
		未按要求进行耗材登记及条码粘贴不规范	−3		
		手术护理记录单书写不规范或缺漏	−2		
	术后患者安置及整理（12分）	未有效协助医生拔管止血	−2		
		未协助患者安全过床，未注意患者保暖	−2		
		未向患者及家属进行术后宣教或宣教不到位	−2		
		术后物品、耗材、仪器终末处置不规范	−2		
		垃圾未分类放置或处置不规范	−2		
		未及时进行室间清洁及消毒工作	−2		
综合评价（15分）	临床工作能力（11分）	手术操作流程不熟悉或应急处理配合不熟练	各−4		
		相关知识掌握不全	−3		
	态度及沟通（4分）	态度不认真、不严谨	−1		
		未关心患者或缺乏人文关怀	各−1		
		沟通不恰当	−1		
总分100分		扣分			
		最后得分			

四、经动脉穿刺冠状动脉内膜旋磨术护理配合流程及评分标准

流 程

准备

操作者准备： 洗手，着装整齐，规范佩戴口罩、帽子，佩戴剂量仪。

评估： 患者病情、意识、合作程度、皮肤准备、带入管道及药物过敏史。

患者准备： ①与病房护士规范交接，核对患者身份、手术信息。②向患者做好解释、告知工作，询问二便情况及需求。③协助患者平卧，桡动脉穿刺者右手掌侧向上置于托手板上，协助患者将袖子卷至肘关节以上；股动脉穿刺者暴露双侧腹股沟，并注意遮挡患者隐私部位，嘱患者四肢正常伸直，注意保暖。④妥善放置各种管道，连接心电监护仪，吸氧。⑤必要时骶尾部使用保护贴预防压力性损伤。

用物准备： ①物品准备，包括无菌手术包、加压输液袋、压力监测套件、冠状动脉造影常规耗材、指引导管、指引导丝、Y 阀、压力泵、冠状动脉内球囊及支架、旋磨头、旋磨导丝、推进器及输液管；②药物准备，包括肝素钠稀释液（0.9% 氯化钠溶液 500 ml＋肝素钠 3000 U）、旋磨液（0.9% 氯化钠溶液 500 ml＋硝酸甘油 2 mg＋肝素钠 5000 U）、利多卡因、对比剂、硝酸甘油、间羟胺、阿托品及盐酸替罗非班，必要时准备多巴胺、肾上腺素、硝普钠、鱼精蛋白及地塞米松；③仪器准备，包括心电监护仪、旋磨介入治疗仪、氮气、除颤仪、恒速泵及简易呼吸器，必要时准备 IABP 机、呼吸机及临时心脏起搏器。

术中配合

穿刺前： ①严格执行术前三方核查并签字；②打开无菌手术包，合理摆放包内各种物品，治疗盘内倒入肝素钠稀释液；③协助术者穿手术衣，打开各种材料及物品；④协助术者消毒、铺巾，连接压力装置，排气后校零；⑤连接好旋磨介入治疗仪电源和氮气，开机、试机，确保其性能完好、氮气充足。

穿刺时： 观察患者生命体征变化，做好应急处理准备并及时记录。

术中： ①根据需要递送各种耗材；②保持静脉通道通畅；③开启旋磨用物，连接旋磨各管道，调试转速；旋磨过程中调节旋磨转速在适当范围，旋磨 10 s 时报时，一次旋磨不能超过 20 s；④密切观察患者心律、心率、压力变化，及时识别慢血流、无血流或血管破裂引起的心脏压塞等并发症，做好相应紧急处理。

术毕： ①拔出鞘管时及时发现并发症并给予应急处理；②整理患者衣物；③及时、准确书写手术护理记录单。

宣教

患者宣教：①桡动脉穿刺者遵医嘱穿刺侧手臂伸直，止血器不能自行拆除；股动脉穿刺者遵医嘱卧床并制动；②多喝水以促进对比剂排出。

家属宣教：①协助患者完成生活需求；②如发现患者主诉胸闷、胸痛等不适，及时告知医护人员。

整理

患者整理：①协助患者妥善过床，检查止血器有无移位、穿刺口是否渗血；②妥善放置/固定各种管道，注意保暖。

室间整理：①整理手术用物，分类处置各种垃圾；②整理手术间、手术床、仪器及设备，并做好终末处理；③湿式清洁并消毒手术间。

其他：①洗手，记录；②准确、及时收费。

补充说明

1. 导管路径

（1）股动脉—髂动脉—腹主动脉—胸主动脉—主动脉弓—冠状动脉。

（2）桡动脉—肱动脉—锁骨下动脉—主动脉弓—冠状动脉。

2. 对于神志不清、烦躁和不能配合的患者，入室后必要时给予适当约束固定。

3. 对于危重患者或转运途中存在风险的患者，必须由医护人员护送回病区。

4. 三方核查单严格按照手术时间节点执行。

评分标准

项目		扣分细则	扣分值	实际扣分	备注
操作前（20分）	操作者仪态（3分）	着装不规范（含未佩戴剂量仪）	−1		
		未洗手	−1		
		未戴口罩、帽子或佩戴不规范	−1		
	交接及评估（8分）	未与病房护士规范交接及核对患者信息	−2		
		未告知或未询问二便情况	−1		
		未评估患者病情、意识及合作程度、皮肤准备、带入管道、药物过敏史	各−1		
	术前准备（9分）	物品准备缺漏	−1		
		未规范固定管道及未吸氧	各−1		
		未监测生命体征	−2		
		未建立静脉通道	−2		
		未注意保护患者隐私部位	−2		
操作过程（65分）	安全及舒适（8分）	未注意患者安全，无保暖	−2		
		未做好心理护理	−2		
		未按要求放置托手板或未按需摆放体位	−2		
		未规范执行三方核查	−2		
	无菌技术操作（15分）	未检查无菌包有效期	−1		
		打开无菌包不规范	−1		
		无菌持物桶、消毒液等未标明开启日期或日期书写不规范	−1		
		倒0.9%氯化钠溶液时未冲洗瓶口或液体溅出容器外	−2		
		打开一次性物品时未检查其有效期及气密性或打开方法错误	−2		
		药液抽取手法不规范	−1		
		协助穿手术衣或铺手术单时不规范或污染	−2		
		无菌物品过期或违反无菌原则	−5		
	术中护理配合及文书书写（30分）	未关注输液情况	−2		
		不了解手术进程或未根据手术进程及时递送手术耗材	−2		
		打开耗材时未查对效期、未检查密闭性	−2		
		未确保旋磨介入治疗仪功能完好、氮气充足	各−2		

（待 续）

（续　表）

项目		扣分细则	扣分值	实际扣分	备注
操作过程（65分）	术中护理配合及文书书写（30分）	未开机、试机，未开启旋磨用物给术者；未及时连接旋磨各管道并调试转速	各－3		
		旋磨转速未在适当范围	－3		
		旋磨未报时	－3		
		术中未按规范执行口头医嘱	－3		
	术中护理配合及文书书写（30分）	未按要求进行耗材登记及条码粘贴不规范	－3		
		手术护理记录单书写不规范或缺漏	－2		
	术后患者安置及整理（12分）	未有效协助医生拔管止血	－2		
		未协助患者安全过床，未注意患者保暖	－2		
		未向患者及家属进行术后宣教或宣教不到位	－2		
		术后物品、耗材、仪器终末处置不规范	－2		
		垃圾未分类放置或处置不规范	－2		
		未及时进行室间清洁及消毒工作	－2		
综合评价（15分）	临床工作能力（11分）	手术操作流程不熟悉或应急处理配合不熟练	各－4		
		相关知识掌握不全	－3		
	态度及沟通（4分）	态度不认真、不严谨	1		
		未关心患者或缺乏人文关怀	各－1		
		沟通不恰当	－1		
总分100分		扣分合计			
		最后得分			

五、经动脉穿刺冠状动脉血栓抽吸术护理配合流程及评分标准

流 程

准备

操作者准备： 洗手，着装整齐，规范佩戴口罩、帽子，佩戴剂量仪。

评估： 患者病情、意识、合作程度、皮肤准备、带入管道及药物过敏史。

患者准备： ①与病房护士规范交接，核对患者身份、手术信息。②向患者做好解释、告知工作，询问二便情况及需求。③协助患者平卧，桡动脉穿刺者右手掌侧向上置于托手板上，协助患者将袖子卷至肘关节以上；股动脉穿刺者暴露双侧腹股沟，并注意遮挡患者隐私部位，嘱患者四肢正常伸直，注意保暖。④妥善放置各种管道，连接心电监护仪，必要时吸氧。

用物准备： ①物品准备，包括器械台、无菌手术包、压力传感器、三联三通、非精密输液器、注射器（5 ml、10 ml）、无菌手套、消毒液、血管鞘、冠状动脉造影常规耗材、指引导管、Y 阀、指引导丝、血栓抽吸导管及三通，必要时准备压力泵、冠状动脉内球囊及支架；②药物准备，包括肝素钠稀释液（0.9% 氯化钠溶液 500 ml ＋肝素钠 3000 U）、利多卡因、对比剂及硝酸甘油，必要时准备间羟胺、阿托品、多巴胺、地塞米松、肾上腺素及替罗非班；③仪器准备，包括心电监护仪、除颤仪、血氧监测仪、输液泵、简易呼吸器、IVUS、FFR 及 OCT，必要时准备 IABP 机、呼吸机及临时心脏起搏器。

术中配合

穿刺前： ①严格执行术前三方核查并签字；②打开无菌手术包，合理摆放包内各种物品，治疗盘内倒入肝素钠稀释液；③协助术者穿手术衣，打开各种材料及物品；④协助术者消毒、铺巾，连接压力装置，排气后校零；⑤患者颈后及腰部放置射线防护板。

穿刺时： 做好患者心理护理，观察患者生命体征变化，做好应急处理准备并及时记录。

术中： ①根据需要递送各种耗材；②保持静脉通道通畅，并注意静脉补液情况，防止滴空及补液过量；③在医生抽吸过程中，严密监测患者生命体征，注意其生命体征的变化，以及有无再灌注损伤表现，有异常及时发现并处理；④重视患者主诉，随时处理患者需求；⑤记录肝素使用时间及用量。

术毕： ①手术完成拔除鞘管后，协助术者按压穿刺口 10～20 min 后进行加压包扎；②观察患者是否出现迷走神经反射、对比剂过敏、穿刺口出血等并发症，并做出应急处理；③整理患者衣物；④及时、准确书写手术护理记录单。

宣教

患者宣教： 术后卧床 24 h，遵医嘱保持术侧肢体制动，并进行水化治疗。

家属宣教： ①协助患者卧床；②注意观察患者有无穿刺口渗血、血肿及造影剂过敏等并发症。

整理

患者整理： ①协助患者妥善过床，检查加压包扎绷带有无移位、穿刺口是否渗血；②妥善放置各种管道，注意保暖。

室间整理： ①整理术间、诊查床及用物；②分类处理各种垃圾；③湿式清洁并消毒手术间。

其他： ①洗手，记录；②准确、及时收费。

补充说明

1．导管路径

（1）股动脉—髂外动脉—髂总动脉—腹主动脉—胸主动脉—主动脉弓—冠状动脉。

（2）桡动脉—肱动脉—锁骨下动脉—主动脉弓—冠状动脉。

2．对于神志不清、烦躁和不能配合的患者，入室后必要时给予适当约束固定。

3．术中重点关注患者生命体征，以及补液输入量和速度。

4．三方核查单严格按照手术时间节点执行。

评分标准

项目		扣分细则	扣分值	实际扣分	备注
操作前（20分）	操作者仪态（3分）	着装不规范（含未佩戴剂量仪）	−1		
		未洗手	−1		
		未戴口罩、帽子或佩戴不规范	−1		
	交接及评估（9分）	未与病房护士规范交接及核对患者信息	−2		
		未告知或未询问二便情况	−1		
		未评估患者病情、意识、合作程度、皮肤准备、带入管道、药物过敏史	各−1		
	术前准备（8分）	物品准备缺漏	−1		
		未规范固定管道	−1		
		未监测生命体征	−2		
		未建立静脉通道	−2		
		未注意保护患者隐私部位	−2		
操作过程（65分）	安全及舒适（8分）	未注意患者安全，无保暖	−2		
		未做好心理护理	−2		
		未按要求放置托手板或未按需摆放体位	−2		
		未规范执行三方核查	−2		
	无菌技术操作（15分）	未检查无菌包有效期	−1		
		打开无菌包不规范	−1		
		无菌持物桶、消毒液等未标明开启日期或日期书写不规范	−1		
		倒0.9%氯化钠溶液时未冲洗瓶口或液体溅出容器外	−2		
		打开一次性物品时未检查其有效期及气密性或打开方法错误	−2		
		药液抽取手法不规范	−1		
		协助穿手术衣或铺手术单时不规范或污染	−2		
		无菌物品过期或违反无菌原则	−5		
	术中护理配合及文书书写（30分）	未关注输液情况	−2		
		不了解手术进程或未根据手术进程及时递送手术耗材	−2		
		打开耗材时未查对效期、未检查密闭性	−2		
		未及时发现和处理异常情况	−4		

（待　续）

（续　表）

项目		扣分细则	扣分值	实际扣分	备注
操作过程（65分）	术中护理配合及文书书写（30分）	抽吸过程中，未严密监测患者生命体征（如意识、心率、有创血压、呼吸等）	−5		
		未关注静脉补液情况及速度	各−3		
		未记录肝素使用时间及用量	−4		
		未按要求进行耗材登记及条码粘贴不规范	−3		
		手术护理记录单书写不规范或缺漏	−2		
	术后患者安置及整理（12分）	未有效协助医生拔管止血	−2		
		未协助患者安全过床，未注意患者保暖	−2		
		未向患者及家属进行术后宣教或宣教不到位	−2		
		术后物品、耗材、仪器终末处置不规范	−2		
		垃圾未分类放置或处置不规范	−2		
		未及时进行室间清洁及消毒工作	−2		
综合评价（15分）	临床工作能力（11分）	手术操作流程不熟悉或应急处理配合不熟练	各−4		
		相关知识掌握不全	−3		
	态度及沟通（4分）	态度不认真、不严谨	−1		
		未关心患者或缺乏人文关怀	各−1		
		沟通不恰当	−1		
总分100分		扣分合计			
		最后得分			

六、冠状动脉内溶栓术护理配合流程及评分标准

流 程

准备

操作者准备: 洗手，着装整齐，规范佩戴口罩、帽子，佩戴剂量仪。

评估: 患者病情、意识、合作程度、皮肤准备、带入管道、药物过敏史，以及是否服用双抗药物。

患者准备: ①与病房护士规范交接，核对患者身份、手术信息。②向患者做好解释、告知工作，询问二便情况及需求。③协助患者平卧，桡动脉穿刺者右手掌侧向上置于托手板上，协助患者将袖子卷至肘关节以上；股动脉穿刺者暴露双侧腹股沟，并注意遮挡患者隐私部位，嘱患者四肢正常伸直，注意保暖。④妥善放置各种管道，连接心电监护仪，必要时吸氧。

用物准备: ①物品准备，包括无菌手术包、冠状动脉造影常规耗材、压力测量系统（手打造影剂：三联三通、输液器、压力换能器；机打造影剂：环柄注射器、压力连接管）、指引导管、导引导丝、Y 阀、微导管、压力泵、冠状动脉内球囊、抽吸导管、输液泵、加压输液袋及注射器（5 ml、10 ml、20 ml）；②药物准备，包括Ⅱb/Ⅲa受体拮抗剂、尿激酶或重组组织型纤溶酶原激活物（rtPA）、硝普钠、硝酸甘油、吗啡、肝素钠稀释液（0.9%氯化钠溶液 500 ml＋肝素钠 3000 U）、利多卡因、肾上腺素、阿托品、间羟胺、地塞米松及对比剂；③仪器准备，包括心电监护仪、除颤仪和简易呼吸器，必要时准备 IABP 机、呼吸机及临时心脏起搏器。

术中配合

穿刺前: ①严格执行术前三方核查并签字；②打开无菌手术包，合理摆放包内各种物品，治疗盘内倒入肝素钠稀释液；③协助术者穿手术衣，打开各种材料及物品；④协助术者消毒、铺巾，连接压力装置，排气后校零。

穿刺时: 做好患者心理护理，观察患者生命体征变化，做好应急处理准备并及时记录。

术中: ①根据需要递送各种耗材；②保持静脉通道通畅，并注意补液情况；③协助医生查看冠状动脉 TIMI 血流情况和处理图像；④正确配制和使用溶栓药物、注意观察药物不良反应。

术毕: ①按需留取血栓标本送检；②造影完成拔除鞘管后，协助术者穿刺口按压并进行加压包扎；③整理患者衣物；④及时、准确书写手术护理记录单。

宣教

患者宣教：术后住院观察 5～7 天，遵医嘱保持术侧肢体制动，并进行水化治疗。

家属宣教：协助患者卧床，注意观察患者有无穿刺口渗血、血肿及对比剂过敏等并发症。

整理

患者整理：①协助患者完成生活需求；②如发现患者主诉胸闷、胸痛等不适，及时告知医护人员。

室间整理：①整理手术用物，分类处置各种垃圾；②整理手术间、手术床、仪器及设备，并做好终末处理；③湿式清洁并消毒手术间。

其他：①洗手，记录；②准确、及时收费。

补充说明

1. 导管路径

（1）桡动脉—肱动脉—锁骨下动脉—主动脉—冠状动脉。

（2）股动脉—髂动脉—腹主动脉—主动脉—冠状动脉。

2. 术后注意抗栓治疗，观察患者溶栓后有无出血，并及时调整方案。

3. 三方核查单严格按照手术时间节点执行。

评分标准

项目		扣分细则	扣分值	实际扣分	备注
操作前（20分）	操作者仪态（3分）	着装不规范（含未佩戴剂量仪）	−1		
		未洗手	−1		
		未戴口罩、帽子或佩戴不规范	−1		
	交接及评估（9分）	未与病房护士规范交接及核对患者信息	−2		
		未告知或未询问二便情况	−1		
		未评估患者病情、意识及合作程度、皮肤准备、带入管道、药物过敏史、服用双抗药物情况	各−1		
	术前准备（8分）	物品准备缺漏	−1		
		未规范固定管道	−1		
		未监测生命体征	−2		
		未建立静脉通道	−2		
		未注意保护患者隐私部位	−2		
操作过程（65分）	安全及舒适（10分）	未注意患者安全，无保暖	−2		
		未做好心理护理	−2		
		未按要求放置托手板或未按需摆放体位	−2		
		未检查患者出血情况	−2		
		未规范执行三方核查	−2		
	无菌技术操作（15分）	未检查无菌包有效期	−1		
		打开无菌包不规范	−1		
		无菌持物桶、消毒液等未标明开启日期或日期书写不规范	−1		
		倒0.9%氯化钠溶液时未冲洗瓶口或液体溅出容器外	−2		
		打开一次性物品时未检查其有效期及气密性或打开方法错误	−2		
		药液抽取手法不规范	−1		
		协助穿手术衣或铺手术单时不规范或污染	−2		
		无菌物品过期或违反无菌原则	−5		
	术中护理配合及文书书写（25分）	未关注输液情况	−2		
		不了解手术进程或未根据手术进程及时递送手术耗材	−2		
		打开耗材时未查对效期、未检查密闭性	−2		
		未及时发现病情变化或未有效配合应急处理情况	各−3		

（待 续）

（续　表）

<table>
<tr><th colspan="2">项目</th><th>扣分细则</th><th>扣分值</th><th>实际扣分</th><th>备注</th></tr>
<tr><td rowspan="10">操作过程（65分）</td><td rowspan="4">术中护理配合及文书书写（25分）</td><td>未关注溶栓药物使用情况及患者是否有出血情况</td><td>各−2.5</td><td></td><td></td></tr>
<tr><td>术中未按规范执行口头医嘱</td><td>−3</td><td></td><td></td></tr>
<tr><td>未按要求进行耗材登记及条码粘贴不规范</td><td>−3</td><td></td><td></td></tr>
<tr><td>手术护理记录单书写不规范或缺漏</td><td>−2</td><td></td><td></td></tr>
<tr><td rowspan="6">术后患者安置及整理（15分）</td><td>未交接术中使用溶栓药物情况或未按需留取标本</td><td>各−2.5</td><td></td><td></td></tr>
<tr><td>未协助患者安全过床，未注意患者保暖</td><td>−2</td><td></td><td></td></tr>
<tr><td>未向患者及家属进行术后宣教或宣教不到位</td><td>−2</td><td></td><td></td></tr>
<tr><td>术后物品、耗材、仪器终末处置不规范</td><td>−2</td><td></td><td></td></tr>
<tr><td>垃圾未分类放置或处置不规范</td><td>−2</td><td></td><td></td></tr>
<tr><td>未及时进行室间清洁及消毒工作</td><td>−2</td><td></td><td></td></tr>
<tr><td rowspan="5">综合评价（15分）</td><td rowspan="2">临床工作能力（11分）</td><td>手术操作流程不熟悉或应急处理配合不熟练</td><td>各−4</td><td></td><td></td></tr>
<tr><td>相关知识掌握不全</td><td>−3</td><td></td><td></td></tr>
<tr><td rowspan="3">态度及沟通（4分）</td><td>态度不认真、不严谨</td><td>−1</td><td></td><td></td></tr>
<tr><td>未关心患者或缺乏人文关怀</td><td>各−1</td><td></td><td></td></tr>
<tr><td>沟通不恰当</td><td>−1</td><td></td><td></td></tr>
<tr><td colspan="2" rowspan="2">总分100分</td><td>扣分合计</td><td></td><td></td><td></td></tr>
<tr><td>最后得分</td><td></td><td></td><td></td></tr>
</table>

七、冠状动脉腔内激光成形术护理配合流程及评分标准

流 程

准备

操作者准备: 洗手，着装整齐，规范佩戴口罩、帽子，佩戴剂量仪。

评估: 患者病情、意识、合作程度、皮肤准备、带入管道及药物过敏史等。

患者准备: ①与病房护士规范交接，核对患者身份、手术信息；②向患者做好解释、告知工作，询问二便情况及需求；③常选用股动脉入路，协助患者平卧暴露双侧腹股沟，并注意遮挡患者隐私部位，妥善固定上肢，注意保暖；④妥善放置各种管道，连接心电监护仪，必要时吸氧。

用物准备: ①物品准备，包括无菌手术包、加压输液袋、输液泵、冠状动脉造影常规耗材、指引导管、冠状动脉导丝、Y 阀、压力泵、心包穿刺用物、冠状动脉内球囊和支架（包括覆膜支架），以及 0.9/1.4 mm ELCA 激光导管套件注射器（5 ml、10 ml、20 ml）；②药物准备，包括肝素钠稀释液（0.9% 氯化钠溶液 500 ml＋肝素钠 3000 U）、利多卡因、对比剂、硝酸甘油、间羟胺、阿托品及替罗非班，必要时准备多巴胺、肾上腺素、吗啡、鱼精蛋白及地塞米松；③仪器准备，包括心电监护仪、除颤仪、血氧监测仪、简易呼吸器、IVUS 及 OCT，必要时准备床边 B 超机、呼吸机、IABP 机及临时心脏起搏器。

术中配合

穿刺前: ①严格执行术前三方核查并签字；②准备 16 A 电源插座一个，将准分子激光设备放置于床尾，连接脚踏，插头上红点对准机器后下方插孔的红点，接好后用塑料袋将前端脚踏部分包好；③开机，从“0”扭到“T”，预热 5 min，如果设备出现意外断电情况超过 30 s，开机必须重新预热 5 min；如果不超过 30 s，可同时按“Standby”和“Reset”键跳过预热，其他同经皮冠脉介入术（percutaneous coronary intervention，PCI）配合。

穿刺时: 观察患者生命体征变化，做好应急处理准备并及时记录。

术中: ①连接标定导管并校准，持续踩脚踏，直到“CalOK”绿灯亮；连接无菌导管，按下“Calibrate”按钮，导管距玻片中心 5 cm，同法校准。②沿导丝插入激光导管，设定能量，点击“Standby”按钮准备使用。③连接加压输液袋，距病变处 1～2 cm 时推注 10～20 ml 0.9% 氯化钠溶液，排空碘对比剂，确认无残留；踩激光

踏板，同时加压输液袋盐水以 60 滴 / 分匀速灌注并匀速推进导，点击“Ready”按钮开始使用，脚踩脚踏开关进行激光发射。④能量、频率从低开始，以“进 - 进 - 退 - 退”活塞式运动处理长病变；推不动时不可硬推，发现导管动而“Mark”标不动时应警惕穿孔，每次消融持续 5～10 s，每 2 次消融间隔 5～10 s。⑤严密观察患者生命体征，尤其是心电、血压等变化，重视患者主诉，及早发现心包积液，熟练配合心包穿刺、解除心脏压塞等抢救工作。

术毕：①手术结束，开关扭至“0”，将能量探测器擦净向下轻推收回；②拔除激光导管，扣下显示屏，断开脚踏开关；③清洁后与眼镜一同放至前端拉门内，整理电源线，以乙醇擦洗机箱上血迹，为机器套上塑料保护罩并妥善安置；④拔鞘同 PCI 术后护理，必要时用缝合器。

宣教

患者宣教：①术后卧床 24 h，术侧肢体制动 12 h；②多喝水以促进造影剂排泄。

家属宣教：①协助患者卧床；②注意观察患者有无穿刺口渗血、血肿及对比剂过敏等并发症。

整理

患者整理：①协助患者妥善过床，检查加压包扎绷带有无移位、穿刺口是否渗血；②妥善放置各种管道，注意保暖。

室间整理：①整理手术用物，分类处置各种垃圾；②整理手术间、手术床、仪器及设备，并做好终末处理；③湿式清洁并消毒手术间。

其他：①洗手，记录；②准确、及时收费。

补充说明

1. 导管路径：股动脉—髂动脉—腹主动脉—主动脉—冠状动脉。

2. ELCA 操作注意事项

（1）选择病变合适的患者。

（2）选择适当直径的 ELCA 导管，一般遵循从小到大的原则。

（3）每更换一根新的导管必须重新校准后才能正常使用；校准时尽量对准能量探测器中心位置，抖动幅度不可过大，如出现错误需点击“Calibrate”按钮重新校准。

（4）设置正确的脉冲频率和能量参数。

（5）ELCA 消融过程中应保持动脉内 0.9% 氯化钠溶液持续输注。

（6）ELCA 导管推送速度 0.5～1.0 mm/s，如果速度太快，消融过程中产生的气体可能冲击血管壁导致撕裂。

（7）ELCA 治疗过程中避免推注对比盐水灌注液，勿中断或混入碘对比剂。因血液和含碘对比剂均存在非水溶性的细胞大分子（如蛋白质），吸收大部分位于能量传递端的准分子激光能量，形成空化微气泡，增加创伤性动脉夹层发生的可能性。

评分标准

项目		扣分细则	扣分值	实际扣分	备注
操作前（20分）	操作者仪态（3分）	着装不规范（含未佩戴剂量仪）	－1		
		未洗手	－1		
		未戴口罩、帽子或佩戴不规范	－1		
	交接及评估（9分）	未与病房护士规范交接及核对患者信息	－2		
		未告知或未询问二便情况	1		
		未评估患者病情、意识、合作程度、皮肤准备、带入管道、药物过敏史	各－1		
	术前准备（8分）	物品准备缺漏	－1		
		未规范固定患者上肢	－1		
		未监测生命体征	－2		
		未建立静脉通道	－2		
		未注意保护患者隐私部位	－2		
操作过程（65分）	安全及舒适（8分）	未注意患者安全，无保暖	－2		
		未做好心理护理	－2		
		未按需摆放体位	－2		
		未规范执行三方核查	－2		
	无菌技术操作（15分）	未检查无菌包有效期	－1		
		打开无菌包不规范	－1		
		无菌持物桶、消毒液等未标明开启日期或日期书写不规范	－1		
		倒0.9%氯化钠溶液时未冲洗瓶口或液体溅出容器外	－2		
		打开一次性物品时未检查其有效期及气密性或打开方法错误	－2		
		药液抽取手法不规范	－1		
		协助穿手术衣或铺手术单时不规范或污染	－2		
		无菌物品过期或违反无菌原则	－5		
	术中护理配合及文书书写（32分）	未关注输液情况	－2		
		不了解手术进程或未根据手术进程及时递送手术耗材	－2		
		打开耗材时未查对效期、未检查密闭性	－2		
		未提前检查测试机器性能	－5		
		未准备加压0.9%氯化钠溶液	－4		

（待　续）

（续 表）

<table>
<tr><th colspan="2">项目</th><th>扣分细则</th><th>扣分值</th><th>实际扣分</th><th>备注</th></tr>
<tr><td rowspan="9">操作过程
（65分）</td><td rowspan="4">术中护理配合
及文书书写
（32分）</td><td>未及时开启激光成形术用物给术者；未及时连接激光机</td><td>各−3</td><td></td><td></td></tr>
<tr><td>未及时有效处理仪器故障；仪器参数设置不合理</td><td>各−3</td><td></td><td></td></tr>
<tr><td>未按要求进行耗材登记及条码粘贴不规范</td><td>−3</td><td></td><td></td></tr>
<tr><td>手术护理记录单书写不规范或缺漏</td><td>−2</td><td></td><td></td></tr>
<tr><td rowspan="5">术后患者
安置及整理
（10分）</td><td>未协助患者安全过床、未注意患者保暖</td><td>−2</td><td></td><td></td></tr>
<tr><td>未向患者及家属进行术后宣教或宣教不到位</td><td>−2</td><td></td><td></td></tr>
<tr><td>术后物品、耗材、仪器终末处置不规范</td><td>−2</td><td></td><td></td></tr>
<tr><td>垃圾未分类放置或处置不规范</td><td>−2</td><td></td><td></td></tr>
<tr><td>未及时进行室间清洁及消毒工作</td><td>−2</td><td></td><td></td></tr>
<tr><td rowspan="5">综合评价
（15分）</td><td rowspan="2">临床工作能力
（11分）</td><td>操作仪器操作流程不熟悉或应急处理配合不熟练</td><td>各−4</td><td></td><td></td></tr>
<tr><td>相关知识掌握不全</td><td>−3</td><td></td><td></td></tr>
<tr><td rowspan="3">态度及沟通
（4分）</td><td>态度不认真、不严谨</td><td>−1</td><td></td><td></td></tr>
<tr><td>未关心患者或缺乏人文关怀</td><td>各−1</td><td></td><td></td></tr>
<tr><td>沟通不恰当</td><td>−1</td><td></td><td></td></tr>
<tr><td colspan="2" rowspan="2">总分100分</td><td>扣分合计</td><td></td><td></td><td></td></tr>
<tr><td>最后得分</td><td></td><td></td><td></td></tr>
</table>

八、冠状动脉瘘栓塞术护理配合流程及评分标准

流　程

准备

操作者准备：洗手，着装整齐，规范佩戴口罩、帽子，佩戴剂量仪。

评估：患者病情、意识、合作程度、皮肤准备、带入管道及药物过敏史。

患者准备：①与病房护士规范交接，核对患者身份、手术信息。②向患者做好解释、告知工作，询问二便情况及需求。③协助患者平卧，桡动脉穿刺者右手掌侧向上置于托手板上，协助患者将袖子卷至肘关节以上；股动脉穿刺者暴露双侧腹股沟，并注意遮挡患者隐私部位，嘱患者四肢正常伸直，注意保暖。④妥善放置各种管道，连接心电监护仪，必要时吸氧。

用物准备：①物品准备，包括无菌手术包、加压输液袋、输液泵、冠状动脉造影常规耗材、指引导管、冠状动脉导丝、Y 阀、压力泵、心包穿刺用物、冠状动脉内球囊及支架（包括覆膜支架），以及 0.9/1.4 mm ELCA 激光导管套件注射器（5 ml、10 ml、20 ml）；②药物准备，包括肝素钠稀释液（0.9% 氯化钠溶液 500 ml+肝素钠 3000 U）、利多卡因、对比剂、硝酸甘油、间羟胺、阿托品及替罗非班，必要时准备多巴胺、肾上腺素、吗啡、鱼精蛋白及地塞米松；③仪器准备，包括心电监护仪、除颤仪、血氧监测仪、简易呼吸器、IVUS 及 OCT，必要时准备床边 B 超机、呼吸机、IABP 机及临时心脏起搏器。

术中配合

穿刺前：①严格执行术前三方核查并签字；②打开无菌手术包，合理摆放包内各种物品，治疗盘内倒入肝素钠稀释液；③协助术者穿手术衣，打开各种材料及物品；④协助术者消毒、铺巾，连接压力装置，排气后校零。

穿刺时：观察患者生命体征变化，做好应急处理准备并及时记录。

术中：①根据需要递送各种耗材；②保持静脉通道通畅，密切观察患者胸闷、咳嗽、气短、胸痛、头痛、头晕等心脏压塞的早期症状，尤其监测心电、压力变化，有异常及时报告医生并熟练配合抢救处理；③重视患者主诉，随时处理患者需求。

术毕：①手术结束拔除鞘管后，观察患者有无心率慢、血压低、面色苍白等迷走神经反射，以及有无对比剂过敏反应；②观察有无再灌注心律失常现象；③整理患者衣物；④及时、准确书写手术护理记录单。

宣教

患者宣教：遵医嘱保持术侧肢体制动，并进行水化治疗。

家属宣教：①协助患者完成生活需求；②如发现患者主诉胸闷、胸痛等不适，及时告知医护人员。

整理

患者整理：①协助患者妥善过床，检查止血器有无移位、穿刺口是否渗血；②妥善放置/固定各种管道，注意保暖。

室间整理：①整理手术用物，分类处置各种垃圾；②整理手术间、手术床、仪器及设备，并做好终末处理；③湿式清洁并消毒手术间。

其他：①洗手，记录；②准确、及时收费。

补充说明

1. 导管路径

（1）桡动脉—肱动脉—锁骨下动脉—主动脉—冠状动脉。

（2）股动脉—髂动脉—腹主动脉—主动脉—冠状动脉。

2. 对于神志不清、烦躁及不能配合的患者，应在全身麻醉下进行，入室后必要时可给予适当约束固定。

3. 三方核查单严格按照手术时间节点执行。

评分标准

项目		扣分细则	扣分值	实际扣分	备注
操作前（20分）	操作者仪态（3分）	着装不规范（含未佩戴剂量仪）	−1		
操作前（20分）	操作者仪态（3分）	未洗手	−1		
操作前（20分）	操作者仪态（3分）	未戴口罩、帽子或佩戴不规范	−1		
操作前（20分）	交接及评估（9分）	未与病房护士规范交接及核对患者信息	−2		
操作前（20分）	交接及评估（9分）	未告知或未询问二便情况	−1		
操作前（20分）	交接及评估（9分）	未评估患者病情、意识、合作程度、皮肤准备、带入管道、药物过敏史	各−1		
操作前（20分）	术前准备（8分）	物品准备缺漏	−1		
操作前（20分）	术前准备（8分）	未规范固定管道	−1		
操作前（20分）	术前准备（8分）	未监测生命体征	−2		
操作前（20分）	术前准备（8分）	未建立静脉通道	−2		
操作前（20分）	术前准备（8分）	未注意保护患者隐私部位	−2		
操作过程（65分）	安全及舒适（8分）	未注意患者安全，无保暖	−2		
操作过程（65分）	安全及舒适（8分）	未做好心理护理	−2		
操作过程（65分）	安全及舒适（8分）	未按要求放置托手板或未按需摆放体位	−2		
操作过程（65分）	安全及舒适（8分）	未规范执行三方核查	−2		
操作过程（65分）	无菌技术操作（15分）	未检查无菌包有效期	−1		
操作过程（65分）	无菌技术操作（15分）	打开无菌包不规范	−1		
操作过程（65分）	无菌技术操作（15分）	无菌持物桶、消毒液等未标明开启日期或日期书写不规范	−1		
操作过程（65分）	无菌技术操作（15分）	倒0.9%氯化钠溶液时未冲洗瓶口或液体溅出容器外	−2		
操作过程（65分）	无菌技术操作（15分）	打开一次性物品时未检查其有效期及气密性或打开方法错误	−2		
操作过程（65分）	无菌技术操作（15分）	药液抽取手法不规范	−1		
操作过程（65分）	无菌技术操作（15分）	协助穿手术衣或铺手术单时不规范或污染	−2		
操作过程（65分）	无菌技术操作（15分）	无菌物品过期或违反无菌原则	−5		
操作过程（65分）	术中护理配合及文书书写（30分）	未关注输液情况	−2		
操作过程（65分）	术中护理配合及文书书写（30分）	不了解手术进程或未根据手术进程及时递送手术耗材	−3		
操作过程（65分）	术中护理配合及文书书写（30分）	打开耗材时未查对效期、未检查密闭性	−2		
操作过程（65分）	术中护理配合及文书书写（30分）	未及时发现病情变化或未有效配合应急情况处理	各−5		

（待　续）

（续 表）

<table>
<tr><th colspan="2">项目</th><th>扣分细则</th><th>扣分值</th><th>实际扣分</th><th>备注</th></tr>
<tr><td rowspan="10">操作过程
（65分）</td><td rowspan="4">术中护理配合及文书书写
（30分）</td><td>未关注患者是否有咳嗽并正确指导</td><td>−5</td><td></td><td></td></tr>
<tr><td>术中未按规范执行口头医嘱</td><td>−3</td><td></td><td></td></tr>
<tr><td>未按要求进行耗材登记及条码粘贴不规范</td><td>−3</td><td></td><td></td></tr>
<tr><td>手术护理记录单书写不规范或缺漏</td><td>−2</td><td></td><td></td></tr>
<tr><td rowspan="6">术后患者安置及整理
（12分）</td><td>未有效协助医生拔管止血</td><td>−2</td><td></td><td></td></tr>
<tr><td>未协助患者安全过床，未注意患者保暖</td><td>−2</td><td></td><td></td></tr>
<tr><td>未向患者及家属进行术后宣教或宣教不到位</td><td>−2</td><td></td><td></td></tr>
<tr><td>术后物品、耗材、仪器终末处置不规范</td><td>−2</td><td></td><td></td></tr>
<tr><td>垃圾未分类放置或处置不规范</td><td>−2</td><td></td><td></td></tr>
<tr><td>未及时进行室间清洁及消毒工作</td><td>−2</td><td></td><td></td></tr>
<tr><td rowspan="5">综合评价
（15分）</td><td rowspan="2">临床工作能力
（11分）</td><td>手术操作流程不熟悉或应急处理配合不熟练</td><td>各−4</td><td></td><td></td></tr>
<tr><td>相关知识掌握不全</td><td>−3</td><td></td><td></td></tr>
<tr><td rowspan="3">态度及沟通
（4分）</td><td>态度不认真、不严谨</td><td>−1</td><td></td><td></td></tr>
<tr><td>未关心患者或缺乏人文关怀</td><td>各−1</td><td></td><td></td></tr>
<tr><td>沟通不恰当</td><td>−1</td><td></td><td></td></tr>
<tr><td colspan="2" rowspan="2">总分100分</td><td>扣分合计</td><td></td><td></td><td></td></tr>
<tr><td>最后得分</td><td></td><td></td><td></td></tr>
</table>

第二章　电 生 理 类

一、心脏电生理检查术护理配合流程及评分标准

流　程

准备

操作者准备：洗手，着装整齐，规范佩戴口罩、帽子，佩戴剂量仪。

评估：患者病情、意识、合作程度、皮肤准备、管道情况及药物过敏史。

患者准备：①与病房护士规范交接，核对患者身份、手术信息；②向患者做好解释、告知工作，询问二便情况及需求；③协助患者平卧，暴露双侧腹股沟，并注意遮挡患者隐私部位，嘱患者四肢正常伸直，注意保暖；④妥善放置各种管道，连接心电监护仪，建立静脉通道，必要时吸氧；⑤大腿外侧或臀部垫负极板。

用物准备：①物品准备，包括无菌手术包、动脉鞘、四极电生理导管、可控十极导管、导引鞘管、输液器、注射器（5 ml、10 ml 各 2 个）、无菌手套及消毒液；②药物准备，包括利多卡因、肝素钠稀释液（0.9% 氯化钠溶液 500 ml＋肝素钠 3000 U），以及异丙肾上腺素，必要时准备地塞米松、阿托品及间羟胺；③仪器准备，包括射频仪、多导电生理仪及心电监护仪等。

术中配合

穿刺前：①严格执行术前三方核查并签字；②打开无菌手术包，合理摆放包内各种物品，治疗盘内倒入肝素钠稀释液；③协助术者穿手术衣，打开各种材料及物品；④协助术者消毒、铺巾，协助准备射线防护板；⑤连接好射频仪各连接线。

穿刺时：做好患者心理护理，观察患者生命体征变化，做好应急处理准备并及时记录。

术中：①根据需要递送各种耗材；②保持静脉通道通畅；③严密监测患者生命体征，注意有无心律失常、心包积液、心脏压塞及血栓栓塞；④必要时协助医生查看和处理图像；⑤协助处理患者需求。

术毕：①电生理检查完成拔除鞘管后，协助术者按压穿刺口 5～10 min 后予以加压

包扎；②观察患者是否出现迷走神经反射等并发症，并做出应急处理；③整理患者衣物；④及时、准确书写手术护理记录单。

宣教

患者宣教：术后遵医嘱卧床 8～12 h，保持术侧肢体制动。

家属宣教：协助患者卧床，注意观察患者有无穿刺口渗血、血肿等并发症。

整理

患者整理：①协助患者妥善过床；②检查加压包扎绷带有无移位、穿刺口是否渗血；③妥善放置各种管道，注意保暖。

室间整理：①整理手术用物，分类处置各种垃圾；②整理手术间、手术床、仪器及设备，并做好终末处理；③湿式清洁并消毒手术间。

其他：①洗手，记录；②准确、及时收费。

补充说明

1. 导管路径：股静脉—髂外静脉—髂总静脉—下腔静脉—心房、心室。
2. 对于神志不清、烦躁及不能配合的患者，入室后必要时可给予适当约束固定。
3. 在检查过程中关注术者的操作进展，及时发现并发症并做出必要的应急处理。
4. 三方核查单严格按照手术时间节点执行。

评分标准

项目		扣分细则	扣分值	实际扣分	备注
操作前（20分）	操作者仪态（3分）	着装不规范（含未佩戴剂量仪）	−1		
		未洗手	−1		
		未戴口罩、帽子或佩戴不规范	−1		
	交接及评估（9分）	未与病房护士规范交接及核对患者信息	−2		
		未告知或未询问二便情况	−1		
		未评估患者病情、意识、合作程度、皮肤准备、带入管道、药物过敏史	各−1		
	术前准备（8分）	物品准备缺漏	−1		
		未按需吸氧	−1		
		未提前连接好射频仪	−1		
		未监测生命体征	−1		
		未建立静脉通道	−2		
		未注意保护患者隐私部位	−2		
操作过程（65分）	安全及舒适（10分）	未注意患者安全，无保暖	−2		
		未做好心理护理	−2		
		未按需摆放体位	−2		
		未连接负极板	−2		
		未规范执行三方核查	−2		
	无菌技术操作（15分）	未检查无菌包有效期	−1		
		打开无菌包不规范	−1		
		无菌持物桶、消毒液等未标明开启日期或日期书写不规范	−1		
		倒0.9%氯化钠溶液时未冲洗瓶口或液体溅出容器外	−2		
		打开一次性物品时未检查其有效期及气密性或打开方法错误	−2		
		药液抽取手法不规范	−1		
		协助穿手术衣或铺手术单时不规范或污染	−2		
		无菌物品过期或违反无菌原则	−5		
	术中护理配合及文书书写（28分）	未关注输液情况	−2		
		不了解手术进程或未根据手术进程及时递送手术耗材	−2		
		打开耗材时未查对效期、未检查密闭性	−2		

（待 续）

（续 表）

项目		扣分细则	扣分值	实际扣分	备注
操作过程（65分）	术中护理配合及文书书写（28分）	未确保射频仪性能完好	−4		
		未及时连接射频仪各连接线	−4		
		未关注患者主诉	−3		
		未关注患者心律、心率变化	−3		
		术中未按规范执行口头医嘱	−3		
		未按要求进行耗材登记及条码粘贴不规范	−3		
		手术护理记录单书写不规范或缺漏	−2		
	术后患者安置及整理（12分）	未有效协助医生加压包扎	−2		
		未协助患者安全过床，未注意患者保暖	−2		
		未向患者及家属进行术后宣教或宣教不到位	−2		
		术后物品、耗材、仪器终末处置不规范	−2		
		垃圾未分类放置或处置不规范	−2		
		未及时进行室间清洁及消毒工作	−2		
综合评价（15分）	临床工作能力（11分）	手术操作流程操作不熟悉或应急处理配合不熟练	各−4		
		相关知识掌握不全	−3		
	态度及沟通（4分）	态度不认真、不严谨	−1		
		未关心患者或缺乏人文关怀	各−1		
		沟通不恰当	−1		
总分100分		扣分合计			
		最后得分			

二、二维标测导管消融术护理配合流程及评分标准

流　程

准备

操作者准备：洗手，着装整齐，规范佩戴口罩、帽子，佩戴剂量仪。

评估：患者病情、意识、合作程度、皮肤准备、管道情况及药物过敏史。

患者准备：①与病房护士规范交接，核对患者身份及手术信息；②向患者做好解释，询问二便情况及需求；③协助患者仰卧，四肢正常伸直，暴露双侧腹股沟，并注意遮挡患者隐私部位嘱患者不要随意活动四肢，注意保暖；④妥善放置各种管道，连接12导联心电监护仪、血压及血氧监测仪；⑤建立静脉通道，必要时吸氧；⑥贴阻抗贴。

用物准备：①物品准备，包括无菌手术包、6F鞘、SRO长鞘、四极和十极电极、消融大头导管、注射器（5 ml、10 ml）及螺旋注射器；②药物准备，包括利多卡因、肝素钠稀释液（0.9%氯化钠溶液500 ml＋肝素钠3000 U）、间羟胺、阿托品及异丙肾上腺素，必要时准备碘对比剂；③仪器准备，包括心电监护仪、血压监测仪、血氧监测仪、除颤仪、射频消融仪、多导电生理仪、放电脚踏、阻抗贴、程控刺激仪、电极和消融导管各连接线、临时心脏起搏器、输液泵、加压输液袋、冷盐水灌注仪及连接管。

术中配合

穿刺前：①严格执行术前三方核查并签字；②打开无菌手术包，合理摆放包内各种物品，治疗盘内倒入肝素钠稀释液；③协助术者穿手术衣，打开各种材料及物品；④协助术者消毒、铺巾；⑤连接射频仪及多导电生理仪各连接线。

穿刺时：①做好患者心理护理；②嘱咐其保持平卧，勿随意活动四肢，有疼痛或咳嗽先告知术者，做好应急处理准备。

术中：①根据需要递送各种耗材，叮嘱各种耗材充分排气；②连接电极和消融导管；③保持静脉通道通畅，静滴异丙肾上腺素时应守候在患者旁边，严密监测患者生命体征，关注患者主诉。

术毕：①消融完成拔除鞘管后，协助术者按压穿刺口10～20 min后予以加压包扎；②观察患者是否出现迷走神经反射等并发症，并做出应急处理；③整理患者衣物；④及时、准确书写手术护理记录单。

宣教

患者宣教：①术后遵医嘱卧床 24 h，术侧肢体制动 8～10 h，可平移不可屈曲；②严密观察是否有出现心脏压塞症状。

家属宣教：①协助患者完成生活需求；②注意观察患者有无穿刺口渗血、血肿及足背动脉搏动情况。

整理

患者整理：①协助患者妥善过床，检查加压包扎绷带有无移位、穿刺口是否渗血；②妥善放置各种管道，注意保暖。

室间整理：①整理手术用物，分类处置各种垃圾；②整理手术间、手术床、仪器及设备，并做好终末处理；③湿式清洁并消毒手术间。

其他：①洗手，记录；②准确、及时收费。

补充说明

1．导管路径

（1）股静脉（双侧或单侧双针）—下腔静脉—右心室（四极标测电极）—冠状静脉窦（十极标测电极）—多导心电刺激行电生理检查—更换 / 增加鞘管（7F 股鞘或 8F 长鞘）—消融大头—放电消融—右心室和冠状窦电极检测心电。

（2）股静脉—下腔静脉—右心室（四极标测电极）。

（3）颈静脉或锁骨下静脉—上腔静脉—冠状静脉窦（十极标测电极）—电生理检查—更换 / 增加鞘管—消融大头—放电消融—右心室和冠状窦电极检测。

2．对于神志不清、烦躁及不能配合的患者，入室后必要时可给予适当约束固定。

3．静脉滴注异丙肾上腺素时，需严密观察患者心率变化及患者主诉。

4．三方核查单严格按照手术时间节点执行。

评分标准

项目		扣分细则	扣分值	实际扣分	备注
操作前（20分）	操作者仪态（3分）	着装不规范（含未佩戴剂量仪）	−1		
		未洗手	−1		
		未戴口罩、帽子或佩戴不规范	−1		
	交接及评估（7分）	未与病房护士规范交接及核对患者信息	−2		
		未告知或未询问二便情况	−1		
		未评估患者病情、意识及合作程度、皮肤准备及带入管道、药物过敏史	各−1		
	术前准备（10分）	物品准备缺漏	−1		
		未按需吸氧	−1		
		未提前连接好射频仪及冷盐水灌注仪	各−1		
		未监测生命体征	−2		
		未建立静脉通道	−2		
		未注意保护患者隐私部位	−2		
操作过程（65分）	安全及舒适（10分）	未注意患者安全，无保暖	−2		
		未做好心理护理	−2		
		未按需摆放体位	−2		
		未连接阻抗贴	−2		
		未规范执行三方核查	−2		
	无菌技术操作（15分）	未检查无菌包有效期	−1		
		打开无菌包不规范	−1		
		无菌持物桶、消毒液等未标明开启日期或日期书写不规范	−1		
		倒0.9%氯化钠溶液时未冲洗瓶口或液体溅出容器外	−2		
		打开一次性物品时未检查其有效期及气密性或打开方法错误	−2		
		药液抽取手法不规范	−1		
		协助穿手术衣或铺手术单时不规范或污染	−2		
		无菌物品过期或违反无菌原则	−5		
	术中护理配合及文书书写（28分）	未关注输液情况	−2		
		不了解手术进程或未根据手术进程及时递送手术耗材	−2		
		打开耗材时未查对效期、未检查密闭性	−2		

（待 续）

（续 表）

项目		扣分细则	扣分值	实际扣分	备注
操作过程（65分）	术中护理配合及文书书写（28分）	未确保射频仪及冷盐水灌注仪性能完好，未及时连接射频仪各连接线	各－3		
		未按要求使用异丙肾上腺素	－3		
		未关注患者心律、心率变化	－2		
		未关注并发症或出现并发症配合处理不熟练	－3		
		术中未按规范执行口头医嘱	－3		
		未按要求进行耗材登记及条码粘贴不规范	－3		
		手术护理记录单书写不规范或缺漏	－2		
	术后患者安置及整理（12分）	未有效协助医生加压包扎	－2		
		未协助患者安全过床，未注意患者保暖	－2		
		未向患者及家属进行术后宣教或宣教不到位	－2		
		术后物品、耗材、仪器终末处置不规范	－2		
		垃圾未分类放置或处置不规范	－2		
		未及时进行室间清洁及消毒工作	－2		
综合评价（15分）	临床工作能力（11分）	手术操作流程及仪器操作不熟悉或应急处理配合不熟练	各－4		
		相关知识掌握不全	－3		
	态度及沟通（4分）	态度不认真、不严谨	－1		
		未关心患者或缺乏人文关怀	各－1		
		沟通不恰当	－1		
总分100分		扣分合计			
		最后得分			

三、三维标测射频消融术护理配合流程及评分标准

流 程

准备

操作者准备：洗手，着装整齐，规范佩戴口罩、帽子，佩戴剂量仪。

评估：患者病情、意识、合作程度、皮肤准备、管道情况及药物过敏史。

患者准备：①与病房护士规范交接，核对患者身份、手术信息、患者检查结果，尤其是食管超声结果（有无血栓）；②向患者做好解释、告知工作，询问二便情况及需求；③协助患者平卧，暴露双侧腹股沟，并注意遮挡患者隐私部位，嘱患者不要随意活动四肢，注意保暖；④妥善放置各种管道，连接 12 导联心电监护仪、血压及血氧监测仪；⑤建立静脉通道，必要时吸氧；⑥贴阻抗贴；⑦骶尾部贴保护贴防压力性损伤。

用物准备：①物品准备，包括无菌手术包、6F 鞘、SRO 长鞘、四极和十极电极、消融大头导管、6F/7F 股动脉鞘、SL1 长鞘、房间隔穿刺针、十极冠状窦电极、环肺标测电极、导航星消融导管、注射器（5 ml、10 ml）及螺旋注射器；②药物准备，包括肝素钠稀释液（0.9% 氯化钠溶液 500 ml＋肝素钠 3000 U）、利多卡因、芬太尼、咪达唑仑、伊布利特、间羟胺、阿托品、10% 氯化钾溶液、硫酸镁、三磷酸腺苷、异丙肾上腺素及碘对比剂；③仪器准备，包括心电监护仪、射频仪、多导电生理仪、血压监测仪、血氧监测仪、除颤仪、中心吸氧和吸痰装置、加压输液袋、冷盐水灌注仪、程控刺激仪及三维标测仪，必要时准备临时心脏起搏器和呼吸机。

术中配合

穿刺前：①严格执行术前三方核查并签字；②打开无菌手术包，合理摆放包内各种物品，治疗盘内倒入肝素钠稀释液；③协助术者穿手术衣，打开各种材料及物品；④协助术者消毒、铺巾；⑤连接射频仪、多导电生理仪各连接线及冷盐水灌注仪。

术中：①做好患者心理护理；②嘱其保持平卧，勿随意活动四肢，有疼痛或咳嗽先告知术者，做好应急处理准备；③协助术者完成房间隔穿刺术，穿刺成功后补充足量肝素，监测 ACT，并根据 ACT 结果补充肝素；④密切留意冷盐水灌注量及速度，防滴空；⑤遵医嘱恒泵输入芬太尼，严密观察药物不良反应，重视患者主诉；⑥及时擦拭患者身上的汗液并防止其着凉，患者呕吐时将其头偏向一侧。

术毕：①消融完成拔除鞘管后，协助术者按压穿刺口 10～20 min 后予以加压包

扎；②观察患者是否出现迷走神经反射等并发症，并做出应急处理；③整理患者衣物；④及时、准确书写手术护理记录单。

宣教

患者宣教：①术后遵医嘱卧床 24 h，术侧肢体制动 8～10 h，可平移不可屈曲；②严密观察是否出现心脏压塞症状；③可饮水，进食清淡、松软、易消化的食物，勿进食坚硬带刺、辛辣、过热的食物。

家属宣教：①协助患者完成生活需求；②注意观察患者穿刺口有无渗血、血肿及足背动脉搏动情况。

整理

患者整理：①协助患者妥善过床，检查加压包扎绷带有无移位、穿刺口是否渗血；②妥善放置各种管道，注意保暖。

室间整理：①整理手术用物，分类处置各种垃圾；②整理手术间、手术床、仪器及设备，并做好终末处理；③湿式清洁并消毒手术间。

其他：①洗手，记录；②准确、及时收费。

补充说明

1．导管路径

（1）6F/7F 股静脉鞘—下腔静脉—冠状窦（十极标测电极）—电生理检测及手术结果验证。

（2）8.5F SL1 长鞘股静脉—下腔静脉—右心房—房间隔穿刺针—房间隔穿刺—左心房—肺静脉（环肺标测电极）—标测电位。

（3）8.5F SL1 长鞘股静脉—下腔静脉—右心房—房间隔穿刺针—房间隔穿刺—左心房—肺静脉（冷冻消融导管）—球囊内注入氮气—冷冻消融。

2．充分做好术前宣教。恰当的心理护理可以减轻患者的紧张、焦虑情绪。

3．掌握基本的影像学知识，在检查过程中关注术者的操作进展，及时发现并发症并做出必要的应急处理。

4．对于危重患者或转运途中存在风险的患者，必须由医护人员护送回病房。

5．三方核查单严格按照手术时间节点执行。

评分标准

项目		扣分细则	扣分值	实际扣分	备注
操作前（20分）	操作者仪态（3分）	着装不规范（含未佩戴剂量仪）	−1		
		未洗手	−1		
		未戴口罩、帽子或佩戴不规范	−1		
	交接及评估（7分）	未与病房护士规范交接及核对患者信息	−2		
		未告知或未询问二便情况	−1		
		未评估患者病情、意识及合作程度、皮肤准备及带入管道、药物过敏史	各−1		
	术前准备（10分）	物品准备缺漏	−1		
		未按需吸氧	−1		
		未提前连接好射频仪、多导电生理仪及冷盐水灌注仪	各−1		
		未监测生命体征	−1		
		未建立静脉通道	−2		
		未注意保护患者隐私部位	−2		
操作过程（65分）	安全及舒适（8分）	未注意患者安全，无保暖	−1		
		未做好心理护理	−1		
		未按需摆放体位	−2		
		未连接阻抗贴	−2		
		未规范执行三方核查	−2		
	无菌技术操作（15分）	未检查无菌包有效期	−1		
		打开无菌包不规范	−1		
		无菌持物桶、消毒液等未标明开启日期或日期书写不规范	−1		
		倒0.9%氯化钠溶液时未冲洗瓶口或液体溅出容器外	−2		
		打开一次性物品时未检查其有效期及气密性或打开方法错误	−2		
		药液抽取手法不规范	−1		
		协助穿手术衣或铺手术单时不规范或污染	−2		
		无菌物品过期或违反无菌原则	−5		
	术中护理配合及文书书写（30分）	未关注输液情况	−2		
		不了解手术进程或未根据手术进程及时递送手术耗材	−2		

（待　续）

（续 表）

项目		扣分细则	扣分值	实际扣分	备注
操作过程（65分）	术中护理配合及文书书写（30分）	打开耗材时未查对效期、未检查密闭性	−2		
		未确保三维标测仪及冷盐水灌注仪性能完好，未及时连接射频仪各连接线	各−3		
		未按要求使用异丙肾上腺素及芬太尼	各−2		
		未关注患者心律、心率及血压变化	−3		
		未关注手术并发症或药物并发症	各−2		
		术中未按规范执行口头医嘱	−2		
		未按要求进行耗材登记及条码粘贴不规范	−3		
		手术护理记录单书写不规范或缺漏	−2		
	术后患者安置及整理（12分）	未有效协助医生加压包扎	−2		
		未协助患者安全过床，未注意患者保暖	−2		
		未向患者及家属进行术后宣教或宣教不到位	−2		
		术后物品、耗材、仪器终末处置不规范	−2		
		垃圾未分类放置或处置不规范	−2		
		未及时进行室间清洁及消毒工作	−2		
综合评价（15分）	临床工作能力（11分）	手术操作流程及仪器操作不熟悉或应急处理配合不熟练	各−4		
		相关知识掌握不全	−3		
	态度及沟通（4分）	态度不认真、不严谨	−1		
		未关心患者或缺乏人文关怀	各−1		
		沟通不恰当	−1		
总分100分		扣分合计			
		最后得分			

四、冷冻球囊消融术护理配合流程及评分标准

流　程

准备

操作者准备： 洗手，着装整齐，规范佩戴口罩、帽子，佩戴剂量仪。

评估： 患者病情、意识、合作程度、皮肤准备、管道情况及药物过敏史。

患者准备： ①与病房护士规范交接，核对患者身份、手术信息、患者检查结果，尤其是食管超声结果（有无血栓）；②向患者做好解释、告知工作，询问二便情况及需求；③协助患者平卧，暴露双侧腹股沟，并注意遮挡患者隐私部位，嘱患者不要随意活动四肢，注意保暖；④妥善放置各种管道，连接 12 导联心电监护仪、血压及血氧监测仪；⑤建立静脉通道，必要时吸氧；⑥贴阻抗贴；⑦骶尾部贴保护贴防压力性损伤。

用物准备： ①物品准备，包括无菌手术包、测压装置一套（压力换能器、三联三通、螺旋注射器、输液管、造影剂）、4F/6F/7F/12F 动脉鞘、8.5F SL1 长鞘、房间隔穿刺针、Y 阀、延长管、260 cm 加硬导丝、四极和十极电极导管、环肺标测电极、冷冻球囊、手术衣、无菌手套、无菌套及消毒液；②药物准备，包括利多卡因、肝素钠稀释液（0.9% 氯化钠溶液 500 ml＋肝素钠 3000 U）、芬太尼、咪达唑仑、阿托品、间羟胺及造影剂，必要时准备异丙肾上腺素、多巴胺及肾上腺素等；③仪器准备，包括冷冻消融仪、液化 N_2O、临时心脏起搏器、输液泵、除颤仪、多导电生理仪、血压监测仪、血氧监测仪、吸氧和吸痰装置，以及简易呼吸器，必要时准备呼吸机。

术中配合

穿刺前： ①严格执行术前三方核查并签字；②打开无菌手术包，合理摆放包内各种物品，治疗盘内倒入肝素钠稀释液；③协助术者穿手术衣，打开各种材料及物品；④协助术者消毒、铺巾；⑤连接射频仪及多导电生理仪各连接线。

术中： ①做好患者心理护理；②嘱其保持平卧，勿随意活动四肢，有疼痛或咳嗽先告知术者，做好应急处理准备；③协助术者完成房间隔穿刺术，穿刺成功后补充足量肝素，监测 ACT，并根据 ACT 结果补充肝素。

术毕： ①消融完成拔除鞘管后，协助术者按压穿刺口 10～20 min 后予以加压包扎；

②观察患者是否出现迷走神经反射等并发症，并做出应急处理；③整理患者衣物；④及时、准确书写手术护理记录单。

宣教

患者宣教： 术后遵医嘱卧床 24 h，保持术侧肢体伸直勿屈曲。

家属宣教： ①协助患者完成生活需求；②注意观察患者穿刺口有无渗血、血肿及足背动脉搏动情况；③观察患者有无恶心、呕吐、呼吸不畅，发现异常及时报告医务人员。

整理

患者整理： ①协助患者妥善过床，检查加压包扎绷带有无移位、穿刺口是否渗血；②妥善放置各种管道，注意保暖。

室间整理： ①整理手术用物，分类处置各种垃圾；②整理手术间、手术床、仪器及设备，并做好终末处理；③湿式清洁并消毒手术间。

其他： ①洗手，记录；②准确、及时收费。

补充说明

1. 导管路径

（1）6F/7F 股静脉鞘—下腔静脉—冠状窦（十极标测电极）—电生理检测及手术结果验证。

（2）8.5F SL1 长鞘股静脉—下腔静脉—右心房—房间隔穿刺针—房间隔穿刺—左心房—肺静脉（环肺标测电极）—标测电位。

（3）8.5F SL1 长鞘股静脉—下腔静脉—右心房—房间隔穿刺针—房间隔穿刺—左心房—肺静脉（冷冻消融导管）—球囊内注入氮气—冷冻消融。

2. 充分做好术前宣教。恰当的心理护理可以减轻患者的紧张、焦虑情绪。

3. 掌握基本的影像学知识，在检查过程中关注术者的操作进展，及时发现并发症并做出必要的应急处理。

4. 对于危重患者或转运途中存在风险的患者，必须由医护人员护送回病房。

5. 三方核查单严格按照手术时间节点执行。

评分标准

项目		扣分细则	扣分值	实际扣分	备注
操作前（20分）	操作者仪态（3分）	着装不规范（含未佩戴剂量仪）	−1		
		未洗手	−1		
		未戴口罩、帽子或佩戴不规范	−1		
	交接及评估（7分）	未与病房护士规范交接及核对患者信息	−2		
		未告知或未询问二便情况	−1		
		未评估患者病情、意识及合作程度、皮肤准备及带入管道、药物过敏史	各−1		
	术前准备（10分）	物品准备缺漏	−1		
		未按需吸氧	−1		
		未提前连接好射频仪及多导电生理仪	各−1		
		未监测生命体征	−1		
		未建立静脉通道	−2		
		未注意保护患者隐私部位	−2		
操作过程（65分）	安全及舒适（8分）	未注意患者安全，无保暖	−1		
		未做好心理护理	−1		
		未按需摆放体位	−2		
		未连接阻抗贴	−2		
		未规范执行三方核查	−2		
	无菌技术操作（15分）	未检查无菌包有效期	−1		
		打开无菌包不规范	−1		
		无菌持物桶、消毒液等未标明开启日期或日期书写不规范	−1		
		倒0.9%氯化钠溶液时未冲洗瓶口或液体溅出容器外	−2		
		打开一次性物品时未检查其有效期及气密性或打开方法错误	−2		
		药液抽取手法不规范	−1		
		协助穿手术衣或铺手术单时不规范或污染	−2		
		无菌物品过期或违反无菌原则	−5		
	术中护理配合及文书书写（30分）	未关注输液情况	−2		
		不了解手术进程或未根据手术进程及时递送手术耗材	−2		
		打开耗材时未查对效期、未检查密闭性	−2		

（待 续）

（续 表）

项目		扣分细则	扣分值	实际扣分	备注
操作过程（65分）	术中护理配合及文书书写（30分）	未确保冷冻球囊消融仪性能完好，未及时连接各导管连接线	各−3		
		未按要求使用药物	各−2		
		未关注患者心律、心率及血压变化	−3		
		未关注手术并发症或药物并发症	各−2		
		术中未按规范执行口头医嘱	−2		
		未按要求进行耗材登记及条码粘贴不规范	−3		
		手术护理记录单书写不规范或缺漏	−2		
	术后患者安置及整理（12分）	未有效协助医生加压包扎	−2		
		未协助患者安全过床，未注意患者保暖	−2		
		未向患者及家属进行术后宣教或宣教不到位	−2		
		术后物品、耗材、仪器终末处置不规范	−2		
		垃圾未分类放置或处置不规范	−2		
		未及时进行室间清洁及消毒工作	−2		
综合评价（15分）	临床工作能力（11分）	手术操作流程及仪器操作不熟悉或应急处理配合不熟练	各−4		
		相关知识掌握不全	−3		
	态度及沟通（4分）	态度不认真、不严谨	−1		
		未关心患者或缺乏人文关怀	各−1		
		沟通不恰当	−1		
总分100分		扣分合计			
		最后得分			

五、心脏再同步治疗起搏器（CRT-P）植入术护理配合流程及评分标准

流 程

准备

操作者准备：洗手，着装整齐，规范佩戴口罩、帽子，佩戴剂量仪。

评估：患者病情、意识、合作程度、皮肤准备、管道情况及药物过敏史。

患者准备：①与病房护士规范交接，核对患者身份、手术信息；②向患者做好解释、告知工作，询问二便情况及需求；③协助其仰卧、头部偏向手术部位对侧，并协助患者戴无菌口罩及帽子，注意头发无外露，嘱其四肢自然伸直，注意保暖；④检查各种管道是否通畅并妥善放置，连接心电监护仪和血压监测仪，必要时吸氧。

用物准备：①物品准备，包括无菌手术包、无菌起搏器专用包、手术衣、无菌手套、无菌纱布及消毒液、外科手术贴膜、鳄鱼夹、注射器（5 ml、10 ml、20 ml）、圆针、角针、4-0 可吸收缝线、刀片、穿刺针、输液器、头架及电刀；②手术耗材，包括 8F/9F 撕开鞘、80 cm J 头导丝，经皮腔内冠状动脉成形术（percutaneous transluminal coronary angioplasty，PTCA）导丝、Y 阀、植入式永久起搏器、心房电极导线及右室电极；③药物准备，包括利多卡因、异丙肾上腺素、间羟胺及阿托品，必要时准备肾上腺素；④仪器准备，包括心电监护仪、起搏测试仪、除颤仪、血压监测仪、血氧监测仪、高频电刀仪及简易呼吸器等。

术中配合

穿刺前：①严格执行术前三方核查并签字；②静脉滴注抗生素；③打开无菌手术包，合理摆放包内各种物品，治疗盘内倒入 0.9% 氯化钠溶液 500 ml；④协助术者穿手术衣，打开各种材料及物品；⑤协助术者消毒、铺巾，摆放头架；⑥患者贴电刀阻抗贴，连接高频电刀仪，调节切割时间及止血时间，对好无影灯。

穿刺时：①做好患者心理护理，观察患者生命体征变化；②重视患者主诉，观察其有无胸部胀痛、呼吸困难等不适，做好应急处理准备并及时记录。

术中：①根据需要递送各种耗材；②保持静脉通道通畅；③严密监测患者生命体征，尤其注意血压及心率变化，心率过慢者在起搏器植入前遵医嘱静脉滴注异丙肾上腺素，预防阿 - 斯综合征的发生，并注意调节滴速，观察药物不良反应；④当术者将电极送至合适位置时，协助术者进行相关参数（阻抗、起搏阈值、感知）的测

试；⑤电极位置放好后，需检查电极稳定性，嘱患者用力咳嗽，确认无移位，起搏电极张力适度，将起搏器与电极导线固定连接，协助医生进行伤口缝合。

术毕：①整理用物、清点器械及辅料、清点锐器等；②整理患者衣物；③及时、准确书写手术护理记录单。

宣教

患者宣教：①适当卧床，注意个人卫生，预防伤口感染；②遵医嘱保持术侧肢体不外展、不上举、不拿重物。

家属宣教：①协助患者生活护理；②注意观察患者伤口有无渗血、血肿，有无红、肿、痛，如有异常及时告知医务人员。

整理

患者整理：①协助患者妥善过床，检查加压包扎绷带有无移位，伤口是否渗血；②妥善放置各种管道，注意保暖。

室间整理：①整理手术用物，分类处置各种垃圾；②整理手术间、手术床、仪器及设备，并做好终末处理；③湿式清洁并消毒手术间。

其他：①洗手，记录；②准确、及时收费。

补充说明

1．导管路径

（1）单腔起搏电极：锁骨下静脉—上腔静脉—右心房—右心室（心尖部）。

（2）双腔起搏电极：①心房电极，锁骨下静脉—上腔静脉—右心房；②心室电极，锁骨下静脉—上腔静脉—右心房—右心室。

（3）测试：调节导联（选择Ⅱ或 V1 导联）—调心率至＞基础心率 20%—调电压至 0.48 V—阻抗—起搏阈值—调心率至 30 次 / 分—感知。

2．对于神志不清、烦躁及不能配合的患者，入室后必要时可给予适当约束固定；对于清醒患者，要充分做好术前宣教。

3．熟悉起搏测试仪的操作，及时发现并发症并做出必要的应急处理。

4．对于危重患者或转运途中存在风险的患者，必须由医护人员护送回病房。

5．三方核查单严格按照手术时间节点执行。

评分标准

项目		扣分细则	扣分值	实际扣分	备注
操作前（20分）	操作者仪态（3分）	着装不规范（含未佩戴剂量仪）	−1		
		未洗手	−1		
		未戴口罩、帽子或佩戴不规范	−1		
	交接及评估（7分）	未与病房护士规范交接及核对患者信息	−2		
		未告知或未询问二便情况	−1		
		未评估患者病情、意识及合作程度、皮肤准备及带入管道、药物过敏史	各−1		
	术前准备（10分）	物品准备缺漏	−1		
		未按需吸氧	−1		
		未检查起搏测试仪性能	−1		
		未按要求协助患者戴口罩、帽子或佩戴不规范	−2		
		未监测生命体征	−1		
		未建立静脉通道	−2		
		未注意保护患者隐私部位	−2		
操作过程（65分）	安全及舒适（10分）	未注意患者安全，无保暖	−2		
		未做好心理护理	−2		
		未按需摆放体位	−2		
		未连接阻抗贴	−2		
		未规范执行三方核查	2		
	无菌技术操作（15分）	未检查无菌包有效期	−1		
		打开无菌包不规范	−1		
		无菌持物桶、消毒液等未标明开启日期或日期书写不规范	−1		
		倒0.9%氯化钠溶液时未冲洗瓶口或液体溅出容器外	−2		
		打开一次性物品时未检查其有效期及气密性或打开方法错误	−2		
		药液抽取手法不规范	−1		
		协助穿手术衣或铺手术单时不规范或污染	−2		
		无菌物品过期或违反无菌原则	−5		

（待 续）

（续 表）

<table>
<tr><th colspan="2">项目</th><th>扣分细则</th><th>扣分值</th><th>实际扣分</th><th>备注</th></tr>
<tr><td rowspan="18">操作过程
（65分）</td><td rowspan="12">术中护理配合
及文书书写
（30分）</td><td>未关注输液情况</td><td>−2</td><td></td><td></td></tr>
<tr><td>不了解手术进程或未根据手术进程及时递送手术耗材</td><td>−2</td><td></td><td></td></tr>
<tr><td>打开耗材时未查对效期、未检查密闭性</td><td>−2</td><td></td><td></td></tr>
<tr><td>未连接高频电刀仪，未调节切割时间及止血时间</td><td>各−3</td><td></td><td></td></tr>
<tr><td>未按要求对无影灯</td><td>−2</td><td></td><td></td></tr>
<tr><td>未及时使用抗生素</td><td>−3</td><td></td><td></td></tr>
<tr><td>未按要求使用异丙肾上腺素或未关注药物不良反应</td><td>−2</td><td></td><td></td></tr>
<tr><td>未关注心律、心率变化</td><td>−2</td><td></td><td></td></tr>
<tr><td>未按要求进行起搏测试或测试不熟练</td><td>−2</td><td></td><td></td></tr>
<tr><td>未记录起搏测试各项参数</td><td>−2</td><td></td><td></td></tr>
<tr><td>未按要求进行耗材登记及条码粘贴不规范</td><td>−3</td><td></td><td></td></tr>
<tr><td>手术护理记录单书写不规范或缺漏</td><td>−2</td><td></td><td></td></tr>
<tr><td rowspan="6">术后患者
安置及整理
（10分）</td><td>未有效协助医生进行伤口缝合包扎</td><td>−1</td><td></td><td></td></tr>
<tr><td>未协助患者安全过床，未注意患者保暖</td><td>−1</td><td></td><td></td></tr>
<tr><td>未向患者及家属进行术后宣教或宣教不到位</td><td>−2</td><td></td><td></td></tr>
<tr><td>术后物品、耗材、仪器终末处置不规范</td><td>−2</td><td></td><td></td></tr>
<tr><td>垃圾未分类放置或处置不规范</td><td>−2</td><td></td><td></td></tr>
<tr><td>未及时进行室间清洁及消毒工作</td><td>−2</td><td></td><td></td></tr>
<tr><td rowspan="5">综合评价
（15分）</td><td rowspan="2">临床工作能力
（11分）</td><td>手术操作流程及起搏测试仪操作不熟悉或应急处理配合不熟练</td><td>各−4</td><td></td><td></td></tr>
<tr><td>相关知识掌握不全</td><td>−3</td><td></td><td></td></tr>
<tr><td rowspan="3">态度及沟通
（4分）</td><td>态度不认真、不严谨</td><td>−1</td><td></td><td></td></tr>
<tr><td>未关心患者或缺乏人文关怀</td><td>各−1</td><td></td><td></td></tr>
<tr><td>沟通不恰当</td><td>−1</td><td></td><td></td></tr>
<tr><td colspan="2" rowspan="2">总分100分</td><td>扣分合计</td><td></td><td></td><td></td></tr>
<tr><td>最后得分</td><td></td><td></td><td></td></tr>
</table>

六、心脏再同步治疗除颤器（CRT-D）植入术护理配合流程及评分标准

流　程

准备

操作者准备：洗手，着装整齐，规范佩戴口罩、帽子，佩戴剂量仪。

评估：患者病情、意识、合作程度、皮肤准备、管道情况及药物过敏史。

患者准备：①与病房护士规范交接，核对患者身份、手术信息；②向患者做好解释、告知工作，询问二便情况及需求；③协助其仰卧、头部偏向手术部位对侧，并协助患者戴无菌口罩及帽子，注意头发无外露，嘱其四肢自然伸直，注意保暖；④检查各种管道是否通畅并妥善放置，连接心电监护仪和血压监测仪，必要时吸氧；⑤常规粘贴除颤电极。

用物准备：①物品准备，包括无菌手术包、无菌起搏器专用包、手术衣、无菌手套、无菌纱布及消毒液、外科手术贴膜、鳄鱼夹、注射器（5 ml、10 ml、20 ml）、圆针、角针、4-0 可吸收缝线、刀片、穿刺针、输液器、头架、电刀、8F/9F 撕开鞘、80 cm J 头导丝、PTCA 导丝、Y 阀、植入式再同步治疗心律转复除颤器（CRT-D）、心房电极导线、右室电极（除颤电极）、左室电极、左心传送导管系统、电极传送鞘管系统及冠状窦电极，必要时准备冠状动脉内球囊；②药物准备，包括利多卡因、肝素钠稀释液（0.9% 氯化钠溶液 500 ml＋肝素钠 3000 U）、异丙肾上腺素、间羟胺、阿托品及呋塞米注射液，必要时准备多巴胺和强心剂；③仪器准备，包括心电监护仪、起搏测试仪、除颤仪、血压和血氧监测仪，以及高频电刀仪。

术中配合

穿刺前：①严格执行术前三方核查并签字；②遵医嘱静脉滴注抗生素；③打开无菌手术包，合理摆放包内各种物品，治疗盘内倒入肝素钠稀释液；④协助术者穿手术衣，打开各种材料及物品；⑤协助术者消毒（消毒范围：上至下颌角，下至平乳头，双侧至腋中线）、铺巾，摆放头架；⑥患者贴电刀阻抗贴，连接高频电刀仪，调节切割时间及止血时间，对好无影灯。

穿刺时：①做好患者心理护理，观察患者生命体征变化；②重视患者主诉，观察其有无胸部胀痛、呼吸困难等不适，做好应急处理准备并及时记录。

术中：①根据需要递送各种耗材；②保持静脉通道通畅，注意输液速度，防止输液过快加重心力衰竭；③严密监测患者生命体征，尤其血压及心率变化；④当术者将电极送至合适位置时，协助术者进行相关参数（阻抗、起搏阈值、感知）的测试；⑤电极位置放置好后，需检查电极稳定性，嘱患者用力咳嗽，确认无移位，起搏电极张力适度，将起搏器与电极导线固定连接，协助医生进行伤口缝合。

术毕：①整理用物、清点器械及辅料、清点锐器等；②整理患者衣物；③及时、准确书写手术护理记录单。

宣教

患者宣教：①适当卧床，注意个人卫生，预防伤口感染；②遵医嘱保持术侧肢体不外展、不上举、不拿重物。

家属宣教：①协助患者生活护理；②注意观察患者伤口有无渗血、血肿，有无红、肿、痛，如有异常及时告知医务人员。

整理

患者整理：①协助患者妥善过床，检查加压包扎绷带有无移位、伤口是否渗血；②妥善放置各种管道，注意保暖。

室间整理：①整理手术用物，分类处置各种垃圾；②整理手术间、手术床、仪器及设备，并做好终末处理；③湿式清洁并消毒手术间。

其他：①洗手，记录；②准确、及时收费。

补充说明

1. 导管路径（三腔起搏器）

（1）心房电极：锁骨下静脉—上腔静脉—右心房。

（2）心室电极：锁骨下静脉—上腔静脉—右心房—右心室。

（3）冠状静脉窦电极：锁骨下静脉—上腔静脉—右心房—下腔静脉—冠状静脉窦。

2. 对于神志不清、烦躁及不能配合的患者，入室后必要时可给予适当约束固定；对于清醒患者，要充分做好术前宣教。

3. 熟悉起搏测试仪的操作，及时发现并发症并做出必要的应急处理。

4. 对于危重患者或转运途中存在风险的患者，必须由医护人员护送回病房。

5. 三方核查单严格按照手术时间节点执行。

评分标准

项目		扣分细则	扣分值	实际扣分	备注
操作前（20分）	操作者仪态（3分）	着装不规范（含未佩戴剂量仪）	−1		
		未洗手	−1		
		未戴口罩、帽子或佩戴不规范	−1		
	交接及评估（7分）	未与病房护士规范交接及核对患者信息	−2		
		未告知或未询问二便情况	−1		
		未评估患者病情、意识及合作程度、皮肤准备及带入管道、药物过敏史	各−1		
	术前准备（10分）	物品准备缺漏	−1		
		未按需吸氧	−1		
		未检查起搏测试仪性能	−1		
		未按要求协助患者戴口罩、帽子或佩戴不规范	−2		
		未监测生命体征	−1		
		未建立静脉通道	−2		
		未注意保护患者隐私部位	−2		
操作过程（65分）	安全及舒适（10分）	未注意患者安全，无保暖	−2		
		未做好心理护理	−2		
		未按需摆放体位	−2		
		未连接阻抗贴	−2		
		未规范执行二方核查	2		
	无菌技术操作（15分）	未检查无菌包有效期	−1		
		打开无菌包不规范	−1		
		无菌持物桶、消毒液等未标明开启日期或日期书写不规范	−1		
		倒0.9%氯化钠溶液时未冲洗瓶口或液体溅出容器外	−2		
		打开一次性物品时未检查其有效期及气密性或打开方法错误	−2		
		药液抽取手法不规范	−1		
		协助穿手术衣或铺手术单时不规范或污染	−2		
		无菌物品过期或违反无菌原则	−5		

（待　续）

（续 表）

<table>
<tr><th colspan="2">项目</th><th>扣分细则</th><th>扣分值</th><th>实际扣分</th><th>备注</th></tr>
<tr><td rowspan="18">操作过程
（65分）</td><td rowspan="12">术中护理配合
及文书书写
（30分）</td><td>未关注输液情况</td><td>−2</td><td></td><td></td></tr>
<tr><td>不了解手术进程或未根据手术进程及时递送手术耗材</td><td>−2</td><td></td><td></td></tr>
<tr><td>打开耗材时未查对效期、未检查密闭性</td><td>−2</td><td></td><td></td></tr>
<tr><td>未连接高频电刀仪，未调节切割时间及止血时间</td><td>各−3</td><td></td><td></td></tr>
<tr><td>未按要求对无影灯</td><td>−2</td><td></td><td></td></tr>
<tr><td>未遵医嘱使用抗生素</td><td>−3</td><td></td><td></td></tr>
<tr><td>未及时发现心力衰竭等病情变化或未有效配合应急处理情况</td><td>−2</td><td></td><td></td></tr>
<tr><td>未关注心律、心率变化</td><td>−2</td><td></td><td></td></tr>
<tr><td>未按要求进行起搏测试或测试不熟练</td><td>−2</td><td></td><td></td></tr>
<tr><td>未记录起搏测试各项参数</td><td>−2</td><td></td><td></td></tr>
<tr><td>未按要求进行耗材登记及条码粘贴不规范</td><td>−3</td><td></td><td></td></tr>
<tr><td>手术护理记录单书写不规范或缺漏</td><td>−2</td><td></td><td></td></tr>
<tr><td rowspan="6">术后患者
安置及整理
（10分）</td><td>未有效协助医生进行伤口缝合包扎</td><td>−1</td><td></td><td></td></tr>
<tr><td>未协助患者安全过床，未注意患者保暖</td><td>−1</td><td></td><td></td></tr>
<tr><td>未向患者及家属进行术后宣教或宣教不到位</td><td>−2</td><td></td><td></td></tr>
<tr><td>术后物品、耗材、仪器终末处置不规范</td><td>−2</td><td></td><td></td></tr>
<tr><td>垃圾未分类放置或处置不规范</td><td>−2</td><td></td><td></td></tr>
<tr><td>未及时进行室间清洁及消毒工作</td><td>−2</td><td></td><td></td></tr>
<tr><td rowspan="5">综合评价
（15分）</td><td rowspan="2">临床工作能力
（11分）</td><td>手术操作流程及起搏测试仪操作不熟悉或应急处理配合不熟练</td><td>各−4</td><td></td><td></td></tr>
<tr><td>相关知识掌握不全</td><td>−3</td><td></td><td></td></tr>
<tr><td rowspan="3">态度及沟通
（4分）</td><td>态度不认真、不严谨</td><td>−1</td><td></td><td></td></tr>
<tr><td>未关心患者或缺乏人文关怀</td><td>各−1</td><td></td><td></td></tr>
<tr><td>沟通不恰当</td><td>−1</td><td></td><td></td></tr>
<tr><td colspan="2" rowspan="2">总分100分</td><td>扣分合计</td><td></td><td></td><td></td></tr>
<tr><td>最后得分</td><td></td><td></td><td></td></tr>
</table>

七、起搏器电极取出术护理配合流程及评分标准

流　程

准备

操作者准备：洗手，着装整齐，规范佩戴口罩、帽子，佩戴剂量仪。

评估：患者起搏电极植入年限（根据其选择局部麻醉或静脉全身麻醉）、病情、意识、合作程度、皮肤准备及带入管道等。

患者准备：①与病房护士规范交接，核对患者身份、手术信息；②向患者做好解释、告知工作，询问二便情况及需求；③协助患者仰卧，四肢正常伸直，头偏向一侧，放置头架，嘱患者不要转动头部，四肢自然伸直，注意保暖；④妥善放置各种管道，连接心电监护仪，建立静脉通道。

用物准备：①物品准备，包括无菌手术包、起搏器包、刀片、缝针、临时起搏电极、锁定钢丝、分离鞘管、激光鞘专用拔除电极器材、注射器（5 ml、10 ml）、无菌手套及消毒液；②药物准备，包括利多卡因和0.9%氯化钠溶液500 ml，必要时准备间羟胺和阿托品，并根据医嘱准备抗生素（冲洗囊袋用）；③仪器准备，包括心电监护仪、电刀、负刀电极板及临时心脏起搏器，必要时准备除颤仪。

术中配合

穿刺前：①严格执行术前三方核查并签字；②打开无菌手术包，合理摆放包内各种物品，治疗盘内倒入0.9%氯化钠溶液；③协助术者穿手术衣，打开各种材料及物品；④协助术者消毒、铺巾。

穿刺时：做好患者心理护理，观察患者生命体征变化，做好应急处理准备并及时记录。

术中：①根据需要递送各种耗材；②保持静脉通道通畅；③必要时协助医生查看和处理图像，严密监测患者生命体征。

术毕：①电极取出后，检查器械及使用耗材是否齐全，检查完毕后协助术者缝合伤口后进行加压包扎；②观察患者伤口处有无血肿及渗血，心率、心律是否正常，如出现并发症，即刻做出应急处理；③整理患者衣物；④及时、准确书写手术护理记录单。

宣教

患者宣教： ①术后卧床 6 h，伤口 1 周内不能沾水；②术侧肢体 1 个月内避免过度用力。

家属宣教： ①协助患者卧床；②注意观察患者伤口处有无渗血、血肿，如有异常及时告知医务人员。

整理

患者整理： ①协助患者妥善过床，检查加压包扎绷带有无移位、伤口是否渗血；②妥善放置各种管道，注意保暖。

室间整理： ①整理手术用物，分类处置各种垃圾；②整理手术间、手术床、仪器及设备，并做好终末处理；③湿式清洁并消毒手术间。

其他： ①洗手，记录；②准确、及时收费。

补充说明

1. 导管路径（三腔起搏器）

（1）腋静脉—锁骨下静脉—头臂静脉—上腔静脉—右心房—右心室。

（2）颈内静脉—头臂静脉—上腔静脉—右心房—右心室。

（3）股静脉—髂外静脉—髂总静脉—下腔静脉—右心房—右心室。

2. 起搏器电极长期放置体内与组织粘连，拔除风险大，术前需要严格评估，并备用特殊拔除器材（电刀、负刀电极板、临时心脏起搏器、临时起搏电极、锁定钢丝、分离鞘管、激光鞘专用拔除电极器材）及应急预案，同时联系麻醉科和心外科医生做好开胸准备。

3. 三方核查单严格按照手术时间节点执行。

评分标准

项目		扣分细则	扣分值	实际扣分	备注
操作前（20分）	操作者仪态（3分）	着装不规范（含未佩戴剂量仪）	－1		
		未洗手	－1		
		未戴口罩、帽子或佩戴不规范	－1		
	交接及评估（9分）	未与病房护士规范交接及核对患者信息	－2		
		未告知或未询问二便情况	－2		
		未评估患者病情、意识、合作程度、皮肤准备、带入管道	各－1		
	术前准备（8分）	物品准备缺漏	－1		
		未规范固定管道	－1		
		未监测生命体征	－2		
		未建立静脉通道	－2		
		未注意保护患者隐私部位	－2		
操作过程（65分）	安全及舒适（10分）	未注意患者安全，无保暖	－2		
		未做好心理护理	－2		
		未按需摆放体位	－2		
		未连接阻抗贴	－2		
		未规范执行三方核查	－2		
	无菌技术操作（15分）	未检查无菌包有效期	－1		
		打开无菌包不规范	－1		
		无菌持物桶、消毒液等未标明开启日期或日期书写不规范	－1		
		倒0.9%氯化钠溶液时未冲洗瓶口或液体溅出容器外	－2		
		打开一次性物品时未检查其有效期及气密性或打开方法错误	－2		
		药液抽取手法不规范	－1		
		协助穿手术衣或铺手术单时不规范或污染	－2		
		无菌物品过期或违反无菌原则	－5		
	术中护理配合及文书书写（30分）	未关注输液情况	－2		
		不了解手术进程或未根据手术进程及时递送手术耗材	各－2		
		打开耗材时未查对效期、未检查密闭性	－2		

（待 续）

（续 表）

<table>
<tr><th colspan="2">项目</th><th>扣分细则</th><th>扣分值</th><th>实际扣分</th><th>备注</th></tr>
<tr><td rowspan="12">操作过程
（65分）</td><td rowspan="6">术中护理配合
及文书书写
（30分）</td><td>未及时发现病情变化或未有效配合应急处理情况</td><td>各－3</td><td></td><td></td></tr>
<tr><td>未关注心率变化</td><td>－4</td><td></td><td></td></tr>
<tr><td>未检查取出电极完整性</td><td>－4</td><td></td><td></td></tr>
<tr><td>术中未按规范执行口头医嘱</td><td>－3</td><td></td><td></td></tr>
<tr><td>未按要求进行耗材登记及条码粘贴不规范</td><td>－3</td><td></td><td></td></tr>
<tr><td>手术护理记录单书写不规范或缺漏</td><td>－2</td><td></td><td></td></tr>
<tr><td rowspan="6">术后患者
安置及整理
（10分）</td><td>未协助医生进行伤口缝合包扎</td><td>－1</td><td></td><td></td></tr>
<tr><td>未协助患者安全过床，未注意患者保暖</td><td>－1</td><td></td><td></td></tr>
<tr><td>未向患者及家属进行术后宣教或宣教不到位</td><td>－2</td><td></td><td></td></tr>
<tr><td>术后物品、耗材、仪器终末处置不规范</td><td>－2</td><td></td><td></td></tr>
<tr><td>垃圾未分类放置或处置不规范</td><td>－2</td><td></td><td></td></tr>
<tr><td>未及时进行室间清洁及消毒工作</td><td>－2</td><td></td><td></td></tr>
<tr><td rowspan="5">综合评价
（15分）</td><td rowspan="2">临床工作能力
（11分）</td><td>手术操作流程不熟悉或应急处理配合不熟练</td><td>各－4</td><td></td><td></td></tr>
<tr><td>相关知识掌握不全</td><td>－3</td><td></td><td></td></tr>
<tr><td rowspan="3">态度及沟通
（4分）</td><td>态度不认真、不严谨</td><td>－1</td><td></td><td></td></tr>
<tr><td>未关心患者或缺乏人文关怀</td><td>各－1</td><td></td><td></td></tr>
<tr><td>沟通不恰当</td><td>－1</td><td></td><td></td></tr>
<tr><td colspan="2" rowspan="2">总分100分</td><td>扣分合计</td><td></td><td></td><td></td></tr>
<tr><td>最后得分</td><td></td><td></td><td></td></tr>
</table>

第三章　成人先天性疾病类

一、室间隔缺损封堵术护理配合流程及评分标准

流　程

准备

操作者准备：洗手，着装整齐，规范佩戴口罩、帽子，佩戴剂量仪。

评估：患者病情、意识、配合程度、皮肤准备、术前用药、药物过敏史及带入管道情况。

患者准备：①与病房护士规范交接，核对患者身份、手术信息；②向患者做好解释、告知工作，询问二便情况及需求；③协助患者仰卧，双手抱头、四肢正常伸直，嘱患者不要转动身体及屈曲四肢，注意保暖，保护隐私部位；④妥善放置各种管道，连接心电监护仪，建立静脉通道；⑤必要时遵医嘱给予 0.9% 氯化钠溶液 250 ml＋地塞米松 5 mg 静脉滴注。

用物准备：①物品准备，包括无菌介入手术包、6F/7F/8F 股动脉鞘、150 cm J 型导丝、造影导管（MPA2）、90°/145° 猪尾导管（PIG）、圈套器、高压注射筒、压力连接管、0.032″×260 cm 超滑导丝、VSD 封堵器及输送系统、注射器（10 ml、20 ml）、无菌手套及消毒液；②药物准备，包括肝素钠稀释液（0.9% 氯化钠溶液 500 ml＋肝素钠 3000 U）、利多卡因及对比剂，必要时准备阿托品、多巴胺、地塞米松及麻醉急救药品。

术中配合

穿刺前：①严格执行术前三方核查并签字；②协助患者双手抱头并约束；③打开无菌手术包、合理摆放包内各种物品，治疗盘内倒入肝素钠稀释液；④协助术者消毒、铺巾、穿手术衣，连接测压系统并排气；⑤协助准备对比剂、高压注射器及射线防护板。

穿刺时：观察患者生命体征变化，做好应急处理准备并及时记录，穿刺成功后遵医嘱给予肝素抗凝。

术中：①根据需要递送各种耗材；②保持静脉通道通畅；③关注患者的精神状态，主动询问是否有不适并指导患者术中释放封堵器时勿咳嗽及用力呼吸；④术中协助医生使用B超；⑤密切观察生命体征变化，尤其是释放封堵器时患者是否有胸闷等症状，发现异常及时报告并行对应处理，并做好记录。

术毕：①拔除鞘管后协助加压包扎；②嘱患者保持术侧肢体伸直、避免弯曲；③整理患者衣物；④及时、准确书写手术护理记录单。

宣教

患者宣教：①术后卧床24 h，术侧肢体伸直制动6～10 h，伤口局部加压包扎；②指导患者勿用力咳嗽。

家属宣教：①协助患者卧床；②注意观察患者有无穿刺口渗血、血肿，对比剂过敏等并发症。

整理

患者整理：协助患者妥善过床，检查穿刺部位绷带有无移位、穿刺口是否渗血。

室间整理：①整理手术用物，分类处置各种垃圾；②整理手术间、手术床、仪器及设备，并做好终末处理；③湿式清洁并消毒手术间。

其他：①洗手，记录；②准确、及时收费。

补充说明

1．导管路径

（1）股动脉—髂外动脉—髂总动脉—腹主动脉—胸主动脉—主动脉弓—升主动脉—左心室—跨室间隔缺损部位—右心室—肺动脉。

（2）股静脉—髂外静脉—髂总静脉—下腔静脉—右心房—右心室—肺动脉［与路径（1）在肺动脉汇合，进行动静轨道建立］。

2．严密观察封堵器释放前是否影响三尖瓣及主动脉瓣闭合情况。

3．注意排尿时间及尿量、尿的颜色，如发现血尿，应及时报告医生妥善处理。

4．做好患者的术后护理，避免患者躁动导致穿刺口出血；密切关注术肢足背动脉搏动情况及皮肤温度、颜色、感觉等，防止因栓塞、供血障碍而导致坏死。

5．三方核查单严格按照手术时间节点执行。

评分标准

项目		扣分细则	扣分值	实际扣分	备注
操作前（20分）	操作者仪态（3分）	着装不规范（含未佩戴剂量仪）	−1		
		未洗手	−1		
		未戴口罩、帽子或佩戴不规范	−1		
	交接及评估（9分）	未与病房护士规范交接及核对患者信息	−2		
		未告知或未询问二便情况	1		
		未评估患者病情、意识及合作程度、皮肤准备、带入管道、术前用药，以及药物过敏史	各−1		
	术前准备（8分）	物品准备缺漏	−1		
		未正确连接测压系统	−1		
		未监测生命体征	−2		
		未建立静脉通道	−2		
		未注意保护患者隐私部位	−2		
操作过程（65分）	安全及舒适（8分）	未注意患者安全，无保暖	−2		
		未做好心理护理	−2		
		未按手术要求指导患者双手抱头并约束	−2		
		未规范执行三方核查	−2		
	无菌技术操作（15分）	未检查无菌包有效期	−1		
		打开无菌包不规范	−1		
		无菌持物桶、消毒液等未标明开启日期或日期书写不规范	−1		
		倒0.9%氯化钠溶液时未冲洗瓶口或液体溅出容器外	−2		
		打开一次性物品时未检查其有效期及气密性或打开方法错误	−2		
		药液抽取手法不规范	−1		
		协助穿手术衣或铺手术单时不规范或污染	−2		
		无菌物品过期或违反无菌原则	−5		
	术中护理配合及文书书写（30分）	未关注输液情况	−2		
		不了解手术进程或未根据手术进程及时递送手术耗材	−2		
		打开耗材时未查对效期、未检查密闭性	−2		
		未及时发现病情变化或未有效配合应急处理	各−3		
		未关注患者双手舒适度或双手固定欠规范	各−3		

（待　续）

（续 表）

项目		扣分细则	扣分值	实际扣分	备注
操作过程（65分）	术中护理配合及文书书写（30分）	未指导患者术中配合要点，如避免用力呼吸及咳嗽等	−3		
		未协助医生经胸进行超声检查或检查时污染手术台	−2		
		未遵医嘱使用地塞米松静脉滴注或未正确执行口头医嘱	−2		
		未按要求进行耗材登记及条码粘贴不规范	−3		
		手术护理记录单书写不规范或缺漏	−2		
	术后患者安置及整理（12分）	未有效协助医生拔管止血	−2		
		未协助患者安全过床，未注意患者保暖	−2		
		未向患者及家属进行术后宣教或宣教不到位	−2		
		术后物品、耗材、仪器终末处置不规范	−2		
		垃圾未分类放置或处置不规范	−2		
		未及时进行室间清洁及消毒工作	−2		
综合评价（15分）	临床工作能力（11分）	手术操作流程不熟悉或应急处理配合不熟练	各−4		
		相关知识掌握不全	−3		
	态度及沟通（4分）	态度不认真、不严谨	−1		
		未关心患者或缺乏人文关怀	各−1		
		沟通不恰当	−1		
总分100分		扣分合计			
		最后得分			

二、房间隔缺损封堵术护理配合流程及评分标准

流　程

准备

操作者准备： 洗手，着装整齐，规范佩戴口罩、帽子，佩戴剂量仪。

评估： 患者病情、意识、配合程度、皮肤准备、术前用药、药物过敏史及带入管道情况。

患者准备： ①与病房护士规范交接，核对患者身份、手术信息；②向患者做好解释、告知工作，询问二便情况及需求；③协助患者仰卧，双手抱头、四肢正常伸直，嘱患者不要转动身体及屈曲四肢，注意保暖，保护隐私部位；④妥善放置各种管道，连接心电监护仪，建立静脉通道。

用物准备： ①物品准备，包括无菌介入手术包、动脉鞘（6F/7F/8F）、导引导丝（加硬）1 根、造影导管（5F/6F MPA2）、压力连接管、ASD 封堵器及输送系统、注射器（10 ml、20 ml）、无菌手套及消毒液；②药物准备，包括肝素钠稀释液（0.9% 氯化钠溶液 500 ml＋肝素钠 3000 U）和利多卡因，必要时准备阿托品、多巴胺及地塞米松等急救药品。

术中配合

穿刺前： ①严格执行术前三方核查并签字；②协助患者双手抱头并约束；③打开无菌手术包、合理摆放包内各种物品，治疗盘内倒入肝素钠稀释液；④协助术者消毒、铺巾、穿手术衣，连接测压系统并排气；⑤协助准备对比剂、高压注射器及射线防护板。

穿刺时： 观察患者生命体征变化，做好应急处理准备并及时记录，穿刺成功后遵医嘱给予肝素抗凝。

术中： ①根据需要递送各种耗材；②保持静脉通道通畅；③关注患者的精神状态，主动询问是否有不适并指导患者术中释放封堵器时勿咳嗽及用力呼吸；④术中协助医生经胸进行超声检查；⑤密切观察患者生命体征变化，尤其是释放封堵器时患者是否有胸闷等症状，如发现异常及时报告并进行对应处理，同时做好记录。

术毕： ①拔除鞘管后协助加压包扎；②嘱患者保持术侧肢体伸直，避免弯曲；③整理患者衣物；④及时、准确书写手术护理记录单。

宣教

患者宣教：①术后卧床 24 h，术侧肢体伸直制动 6～10 h，伤口局部加压包扎；②嘱患者勿用力咳嗽。

家属宣教：①协助患者卧床；②注意观察患者有无穿刺口渗血、血肿，以及对比剂过敏等并发症。

整理

患者整理：协助患者妥善过床，检查穿刺部位绷带有无移位、穿刺口是否渗血。

室间整理：①整理手术用物，分类处置各种垃圾；②整理手术间、手术床、仪器及设备，并做好终末处理；③湿式清洁并消毒手术间。

其他：①洗手，记录；②准确、及时收费。

补充说明

1．导管路径：股静脉—髂外静脉—髂总静脉—下腔静脉—右心房—跨房间隔缺损部位—左心房—肺静脉。

2．严密观察术中有无室性期前收缩、室性心动过速。如有应提醒术者，多在改变导丝、导管和输送鞘位置和方向后消失。

3．注意排尿时间及尿量、尿的颜色，如果发现血尿，应及时报告医生妥善处理。

4．做好患者的术后护理，避免患者躁动导致穿刺点出血，密切关注术肢足背动脉搏动情况及皮肤温度、颜色、感觉等，防止因栓塞、供血障碍而导致坏死。

5．三方核查单严格按照手术时间节点执行。

评分标准

项目		扣分细则	扣分值	实际扣分	备注
操作前（20分）	操作者仪态（3分）	着装不规范（含未佩戴剂量仪）	−1		
		未洗手	−1		
		未戴口罩、帽子或佩戴不规范	−1		
	交接及评估（9分）	未与病房护士规范交接及核对患者信息	−2		
		未告知或未询问二便情况	−1		
		未评估患者病情、意识及合作程度、皮肤准备、带入管道、术前用药，以及药物过敏史	各−1		
	术前准备（8分）	物品准备缺漏	−1		
		未正确连接测压系统	−1		
		未监测生命体征	−2		
		未建立静脉通道	−2		
		未注意保护患者隐私部位	−2		
操作过程（65分）	安全及舒适（8分）	未注意患者安全，无保暖	−2		
		未做好心理护理	−2		
		未按手术要求指导患者双手抱头并约束	−2		
		未规范执行三方核查	−2		
	无菌技术操作（15分）	未检查无菌包有效期	−1		
		打开无菌包不规范	−1		
		无菌持物桶、消毒液等未标明开启日期或日期书写不规范	−1		
		倒0.9%氯化钠溶液时未冲洗瓶口或液体溅出容器外	−2		
		打开一次性物品时未检查其有效期及气密性或打开方法错误	−2		
		药液抽取手法不规范	−1		
		协助穿手术衣或铺手术单时不规范或污染	−2		
		无菌物品过期或违反无菌原则	−5		
	术中护理配合及文书书写（30分）	未关注输液情况	−2		
		不了解手术进程或未根据手术进程及时递送手术耗材	−2		
		打开耗材时未查对效期、未检查密闭性	−2		
		未及时发现病情变化或未有效配合应急处理	各−3		
		未关注患者双手舒适度或双手固定欠规范	各−3		

（待　续）

（续 表）

<table>
<tr><th colspan="2">项目</th><th>扣分细则</th><th>扣分值</th><th>实际扣分</th><th>备注</th></tr>
<tr><td rowspan="11">操作过程（65分）</td><td rowspan="5">术中护理配合及文书书写（30分）</td><td>未指导患者术中配合要点，如避免用力呼吸及咳嗽等</td><td>−3</td><td></td><td></td></tr>
<tr><td>未协助医生经胸进行超声检查或检查时污染手术台</td><td>−2</td><td></td><td></td></tr>
<tr><td>未正确执行口头医嘱</td><td>−2</td><td></td><td></td></tr>
<tr><td>未按要求进行耗材登记及条码粘贴不规范</td><td>−3</td><td></td><td></td></tr>
<tr><td>手术护理记录单书写不规范或缺漏</td><td>−2</td><td></td><td></td></tr>
<tr><td rowspan="6">术后患者安置及整理（12分）</td><td>未有效协助医生拔管止血</td><td>−2</td><td></td><td></td></tr>
<tr><td>未协助患者安全过床，未注意患者保暖</td><td>−2</td><td></td><td></td></tr>
<tr><td>未向患者及家属进行术后宣教或宣教不到位</td><td>−2</td><td></td><td></td></tr>
<tr><td>术后物品、耗材、仪器终末处置不规范</td><td>−2</td><td></td><td></td></tr>
<tr><td>垃圾未分类放置或处置不规范</td><td>−2</td><td></td><td></td></tr>
<tr><td>未及时进行室间清洁及消毒工作</td><td>−2</td><td></td><td></td></tr>
<tr><td rowspan="5">综合评价（15分）</td><td rowspan="2">临床工作能力（11分）</td><td>手术操作流程不熟悉或应急处理配合不熟练</td><td>各−4</td><td></td><td></td></tr>
<tr><td>相关知识掌握不全</td><td>−3</td><td></td><td></td></tr>
<tr><td rowspan="3">态度及沟通（4分）</td><td>态度不认真、不严谨</td><td>−1</td><td></td><td></td></tr>
<tr><td>未关心患者或缺乏人文关怀</td><td>各−1</td><td></td><td></td></tr>
<tr><td>沟通不恰当</td><td>−1</td><td></td><td></td></tr>
<tr><td colspan="2" rowspan="2">总分100分</td><td>扣分合计</td><td></td><td></td><td></td></tr>
<tr><td>最后得分</td><td></td><td></td><td></td></tr>
</table>

第四章　瓣膜疾病类

一、经导管二尖瓣缘对缘修复术护理配合流程及评分标准

流　程

准备

操作者准备：洗手，着装整齐，规范佩戴口罩、帽子，佩戴剂量仪。

评估：患者病情、意识、配合程度、皮肤准备、药物过敏史及带入管道情况。

患者准备：①与病房护士规范交接，核对患者身份、手术信息；②向患者做好解释、告知工作，询问二便情况及需求；③协助患者仰卧，四肢正常伸直，放松身体，适当约束，充分暴露手术部位并注意保暖；④妥善放置各种管道，连接心电监护仪及血氧探头，保持静脉通道顺畅；⑤配合麻醉师行全身静脉麻醉，完成动静脉置管；⑥配合超声医生完成食管超声探头置入。

用物准备：①物品准备，包括无菌手术包、二尖瓣钳夹专用消毒包、心包穿刺用物、深静脉置管用物、房间隔穿刺用物、电刀、临时起搏电极、除颤电极贴、超硬导丝、血管鞘、扩张鞘、瓣膜夹及输送系统、稳定器、支撑板、平台、无菌灯把、压力传感器、三通开关、输液器、加压输液袋及注射器（50 ml 螺口、20 ml）；②药物准备，包括肝素钠稀释液（0.9% 氯化钠溶液 500 ml＋肝素钠 3000 U）、碘对比剂、麻醉用药、升压药、呼吸兴奋药、镇静镇痛药、止血药及血容量补充剂（如万汶）数袋；③仪器准备，包括心电监护仪、除颤仪、呼吸机、呼吸器、临时心脏起搏器、食管超声机、电刀设备及 ACT 机，必要时准备 IABP 机和体外膜氧合器（extracorporeal membrane oxygenation，ECMO）。

术中配合

穿刺前：①严格执行术前三方核查并签字；②协助将支撑板放置于数字减影血管造影（digital subtraction angiography，DSA）床上患者的双下肢下方，穿刺侧下肢上方放置平台，平台前缘距离患者胸骨柄 80 cm；③打开无菌手术包，合理摆放包内各种物品，按需向治疗盘内倒入肝素钠稀释液；④协助术者穿手术衣，打开各种材料和物品依次递给术者；⑤协助术者消毒、铺巾，连接有创压力监测系统，排气后

校零，协助准备瓣膜夹系统准备台及射线防护板垫于患者颈后及腰部。

穿刺时：观察患者生命体征变化，做好应急处理准备并及时记录。

术中：①根据需要递送各种耗材；②协助完成二尖瓣可操控导引导管、瓣膜夹及输送系统排气和功能测试，观察连接于瓣膜夹系统的加压输液袋内肝素钠稀释液持续滴注速度（每 1～2 秒 1 滴）；③定时监测 ACT，维持 ACT 值为 250～350 s，并根据 ACT 结果补充肝素；④严密监测患者生命体征及出入量，协助麻醉师观察病情及用药。

术毕：①拔除静脉鞘管，给予 8 字缝合，协助术者按压穿刺口 10～20 min 后加压包扎；②协助麻醉师观察复苏过程是否出现并发症并协助应急处理；③整理患者衣物；④及时、准确书写手术护理记录单。

宣教

患者宣教：按全身麻醉术后患者护理。

家属宣教：做好病情解释工作，取得家属的理解与支持。

整理

患者整理：①协助患者妥善过床，检查加压包扎绷带有无移位、穿刺口是否渗血；②妥善放置各种管道，注意保暖。

室间整理：①整理手术用物，分类处置各种垃圾；②整理手术间、手术床、仪器及设备，并做好终末处理；③湿式清洁并消毒手术间。

其他：①洗手，记录；②准确、及时收费。

补充说明

1. 导管路径：股静脉—髂外静脉—髂总静脉—下腔静脉—右心房—房间隔—左心房—左心室—二尖瓣。

2. 合理安排术间布局：该手术为多学科团队协作，必须合理安排术间布局（麻醉机位于患者头部右前方，超声仪位于患者头部正前方）。有序协调麻醉、超声及介入医生良好协作。

3. 手术必备器具：支撑板、平台和稳定器，用于固定并放置瓣膜夹及输送系统，以确保系统合理放置不移位，保证手术安全。

4. 预防血栓形成：术中严密监测 ACT 值，以指导肝素钠稀释液用量并保持 ACT 值在正常范围。瓣膜夹系统连接两路肝素钠稀释液分别匀速（每 1～2 秒 1 滴）持续滴注。

5. 患者必须由医护人员共同护送回病区。

6. 三方核查单严格按照手术时间节点执行。

评分标准

项目		扣分细则	扣分值	实际扣分	备注
操作前（20分）	操作者仪态（3分）	着装不规范（含未佩戴剂量仪）	−1		
		未洗手	−1		
		未戴口罩、帽子或佩戴不规范	−1		
	交接及评估（9分）	未与病房护士规范交接及核对患者信息	−2		
		未告知或未询问二便情况	−1		
		未评估患者病情、意识及合作程度、皮肤准备、带入管道、术前用药，以及药物过敏史	各−1		
	术前准备（8分）	物品准备缺漏	−1		
		未正确连接测压系统	−1		
		未监测生命体征	−2		
		未建立静脉通道	−2		
		未注意保护患者隐私部位	−2		
操作过程（65分）	安全及舒适（10分）	未注意患者安全，无保暖	−2		
		未做好心理护理	−2		
		未按手术要求安置患者体位，以及放置支撑板、平台和稳定器	各−1		
		未协助超声医生完成食管超声探头置入	−2		
		未规范执行三方核查	−2		
	无菌技术操作（15分）	未检查无菌包有效期	−1		
		打开无菌包不规范	−1		
		无菌持物桶、消毒液等未标明开启日期或日期书写不规范	−1		
		倒0.9%氯化钠溶液时未冲洗瓶口或液体溅出容器外	−2		
		打开一次性物品时未检查其有效期及气密性或打开方法错误	−2		
		药液抽取手法不规范	−1		
		协助穿手术衣或铺手术单时不规范或污染	−2		
		无菌物品过期或违反无菌原则	−5		
	术中护理配合及文书书写（30分）	不了解手术进程或未根据手术进程及时递送手术耗材	−2		
		打开耗材时未查对效期、未检查密闭性	−2		
		未及时发现病情变化或未有效配合应急处理	各−3		

（待 续）

（续 表）

项目		扣分细则	扣分值	实际扣分	备注
操作过程（65分）	术中护理配合及文书书写（30分）	未协助完成二尖瓣可操控导引导管、瓣膜夹及输送系统排气和功能测试	各−3		
		未观察连接于瓣膜夹系统的加压输液袋内肝素钠稀释液的持续滴注速度	−3		
		未定时监测ACT及遵医嘱补充肝素	−4		
		未遵医嘱配合麻醉师正确使用药物	−2		
		未按要求进行耗材登记及条码粘贴不规范	−3		
		手术护理记录单书写不规范或缺漏	−2		
	术后患者安置及整理（10分）	未有效协助医生进行缝合	−1		
		未协助患者安全过床，未注意患者保暖	−2		
		未向家属进行术后宣教或宣教不到位	−1		
		术后物品、耗材、仪器终末处置不规范	−2		
		垃圾未分类放置或处置不规范	−2		
		未及时进行室间清洁及消毒工作	−2		
综合评价（15分）	临床工作能力（11分）	手术操作流程不熟悉或应急处理配合不熟练	各−4		
		相关知识掌握不全	−3		
	态度及沟通（4分）	态度不认真、不严谨	−1		
		未关心患者或缺乏人文关怀	各−1		
		沟通不恰当	−1		
总分100分		扣分合计			
		最后得分			

二、经导管二尖瓣置换术护理配合流程及评分标准

流　程

准备

操作者准备：洗手，着装整齐，规范佩戴口罩、帽子，佩戴剂量仪。

评估：患者病情、意识、合作程度、皮肤准备，禁食、水情况，带入管道和药物，以及药物过敏史。

患者准备：①与病房护士规范交接，核对患者身份、手术信息；②向患者做好解释、告知工作，询问二便情况及需求；③协助患者去枕平卧，四肢正常伸直，放松身体，适当约束，按全身麻醉护理，充分暴露手术部位并注意保暖；④妥善放置各种管道，连接心电监护仪（避免术中影响影像视野）及血氧探头；⑤张贴除颤电极和电刀负电极板，保持静脉通道顺畅；⑥配合麻醉师行全身静脉麻醉，完成动静脉置管；⑦配合超声医生完成食管超声探头置入。

用物准备：①物品准备，包括无菌手术包、二尖瓣置换专用消毒包、深静脉置管用物、除颤电极贴、电刀、血管鞘、扩张鞘、AL 导管、PIG 导管、150 cm 和 260 cm J 头导丝、260 cm 直头导丝、超硬导丝、左房导丝、房间隔穿刺用物、输送系统、球囊、临时心脏起搏器电极、压力传感器、无菌灯把及 50 ml 螺旋注射器，必要时准备外科开胸包；②药物准备，包括冰冻 0.9% 氯化钠溶液、肝素钠稀释液（0.9% 氯化钠溶液 500 ml＋肝素钠 3000 U）、碘对比剂、麻醉用药、升压药、呼吸兴奋药、镇静药、止血药及血容量补充剂（万汶）数袋；③仪器准备，包括心电监护仪、除颤仪、临时心脏起搏器、呼吸机、电刀及食管超声机，必要时准备 IABP 机和 ECMO。

术中配合

穿刺前：①严格执行术前三方核查并签字；②打开无菌手术包，合理摆放包内各种物品，按需向治疗盘内倒入肝素钠稀释液；③术者参照外科洗手，协助其外科穿衣法，打开各种材料和物品依次递给术者；④协助术者消毒、铺巾，连接有创压力监测系统，排气后校零，准备高压注射器抽吸碘对比剂；⑤协助准备瓣膜台及射线防护板。

穿刺时：观察患者生命体征变化，做好应急处理准备并及时记录。

术中：①有序递送各种耗材；②协助监测 ACT，维持 ACT 值为 250～350 s，根据 ACT 值调整肝素用量；③协助配合术中瓣膜释放 / 球囊扩张时临时心脏起搏器快速起搏；④严密监测患者生命体征，尤其注意呼吸及血压、血氧的变化，及早发现心

脏压塞等并发症，并熟练配合医生行心包穿刺抽取积液；⑤协助麻醉师观察病情及用药；⑥做好呼吸机的管理及护理。

术毕： ①拔除静脉鞘管，给予8字缝合，协助术者按压穿刺口10～20 min后加压包扎；②协助麻醉师观察复苏过程是否出现并发症并配合应急处理；③整理患者衣物；④及时、准确书写手术护理记录单。

宣教

患者宣教： 按全身麻醉术后患者护理。

家属宣教： 做好病情解释工作，取得理解与支持。

整理

患者整理： ①协助患者妥善过床，检查加压包扎绷带有无移位、穿刺口是否渗血；②妥善放置各种管道，注意保暖。

室间整理： ①整理手术用物，分类处置各种垃圾；②整理手术间、手术床、仪器及设备，并做好终末处理；③湿式清洁并消毒手术间。

其他： ①洗手，记录；②准确、及时收费。

补充说明

1. 导管路径：股静脉—髂外静脉—髂总静脉—下腔静脉—右心房—房间隔—左心房—左心室—二尖瓣。

2. 入室后给予适当约束固定。

3. 在检查过程中关注术者的操作进展，及时发现并发症并做出必要的应急处理。

4. 该手术为多学科团队协作，必须合理安排术间布局（麻醉机位于患者头部右前方，超声仪位于患者头部正前方）。有序协调麻醉师、超声医生及介入医生良好协作。

5. 手术中应协助配合瓣膜释放时快速起搏工作。目前国内开展的经导管二尖瓣置换术多为二尖瓣生物瓣衰败行瓣中瓣治疗，常规使用球囊扩张式生物瓣膜。因此，在球囊扩张释放瓣膜时，手术团队应统一指挥。规范流程为：起搏（频率为约180次/分，血压＜60 mmHg）—球囊扩张（持续3～5 s）—抽瘪球囊—停止起搏。确保瓣膜位置合适不移位，保证手术安全。

6. 患者转运途中由医护人员严密观察病情，并共同护送返回病区。

7. 三方核查单严格按照手术时间节点执行。

评分标准

项目		扣分细则	扣分值	实际扣分	备注
操作前（20分）	操作者仪态（3分）	着装不规范（含未佩戴剂量仪）	−1		
		未洗手	−1		
		未戴口罩、帽子或佩戴不规范	−1		
	交接及评估（9分）	未与病房护士规范交接及核对患者信息	−2		
		未告知或未询问二便情况	−1		
		未评估患者病情、意识及合作程度、皮肤准备、带入管道、术前用药，以及药物过敏史	各−1		
	术前准备（8分）	物品准备缺漏	−1		
		未正确连接测压系统	−1		
		未监测生命体征	−2		
		未建立静脉通道	−2		
		未注意保护患者隐私部位	−2		
操作过程（65分）	安全及舒适（10分）	未注意患者安全，无保暖	−1		
		未做好心理护理	−1		
		未按手术要求安置患者体位	−2		
		未张贴除颤电极和电刀负电极板	−2		
		未协助超声医生完成食管超声探头置入	−2		
		未规范执行三方核查	−2		
	无菌技术操作（15分）	未检查无菌包有效期	−1		
		打开无菌包不规范	−1		
		无菌持物桶、消毒液等未标明开启日期或日期书写不规范	−1		
		倒0.9%氯化钠溶液时未冲洗瓶口或液体溅出容器外	−2		
		打开一次性物品时未检查其有效期及气密性或打开方法错误	−2		
		药液抽取手法不规范	−1		
		协助穿手术衣或铺手术单时不规范或污染	−2		
		无菌物品过期或违反无菌原则	−5		
	术中护理配合及文书书写（30分）	不了解手术进程或未根据手术进程及时递送手术耗材	−2		
		打开耗材时未查对效期、未检查密闭性	−2		
		未及时发现病情变化或未有效配合应急处理	各−3		

（待　续）

（续 表）

项目		扣分细则	扣分值	实际扣分	备注
操作过程（65分）	术中护理配合及文书书写（30分）	未协助完成术中瓣膜释放/球囊扩张时临时心脏起搏器快速起搏	各−3		
		未观察补液输注情况	−3		
		未定时监测ACT及遵医嘱补充肝素	−4		
		未遵医嘱配合麻醉师正确使用药物	−2		
		未按要求进行耗材登记及条码粘贴不规范	−3		
		手术护理记录单书写不规范或缺漏	−2		
	术后患者安置及整理（10分）	未有效协助医生进行缝合	−1		
		未协助患者安全过床，未注意患者保暖	−2		
		未向家属进行术后宣教或宣教不到位	−1		
		术后物品、耗材、仪器终末处置不规范	−2		
		垃圾未分类放置或处置不规范	−2		
		未及时进行室间清洁及消毒工作	−2		
综合评价（15分）	临床工作能力（11分）	手术操作流程不熟悉或应急处理配合不熟练	各−4		
		相关知识掌握不全	−3		
	态度及沟通（4分）	态度不认真、不严谨	−1		
		未关心患者或缺乏人文关怀	各−1		
		沟通不恰当	−1		
总分100分		扣分合计			
		最后得分			

三、经皮主动脉瓣狭窄扩张术护理配合流程及评分标准

流 程

准备

操作者准备： 洗手，着装整齐，规范佩戴口罩、帽子，佩戴剂量仪。

评估： 患者病情、意识、合作程度、皮肤准备、带入管道、药物过敏史及出入量。

患者准备： ①与病房护士规范交接，核对患者身份、手术信息；②向患者做好解释、告知工作，询问二便情况及需求；③协助患者仰卧，四肢正常伸直，嘱患者不要随意活动身体，尤其不能屈曲四肢，充分暴露穿刺部位（桡动脉及股动脉双入路），注意保护患者隐私部位及保暖；④妥善放置各种管道，连接心电监护仪（避免术中影响影像视野），监测血氧饱和度，保持静脉通道通畅；⑤按需配合麻醉师行全身静脉麻醉，完成动静脉置管。

用物准备： ①物品准备，包括无菌手术包、血管鞘、0.035″×150 cm 和 0.035″×260 cm J 型导丝、0.035″×260 cm 直头导丝、加硬导丝、PIG 造影管、MPA 造影管、临时起搏电极、非顺应性球囊、高压注射器及双压力传感器，必要时准备全身麻醉用物、心包穿刺包及深静脉置管用物；②药物准备，包括利多卡因、肝素钠稀释液（0.9% 氯化钠溶液 500 ml＋肝素钠 3000 U）、碘对比剂、硝酸甘油、间羟胺、阿托品、多巴胺、肾上腺素、硝普钠、鱼精蛋白及地塞米松；③仪器准备，包括心电监护仪、除颤仪、血压血氧仪、临时心脏起搏器、输液泵、简易呼吸器、ACT 机及血气分析仪，必要时准备呼吸机和超声机。

术中配合

穿刺前： ①严格执行术前三方核查并签字；②打开无菌手术包，合理摆放包内各种物品，按需向治疗盘内倒入肝素钠稀释液；③协助术者穿手术衣，打开各种材料和物品依次递给术者；④协助术者消毒、铺巾，连接 2 路有创压力监测，排气后校零；⑤协助高压注射器抽吸，准备碘对比剂，并设置合理参数；⑥患者颈后及腰部垫射线防护板保护射线敏感部位。

穿刺时： 观察患者生命体征变化，做好应急处理准备并及时记录。

术中： ①有序递送各种耗材；②造影前告知患者高速注射碘对比剂的感觉，并嘱咐其勿移动身体、屏住呼吸直至造影结束，以免影响造影结果；③协助完成左心室造影并协助测量记录主动脉瓣跨瓣压差；④定时监测 ACT，维持 ACT 值为 250～350 s，

根据 ACT 值调节肝素用量；⑤严密监测患者生命体征等病情变化，尤其注意球囊扩张时患者有无头晕、心悸、胸痛等不适，做好心理护理并取得配合；⑥血压过高者遵医嘱使用硝普钠降压，并观察药物不良反应。

术毕：①动脉穿刺口给予 ProGlide 缝合，协助术者适当按压穿刺口后加压包扎；②协助观察是否出现迷走神经反射、穿刺口出血等并发症，并做出相应处理；③注意足背动脉搏动情况；④整理患者衣物；⑤及时、准确书写手术护理记录单。

宣教

患者宣教：术后遵医嘱卧床、保持术侧肢体保持伸直 12 h。

家属宣教：①协助患者卧床，满足其生活需要；②观察患者穿刺口有无渗血、血肿，以及有无碘对比剂过敏等并发症。

整理

患者整理：①协助患者妥善过床，检查加压包扎绷带有无移位、穿刺口是否渗血；②妥善放置各种管道，注意保暖。

室间整理：①整理手术用物，分类处置各种垃圾；②整理手术间、手术床、仪器及设备，并做好终末处理；③湿式清洁并消毒手术间。

其他：①洗手，记录；②准确、及时收费。

补充说明

1．导管路径：股动脉—髂外动脉—髂总动脉—腹主动脉—胸主动脉—主动脉弓—降主动脉—左心室—主动脉瓣。

2．对于神志不清、烦躁及不能配合的患者，入室后必要时可给予适当约束固定。

3．对于清醒患者，要充分做好术前宣教，应提前告知患者碘对比剂注射时如出现全身发热症状属正常情况，最大限度减轻患者的紧张焦虑情绪。

4．协助监测并记录球囊扩张前后主动脉、左心室压力及主动脉瓣峰值跨瓣压差。

5．三方核查单严格按照手术时间节点执行。

评分标准

项目		扣分细则	扣分值	实际扣分	备注
操作前（20分）	操作者仪态（3分）	着装不规范（含未佩戴剂量仪）	−1		
		未洗手	−1		
		未戴口罩、帽子或佩戴不规范	−1		
	交接及评估（9分）	未与病房护士规范交接及核对患者信息	−2		
		未告知或未询问二便情况	−1		
		未评估患者病情、意识及合作程度、皮肤准备、带入管道、药物过敏史、出入量	各−1		
	术前准备（8分）	物品准备缺漏	−1		
		未正确连接测压系统	−1		
		未监测生命体征	−2		
		未建立静脉通道	−2		
		未注意保护患者隐私部位	−2		
操作过程（65分）	安全及舒适（10分）	未注意患者安全，无保暖	−1		
		未做好心理护理	−1		
		未按手术要求安置患者体位	−2		
		未指导患者造影时要屏住呼吸	−2		
		未按要求避开术野连接电极片	−2		
		未规范执行三方核查	−2		
	无菌技术操作（15分）	未检查无菌包有效期	−1		
		打开无菌包不规范	−1		
		无菌持物桶、消毒液等未标明开启日期或日期书写不规范	−1		
		倒0.9%氯化钠溶液时未冲洗瓶口或液体溅出容器外	−2		
		打开一次性物品时未检查其有效期及气密性或打开方法错误	−2		
		药液抽取手法不规范	−1		
		协助穿手术衣或铺手术单时不规范或污染	−2		
		无菌物品过期或违反无菌原则	−5		
	术中护理配合及文书书写（30分）	不了解手术进程或未根据手术进程及时递送手术耗材	−2		
		打开耗材时未查对效期、未检查密闭性	−2		
		未及时发现病情变化或未有效配合应急处理	各−2		

（待　续）

（续 表）

项目		扣分细则	扣分值	实际扣分	备注
操作过程（65分）	术中护理配合及文书书写（30分）	未再次告知患者造影时要屏住呼吸及勿移动身体	各－2		
		未协助完成左心室造影并协助测量主动脉、左心室压力及主动脉瓣峰值跨瓣压差	各－3		
		未按要求测ACT并遵医嘱使用肝素	－3		
		未告知患者球囊扩张时可能会出现的症状及如何配合	－2		
		未遵医嘱正确使用药物及观察不良反应	－2		
		未按要求进行耗材登记及条码粘贴不规范	－3		
		手术护理记录单书写不规范或缺漏	－2		
	术后患者安置及整理（10分）	未有效协助医生进行包扎	－1		
		未协助患者安全过床，未注意患者保暖	－2		
		未向患者和家属进行术后宣教或宣教不到位	－1		
		术后物品、耗材、仪器终末处置不规范	－2		
		垃圾未分类放置或处置不规范	－2		
		未及时进行室间清洁及消毒工作	－2		
综合评价（15分）	临床工作能力（11分）	手术操作流程不熟悉或应急处理配合不熟练	各－4		
		相关知识掌握不全	－3		
	态度及沟通（4分）	态度不认真、不严谨	－1		
		未关心患者或缺乏人文关怀	各－1		
		沟通不恰当	－1		
总分100分		扣分合计			
		最后得分			

四、经皮肺动脉瓣狭窄扩张术护理配合流程及评分标准

流 程

准备

操作者准备：洗手，着装整齐，规范佩戴口罩、帽子，佩戴剂量仪。

评估：患者病情、意识、合作程度、皮肤准备、带入管道、药物过敏史及出入量。

患者准备：①与病房护士规范交接，核对患者身份、手术信息；②向患者做好解释、告知工作，询问二便情况及需求；③协助患者仰卧，四肢正常伸直，嘱患者不要随意活动身体，尤其不能屈曲四肢，充分暴露穿刺部位，注意保护患者隐私部位及保暖；④妥善放置各种管道，连接心电监护仪（避免术中影响影像视野），监测血氧饱和度，保持静脉通道通畅；⑤按需配合麻醉师行全身静脉麻醉，完成动静脉置管。

用物准备：①物品准备，包括无菌手术包、血管鞘、0.035″×150 cm 导丝、0.035″×260 cm 超滑导丝、加硬导丝、PIG 导管、MPA 导管、非顺应性球囊、高压注射器、无菌手套及消毒液，必要时准备全身麻醉用物和深静脉置管用品；②药物准备，包括利多卡因、肝素钠稀释液（0.9% 氯化钠溶液 500 ml＋肝素钠 3000 U）及碘对比剂，必要时准备间羟胺、阿托品、多巴胺及肾上腺素；③仪器准备，包括心电监护仪、除颤仪、血氧饱和度监测仪、输液泵、B 超机及血气分析仪，必要时准备心包穿刺用物。

术中配合

穿刺前：①严格执行术前三方核查并签字；②打开无菌手术包，合理摆放包内各种物品，按需向治疗盘内倒入肝素钠稀释液；③协助术者穿手术衣，打开各种材料和物品依次递给术者；④协助术者消毒、铺巾，连接有创压力监测系统，排气后校零；⑤协助高压注射器抽吸，准备碘对比剂，并设置合理参数；⑥患者颈后及腰部垫射线防护板保护射线敏感部位。

穿刺时：观察患者生命体征变化，做好应急处理准备并及时记录。

术中：①有序递送各种耗材；②协助测量右心房、右心室、肺动脉及肺动脉至右心室连续测压，并取相应部位血液行血气分析；③协助完成右心室造影；④严密监测患者生命体征等病情变化，造影前告知患者高速注射造影剂的感觉并嘱咐患者勿移动身体，以免影响造影结果。

术毕：①拔除静脉鞘管，协助术者按压穿刺口 10～20 min 后进行加压包扎；②协助观察是否出现并发症并做出应急处理；③整理患者衣物；④及时、准确书写手术护理记录单。

宣教

患者宣教：术后遵医嘱卧床、保持术侧肢体保持伸直 4～6 h。

家属宣教：协助患者卧床，注意观察患者有无穿刺口渗血、血肿，以及有无碘对比剂过敏等并发症。

整理

患者整理：①协助患者妥善过床，检查加压包扎绷带有无移位、穿刺口是否渗血；②妥善放置各种管道，注意保暖。

室间整理：①整理手术用物，分类处置各种垃圾；②整理手术间、手术床、仪器及设备，并做好终末处理；③湿式清洁并消毒手术间。

其他：①洗手，记录；②准确、及时收费。

补充说明

1．导管路径：股静脉—髂外静脉—髂总静脉—下腔静脉—右心房—三尖瓣—右心室—肺动脉瓣。

2．对于神志不清、烦躁及不能配合的患者，入室后必要时可给予适当约束固定。

3．对于清醒患者，要充分做好术前宣教，应提前告知患者碘对比剂注射时如出现全身发热症状属正常情况，最大限度减轻患者的紧张焦虑情绪。

4．协助监测并记录球囊扩张前后肺动脉、右心室及肺动脉至右心室的连续压力。

5．三方核查单严格按照手术时间节点执行。

评分标准

项目		扣分细则	扣分值	实际扣分	备注
操作前（20分）	操作者仪态（3分）	着装不规范（含未佩戴剂量仪）	−1		
		未洗手	−1		
		未戴口罩、帽子或佩戴不规范	−1		
	交接及评估（9分）	未与病房护士规范交接及核对患者信息	−2		
		未告知或未询问二便情况	−1		
		未评估患者病情、意识及合作程度、皮肤准备、带入管道、药物过敏史、出入量	各−1		
	术前准备（8分）	物品准备缺漏	−1		
		未正确连接测压系统	−1		
		未监测生命体征	−2		
		未建立静脉通道	−2		
		未注意保护患者隐私部位	−2		
操作过程（65分）	安全及舒适（10分）	未注意患者安全，无保暖	−1		
		未做好心理护理	−1		
		未按手术要求安置患者体位	−2		
		未重点告知患者勿屈曲四肢	−2		
		未按要求避开术野连接电极片	−2		
		未规范执行三方核查	−2		
	无菌技术操作（15分）	未检查无菌包有效期	−1		
		打开无菌包不规范	−1		
		无菌持物桶、消毒液等未标明开启日期或日期书写不规范	−1		
		倒0.9%氯化钠溶液时未冲洗瓶口或液体溅出容器外	−2		
		打开一次性物品时未检查其有效期及气密性或打开方法错误	−2		
		药液抽取手法不规范	−1		
		协助穿手术衣或铺手术单时不规范或污染	−2		
		无菌物品过期或违反无菌原则	−5		
	术中护理配合及文书书写（30分）	不了解手术进程或未根据手术进程及时递送手术耗材	−2		
		打开耗材时未查对效期、未检查密闭性	−2		
		未及时发现病情变化或未有效配合应急处理	各−3		
		未再次告知患者造影时勿移动身体	−2		

（待 续）

（续 表）

<table>
<tr><th colspan="2">项目</th><th>扣分细则</th><th>扣分值</th><th>实际扣分</th><th>备注</th></tr>
<tr><td rowspan="12">操作过程
（65分）</td><td rowspan="6">术中护理配合
及文书书写
（30分）</td><td>未协助测量右心房、右心室、肺动脉及肺动脉至右心室连续测压</td><td>各－3</td><td></td><td></td></tr>
<tr><td>未按要求取相应部位血液行血气分析</td><td>－3</td><td></td><td></td></tr>
<tr><td>未协助完成右心室造影</td><td>－2</td><td></td><td></td></tr>
<tr><td>未遵医嘱正确使用药物</td><td>－2</td><td></td><td></td></tr>
<tr><td>未按要求进行耗材登记及条码粘贴不规范</td><td>－3</td><td></td><td></td></tr>
<tr><td>手术护理记录单书写不规范或缺漏</td><td>－2</td><td></td><td></td></tr>
<tr><td rowspan="6">术后患者
安置及整理
（10分）</td><td>未有效协助医生进行包扎</td><td>－1</td><td></td><td></td></tr>
<tr><td>未协助患者安全过床，未注意患者保暖</td><td>－2</td><td></td><td></td></tr>
<tr><td>未向患者和家属进行术后宣教或宣教不到位</td><td>－1</td><td></td><td></td></tr>
<tr><td>术后物品、耗材、仪器终末处置不规范</td><td>－2</td><td></td><td></td></tr>
<tr><td>垃圾未分类放置或处置不规范</td><td>－2</td><td></td><td></td></tr>
<tr><td>未及时进行室间清洁及消毒工作</td><td>－2</td><td></td><td></td></tr>
<tr><td rowspan="5">综合评价
（15分）</td><td rowspan="2">临床工作能力
（11分）</td><td>手术操作流程不熟悉或应急处理配合不熟练</td><td>各－4</td><td></td><td></td></tr>
<tr><td>相关知识掌握不全</td><td>－3</td><td></td><td></td></tr>
<tr><td rowspan="3">态度及沟通
（4分）</td><td>态度不认真、不严谨</td><td>－1</td><td></td><td></td></tr>
<tr><td>未关心患者或缺乏人文关怀</td><td>各－1</td><td></td><td></td></tr>
<tr><td>沟通不恰当</td><td>－1</td><td></td><td></td></tr>
<tr><td colspan="2" rowspan="2">总分100分</td><td>扣分合计</td><td></td><td></td><td></td></tr>
<tr><td>最后得分</td><td></td><td></td><td></td></tr>
</table>

五、经导管主动脉瓣置换术（TAVR）护理配合流程及评分标准

流 程

准备

操作者准备: 洗手，着装整洁，规范佩戴口罩、帽子，佩戴剂量仪。

环境准备: ①参照经导管主动脉瓣置换术（transcatheter aortic valve replacement，TAVR）手术间布局图合理摆放手术台、瓣膜组装台；②术前 0.5 h 开启手术间层流进行空气净化，调节室温为 22～25℃，相对湿度为 50%～60%。

患者准备: ①术前禁饮 4 h，禁食 6 h；②与病房护士规范交接，核对患者身份、手术信息；③按全身麻醉患者护理；④配合麻醉师行深静脉管置入后全身麻醉并气管插管；⑤做好呼吸机辅助呼吸管理。

用物准备: ①物品准备，包括血管鞘（6F、9F、12F、20F）、导丝（超滑、J 型、加硬、超硬）、导管（JL、JR、145°PIG、MPA 造影管、指引管）、人工瓣膜、输送鞘、临时心脏起搏器电极、压力传感器、压力延长管、除颤电极片、血管缝合器、弯钳、IABP 球囊、中心静脉导管、心包穿刺套件、漂浮导管及圈套器；②药物准备，包括抗生素、鱼精蛋白、地塞米松、肾上腺素、多巴胺、间羟胺及阿托品，还需准备冰冻 0.9% 氯化钠溶液；③仪器准备，包括除颤仪、呼吸机、简易呼吸器、临时心脏起搏器、IABP 机、麻醉机、食管超声机、高压注射器、血液回输机、ACT 机、输液泵及加压输液袋。

术中配合

传递手术耗材: ①严格执行术前三方核查并签字；②协助手术医生完成手术穿刺部位消毒、铺巾；③与手术医生核对并开启手术耗材，注意检查规格尺寸、包装完整性、灭菌是否合格、生产有效期等，严格无菌操作，避免污染；④减少瓣膜组装台与主手术台之间的距离和障碍物，避免组装完成的瓣膜，以及输送鞘在传递过程中发生碰撞造成污染。

监测有创血压: ①协助手术医生建立 2～3 条有创血压监测通路，用于术中测量脉压，以及动态监测血压；②选择相同型号的压力监测套件，充分排气并校零，减少测量误差；③设置多导仪或监护仪的程序为可监测 2～3 条通道有创血压，准确记录瓣膜释放前、后的脉压。

使用高压注射器: ①抽取对比剂 150 ml，严格无菌操作，避免污染高压注射器针

筒顶端。②抽取完毕套无菌薄膜套覆盖高压注射器顶端并推送至手术床上方，由手术医生接连接管后再排气。③遵医嘱调节高压注射器注射参数并调节多次注射准备状态（术前造影注射速度为 20 ml/s，注射总量为 20 ml；球囊扩张时注射速度为 15 ml/s，注射总量为 15 ml；瓣膜释放时注射速度为 10 ml/s，注射总量为 10 ml；瓣膜释放完毕注射速度为 20 ml/s，注射总量为 20 ml；每次注射压力为 800～1100 psi，注射延时 0～1 s）。

使用临时心脏起搏器：①检查临时心脏起搏器电池电量是否充足，连接起搏电极测试起搏功能是否正常，检测时起搏心率一般高于患者自身心率 10～20 次 / 分，输出电压为 5 V，感知为 2～3 mV，测试完成后分离接头与临时心脏起搏器，调节起搏参数备用，妥善固定电极与临时心脏起搏器；②起搏过程中密切观察患者起搏心律变化情况；③快速起搏时调节输出电压为 10 V，感知为 2～3 mV；④瓣膜释放前需进行球囊预扩张时，起搏频率为 180 次 / 分；⑤球囊扩张式瓣膜释放时起搏频率为 160～220 次 / 分，自膨胀式瓣膜释放时起搏频率为 100～120 次 / 分。

血管入路并发症的观察与护理：①做好术前评估，积极配合手术医生行股动脉切开或使用血管缝合器进行预缝合，并评估其他入路途径；②出现血管并发症时，配合手术医生使用球囊封堵、覆膜支架植入或外科手术等方式进行处理；③拔除股动脉鞘管时，协助手术医生进行局部加压包扎，注意观察有无血肿、渗血等，并触摸足背动脉搏动及皮温，观察下肢皮肤颜色，与对侧下肢及术前对比。

整理

包扎记录：①协助手术医生加压包扎；②固定股静脉留置鞘管与临时心脏起搏器外露电极，测量并记录外露电极长度；③及时、准确书写手术护理记录单。

转运：患者麻醉苏醒后继续观察 30 min，生命体征平稳后再行转运，转运过程中携带除颤仪和抢救药品。

整理：①整理手术间环境及用物；②垃圾分类处理。

其他：①洗手，记录；②准确、及时收费。

补充说明

1．导管路径

（1）右股动脉—腹主动脉—胸主动脉—升主动脉—左心室。

（2）左股静脉—下腔静脉—右心房—右心室（临时心脏起搏器电极）。

（3）左肱动脉—锁骨下动脉—主动脉弓—升主动脉。

2．入室后按全身麻醉患者护理。

3．在检查过程中关注术者的操作进展，及时发现并发症并做出必要的应急处理。

4．该手术为多学科团队协作，必须合理安排术间布局（麻醉机位于患者头部右前方，超声仪位于患者头部正前方）。有序协调麻醉师、超声医生及介入医生良好协作。

5．术中高压注射对比剂的速度及临时心脏起搏器不同时间节点的参数调节尤为重要，是保证手术安全、顺利的重要环节。

6．患者转运途中由医护人员严密观察病情，共同护送返回病区。

7．三方核查单严格按照手术时间节点执行。

评分标准

项目		扣分细则	扣分值	实际扣分	备注
操作前（20分）	操作者仪态（3分）	着装不规范（含未佩戴剂量仪）	−1		
		未洗手	−1		
		未戴口罩、帽子或佩戴不规范	−1		
	交接及评估（9分）	未与病房护士规范交接及核对患者信息	−2		
		未了解患者禁食禁饮情况	−1		
		未评估患者病情、意识及合作程度、皮肤准备、带入管道、术前用药，以及药物过敏史	各−1		
	术前准备（8分）	物品准备缺漏	−1		
		未正确连接测压系统	−1		
		未监测生命体征及建立静脉通道	各−1		
		未按要求准备手术间或温度湿度不适宜	各−1		
		未注意保护患者隐私部位	−2		
操作过程（65分）	安全及舒适（10分）	未注意患者安全，未保暖	−1		
		未做好心理护理	−1		
		未按手术要求安置患者体位	−2		
		未预先、正确粘贴除颤电极片	−2		
		未合理放置瓣膜组装台或操作台	−1		
		未按要求摆放术中各种仪器	−1		
		未规范执行三方核查	−2		
	无菌技术操作（15分）	未检查无菌包有效期	−1		
		打开无菌包不规范	−1		
		无菌持物桶、消毒液等未标明开启日期或日期书写不规范	−1		
		未与术者一起核对瓣膜耗材	−1		
		打开一次性物品时未检查其有效期及气密性或打开方法错误	−2		
		倒0.9%氯化钠溶液无冲洗瓶口或液体溅出容器外	−1		
		药液抽取手法不规范	−1		
		协助穿手术衣或铺手术单时不规范或污染	−2		
		无菌物品过期或违反无菌原则	−5		
	术中护理配合及文书书写（30分）	不了解手术进程或未根据手术进程及时递送手术耗材	−2		
		打开耗材时未查对效期、未检查密闭性	−2		
		未进行两路压力监测的校对	−2		

（待　续）

（续 表）

项目		扣分细则	扣分值	实际扣分	备注
操作过程（65分）	术中护理配合及文书书写（30分）	未协助完成高压注射器操作或对比剂速度不符合要求	各−2		
		未检查临时心脏起搏器性能或未按要求调节临时心脏起搏器的参数	各−2		
		未协助医生进行血管入路的切开、评估及预缝合	−3		
		未关注补液及灌注液的情况	−2		
		未及时发现病情变化或未有效配合应急处理	各−2		
		未遵医嘱配合麻醉师正确使用药物	−2		
		未按要求进行耗材登记及条码粘贴不规范	−3		
		手术护理记录单书写不规范或缺漏	−2		
	术后患者安置及整理（10分）	未有效协助医生进行缝合	−1		
		未协助患者安全过床，未注意患者保暖	−1		
		未观察术后血管入路相关并发症或管道管理缺陷	各−1		
		术后物品、耗材、仪器终末处置不规范	−2		
		垃圾未分类放置或处置不规范	−2		
		未及时进行室间清洁及消毒工作	−2		
综合评价（15分）	临床工作能力（11分）	手术操作流程不熟悉或应急处理配合不熟练	各−4		
		相关知识掌握不全	−3		
	态度及沟通（4分）	态度不认真、不严谨	−1		
		未关心患者或缺乏人文关怀	各−1		
		沟通不恰当	−1		
总分100分		扣分合计			
		最后得分			

第五章　其他心血管疾病类

肺动静脉瘘栓塞术护理配合流程及评分标准

流　程

准备

操作者准备：洗手，着装整齐，规范佩戴口罩、帽子，佩戴剂量仪。

评估：患者病情、意识、合作程度、皮肤准备，禁食、水情况，带入管道和药物，以及药物过敏史。

患者准备：①与病房护士规范交接，核对患者身份、手术信息；②向患者做好解释、告知工作，询问二便情况及需求；③协助患者仰卧，四肢正常伸直，嘱患者不要屈曲四肢，咳痰时头偏一侧，注意保暖；④妥善放置各种管道，连接心电监护，建立静脉通道，吸氧。

用物准备：①物品准备，包括无菌手术包、单弯导管、猪尾导管、导丝、动脉鞘、高压连接管、高压三通、环柄注射器、注射器（5 ml、10 ml、20 ml）、无菌手套及消毒液；②药物准备，包括利多卡因、肝素钠稀释液（0.9% 氯化钠溶液 500 ml＋肝素钠 3000 U）及对比剂；③仪器准备，包括床旁准备负压吸引装置及用物，抢救车处于应急备用状态。

术中配合

穿刺前：①严格执行术前三方核查并签字；②打开无菌手术包，合理摆放包内各种物品，治疗盘内倒入肝素钠稀释液；③协助术者穿手术衣，打开各种材料及物品；④协助术者消毒、铺巾，连接压力装置，排气后校零；⑤协助准备对比剂、高压注射器及射线防护板。

穿刺时：观察患者生命体征变化，做好应急处理准备并及时记录。

术中：①根据需要递送各种耗材；②保持静脉通道通畅；③必要时协助医生查看和处理图像；④协助处理患者需求，严密监测患者生命体征及是否有胸闷不适；⑤指导患者避免咳嗽。

术毕：①手术结束拔除鞘管后，协助术者按压穿刺口并观察有无迷走神经反射等并发症；②整理患者衣物；③及时、准确书写手术护理记录单。

宣教

患者宣教：遵医嘱保持术侧肢体制动，并进行水化治疗。

家属宣教：做好病情解释工作，取得患者家属的理解与支持。

整理

患者整理：①协助患者妥善过床，检查加压包扎绷带有无移位、穿刺口是否渗血；②妥善放置各种管道，注意保暖。

室间整理：①整理手术用物，分类处置各种垃圾；②整理手术间、手术床、仪器及设备，并做好终末处理；③湿式清洁并消毒手术间。

其他：①洗手，记录；②准确、及时收费。

补充说明

1. 导管路径：股静脉—髂外静脉—髂总静脉—下腔静脉—右心房—右心室—肺动脉干（右肺动脉 / 左肺动脉）。

2. 对于神志不清、烦躁及不能配合的患者，入室后必要时可给予适当约束固定。

3. 三方核查单严格按照手术时间节点执行。

评分标准

<table>
<tr><th colspan="2">项目</th><th>扣分细则</th><th>扣分值</th><th>实际扣分</th><th>备注</th></tr>
<tr><td rowspan="12">操作前
（20分）</td><td rowspan="3">操作者仪态
（3分）</td><td>着装不规范（含未佩戴剂量仪）</td><td>−1</td><td></td><td></td></tr>
<tr><td>未洗手</td><td>−1</td><td></td><td></td></tr>
<tr><td>未戴口罩、帽子或佩戴不规范</td><td>−1</td><td></td><td></td></tr>
<tr><td rowspan="3">交接及评估
（8分）</td><td>未与病房护士规范交接及核对患者信息</td><td>−2</td><td></td><td></td></tr>
<tr><td>未告知或未询问二便情况</td><td>−1</td><td></td><td></td></tr>
<tr><td>未评估患者病情、意识及合作程度、皮肤准备、带入管道、药物过敏史</td><td>各−1</td><td></td><td></td></tr>
<tr><td rowspan="5">术前准备
（9分）</td><td>物品准备缺漏</td><td>−1</td><td></td><td></td></tr>
<tr><td>未规范固定管道及吸氧</td><td>各−1</td><td></td><td></td></tr>
<tr><td>未监测生命体征</td><td>−2</td><td></td><td></td></tr>
<tr><td>未建立静脉通道</td><td>−2</td><td></td><td></td></tr>
<tr><td>未注意保护患者隐私部位</td><td>−2</td><td></td><td></td></tr>
<tr><td rowspan="17">操作过程
（65分）</td><td rowspan="4">安全及舒适
（8分）</td><td>未注意患者安全，未保暖</td><td>−2</td><td></td><td></td></tr>
<tr><td>未做好心理护理</td><td>−2</td><td></td><td></td></tr>
<tr><td>未按手术要求摆放患者体位</td><td>−2</td><td></td><td></td></tr>
<tr><td>未规范执行三方核查</td><td>−2</td><td></td><td></td></tr>
<tr><td rowspan="8">无菌技术操作
（15分）</td><td>未检查无菌包有效期</td><td>−1</td><td></td><td></td></tr>
<tr><td>打开无菌包不规范</td><td>−1</td><td></td><td></td></tr>
<tr><td>无菌持物桶、消毒液等未标明开启日期或日期书写不规范</td><td>−1</td><td></td><td></td></tr>
<tr><td>倒0.9%氯化钠溶液时未冲洗瓶口或液体溅出容器外</td><td>−2</td><td></td><td></td></tr>
<tr><td>打开一次性物品时未检查其有效期及气密性或打开方法错误</td><td>−2</td><td></td><td></td></tr>
<tr><td>药液抽取手法不规范</td><td>−1</td><td></td><td></td></tr>
<tr><td>协助穿手术衣或铺手术单时不规范或污染</td><td>−2</td><td></td><td></td></tr>
<tr><td>无菌物品过期或违反无菌原则</td><td>−5</td><td></td><td></td></tr>
<tr><td rowspan="5">术中护理配合及文书书写
（30分）</td><td>未关注输液情况</td><td>−2</td><td></td><td></td></tr>
<tr><td>不了解手术进程或未根据手术进程及时递送手术耗材</td><td>−3</td><td></td><td></td></tr>
<tr><td>打开耗材时未查对效期、未检查密闭性</td><td>−2</td><td></td><td></td></tr>
<tr><td>未及时发现病情变化或未有效配合应急处理</td><td>各−5</td><td></td><td></td></tr>
<tr><td>未指导患者避免咳嗽</td><td>−5</td><td></td><td></td></tr>
</table>

（待　续）

（续　表）

项目		扣分细则	扣分值	实际扣分	备注
操作过程（65分）	术中护理配合及文书书写（30分）	术中未按规范执行口头医嘱	−3		
		未按要求进行耗材登记及条码粘贴不规范	−3		
		手术护理记录单书写不规范或缺漏	−2		
	术后患者安置及整理（12分）	未有效协助医生拔管止血	−2		
		未协助患者安全过床，未注意患者保暖	−2		
		未向患者及家属进行术后宣教或宣教不到位	−2		
		术后物品、耗材、仪器终末处置不规范	−2		
		垃圾未分类放置或处置不规范	−2		
		未及时进行室间清洁及消毒工作	−2		
综合评价（15分）	临床工作能力（11分）	手术操作流程不熟悉或应急处理配合不熟练	各−4		
		相关知识掌握不全	−3		
	态度及沟通（4分）	态度不认真、不严谨	−1		
		未关心患者或缺乏人文关怀	各−1		
		沟通不恰当	−1		
总分100分		扣分合计			
		最后得分			

第六章 仪器使用类

一、冠状动脉血流储备分数测定（FFR）护理配合流程及评分标准

流 程

准备

操作者准备：洗手，着装整齐，规范佩戴口罩、帽子，佩戴剂量仪。

评估：患者病情、意识、合作程度、皮肤准备，禁食、水情况，带入管道和药物，以及药物过敏史。

患者准备：①与病房护士规范交接，核对患者身份、手术信息；②向患者做好解释、告知工作，询问二便情况及需求；③协助患者平卧，暴露穿刺部位，注意保护患者隐私部位及保暖；④妥善放置各种管道，连接心电监护仪；⑤建立双静脉通道备用（使用22G以上静脉留置针造影对侧上肢建立外周静脉通道），必要时吸氧。

用物准备：①物品准备，包括无菌手术包、动脉鞘、造影导管、造影导丝、FFR主机、压力导丝、指引导管及Y阀；②药物准备，包括肝素钠稀释液（0.9%氯化钠溶液500 ml＋肝素钠3000 U）和三磷酸腺苷二钠（ATP）注射液［40 mg ATP（2支）＋0.9%氯化钠溶液36 ml］；③仪器准备，包括注射泵、除颤仪、IABP机及临时心脏起搏器。

术中配合

检测前：①严格执行术前三方核查并签字；②打开无菌手术包，合理摆放包内各种物品，治疗盘内倒入肝素钠稀释液；③协助术者穿手术衣，打开各种材料及物品；④协助术者消毒、铺巾，连接压力装置，排气后校零；⑤连接ATP注射液与静脉通道，调节注射泵参数（kg×10 ml/h）备用。进入FFR主界面，选择“PATIENT”，正确输入患者姓名拼音或住院号。

检测时：① AO校零。转接冠状动脉造影所用有创压力监测套件至FFR主机，选择主界面“AO（Pa）”进行有创压力校零。② Wire校零。连接压力丝连接线至FFR主机正面接口，选择主界面“Wire（Pd）”进行压力导丝校零。③ EQ校准。压力导

丝头端 3 cm 出指引导管口时，选择 FFR 主机面板或遥控器“EQ”键进行校准，EQ 值应在 ±9 mmHg 之间。若数值超限需调节有创压力监测套件位置或冲洗指引导管直至数值正常。④做好患者心理护理，观察患者生命体征变化，做好应急处理准备并及时记录。

术中：①根据需要递送各种耗材；②保持静脉输液通畅；③压力导丝通过病变后，开始泵注 ATP 注射液并按下“REC”记录键开始检查；④检查过程中密切观察患者心率、血压变化情况，告知患者可能出现轻度胸闷症状，安抚患者情绪，若患者症状明显不能耐受或生命体征不稳，应遵医嘱及时停止检查或使用抢救药物；⑤检查结束后按下“STOP VIEW”停止记录，停止 ATP 注射，分析报告手术医生 FFR 数值。

术毕：①整理患者衣物；②及时、准确书写手术护理记录单。

宣教

患者宣教：术后遵医嘱卧床并保持术肢制动 6 h，必要时进行水化治疗。

家属宣教：①协助患者卧床；②注意观察患者穿刺口有无渗血、血肿，是否有对比剂过敏等并发症。

整理

患者整理：①协助患者妥善过床，检查止血器有无移位、穿刺口是否渗血；②妥善放置 / 固定各种管道，注意保暖。

室间整理：①整理手术用物，分类处置各种垃圾；②整理手术间、手术床、仪器及设备，并做好终末处理；③湿式清洁并消毒手术间。

其他：①洗手，记录；②准确、及时收费。

补充说明

1. 导管路径

（1）右股动脉—腹主动脉—胸主动脉—升主动脉—冠状动脉（靶血管）。

（2）桡动脉—肱动脉—主动脉弓—升主动脉—冠状动脉（靶血管）。

2. 要充分做好术前宣教，恰当的心理护理可以减轻患者的紧张和焦虑情绪。

3. 在检查过程中重点关注患者心率、血压变化，以及患者是否有胸闷等主诉。

4. 三方核查单严格按照手术时间节点执行。

评分标准

项目		扣分细则	扣分值	实际扣分	备注
操作前（20分）	操作者仪态（3分）	着装不规范（含未佩戴剂量仪）	−1		
		未洗手	−1		
		未戴口罩、帽子或佩戴不规范	−1		
	交接及评估（8分）	未与病房护士规范交接及核对患者信息	−2		
		未告知或未询问二便情况	−1		
		未评估患者病情、意识及合作程度、皮肤准备、带入管道、药物过敏史	各−1		
	术前准备（9分）	物品准备缺漏	−1		
		未规范固定管道及未按需吸氧	各−1		
		未监测生命体征	−2		
		未按要求建立双静脉通道	−2		
		未注意保护患者隐私部位	−2		
操作过程（65分）	安全及舒适（8分）	未注意患者安全，未保暖	−2		
		未做好心理护理	−2		
		未按手术要求摆放患者体位	−2		
		未规范执行三方核查	−2		
	无菌技术操作（15分）	未检查无菌包有效期	−1		
		打开无菌包不规范	−1		
		无菌持物桶、消毒液等未标明开启日期或日期书写不规范	−1		
		倒0.9%氯化钠溶液时未冲洗瓶口或液体溅出容器外	−2		
		打开一次性物品时未检查其有效期及气密性或打开方法错误	−2		
		药液抽取手法不规范	−1		
		协助穿手术衣或铺手术单时不规范或污染	−2		
		无菌物品过期或违反无菌原则	−5		
	术中护理配合（含仪器操作）及文书书写（30分）	未关注输液情况	−2		
		打开耗材时未查对效期、未检查密闭性	−2		
		未检查FFR主机校准	−2		
		校准步骤不规范	−2		
		压力监测套件准备不符合要求	−2		
		AO校零、Wire校零、EQ校准不规范	各−2		

（待　续）

（续　表）

项目		扣分细则	扣分值	实际扣分	备注
操作过程（65分）	术中护理配合（含仪器操作）及文书书写（30分）	压力监测连接不规范	−2		
		未按要求准备ATP注射液	−2		
		ATP注射液配制、输注不规范	−2		
		术中未及时发现病情变化或未关注压力监测及患者反应	各−2		
		对压力监测设备不熟悉或未能熟练报告压力数值	−2		
		未按要求进行耗材登记及条码粘贴不规范	−2		
		手术护理记录单书写不规范或缺漏	−2		
	术后患者安置及整理（12分）	未有效协助医生拔管止血	−2		
		未协助患者安全过床，未注意患者保暖	−2		
		未向患者及家属进行术后宣教或宣教不到位	−2		
		术后物品、耗材、仪器终末处置不规范	−2		
		垃圾未分类放置或处置不规范	−2		
		未及时进行室间清洁及消毒工作	−2		
综合评价（15分）	临床工作能力（11分）	手术操作流程和仪器操作不熟悉或应急处理配合不熟练	各−4		
		相关知识掌握不全	−3		
	态度及沟通（4分）	态度不认真、不严谨	−1		
		未关心患者或缺乏人文关怀	各−1		
		沟通不恰当	−1		
总分100分		扣分合计			
		最后得分			

二、冠状动脉血管内超声显像检查术（IVUS）护理配合流程及评分标准

流 程

准备

操作者准备：洗手，着装整齐，规范佩戴口罩、帽子，佩戴剂量仪。

评估：患者病情、意识、合作程度、皮肤准备、带入管道及药物过敏史。

患者准备：①与病房护士规范交接，核对患者身份、手术信息；②向患者做好解释、告知工作，询问二便情况及需求；③协助患者仰卧，四肢正常伸直，嘱患者不要转动头部及屈曲四肢，注意保暖；④妥善放置各种管道，连接心电监护仪，建立静脉通道。

用物准备：①物品准备，包括无菌手术包、动脉鞘、导丝、指引导管、指引导丝、三通开关、环柄注射器、压力传感器、高压连接管、血管内超声导管、无菌手套、碘伏消毒液及注射器；②药物准备，包括利多卡因、肝素钠稀释液（0.9% 氯化钠溶液 500 ml＋肝素钠 3000 U）、硝酸甘油注射液及对比剂，必要时准备地塞米松和阿托品；③仪器准备，包括心电监护仪、除颤仪及冠状动脉血管内超声仪。

术中配合

穿刺前：①严格执行术前三方核查并签字；②打开无菌手术包，合理摆放包内各种物品，治疗盘内倒入肝素钠稀释液；③协助术者穿手术衣，打开各种材料及物品；④协助术者消毒、铺巾，连接压力装置，排气后校零。

穿刺时：①观察患者生命体征变化，穿刺成功后注意记录肝素用量及时间，做好应急处理准备并及时记录；②准备好冠状动脉血管内超声仪。

术中：①根据需要递送各种耗材；②保持静脉通道通畅；③使用匹配的无菌套将导管头与电机驱动装置安装后，打开电机驱动装置，确认导管功能正常并确定伸缩杆达到完全远侧位置；④术中密切观察患者是否出现并发症并做好应急处理准备；⑤关注术中肝素使用时间，根据 ACT 值遵医嘱补充肝素；⑥必要时协助医生查看和处理图像。

术毕：①需拔除鞘管，协助术者加压包扎，如暂时保留鞘管，应妥善固定鞘管，避免管道滑脱和渗血；②整理患者衣物；③及时、准确书写手术护理记录单。

宣教

患者宣教：①遵医嘱保持卧床休息，术侧肢体限制活动，禁止屈曲，可平移，可左、右侧卧位；②如出现头晕、发冷等不适，应及时告知医务人员；③嘱其术后多喝水，以利造影剂的排出。

家属宣教：①协助患者卧床，注意观察穿刺压迫处有无血液流出，以及穿刺部位及周围皮肤有无血肿；②术后返回病房可进食清淡、易消化的流食，如米汤等。

整理

患者整理：①协助患者妥善过床，检查加压包扎绷带有无移位、穿刺口是否渗血；②妥善放置各种管道，注意保暖。

室间整理：①整理手术用物，分类处置各种垃圾；②整理手术间、手术床、仪器及设备，并做好终末处理；③湿式清洁并消毒手术间。

其他：①洗手，记录；②准确、及时收费。

补充说明

1. 导管路径

（1）桡动脉导管路径：桡动脉—肱动脉—腋动脉—锁骨下动脉—头臂干—主动脉弓—升主动脉—冠状动脉。

（2）股动脉导管路径：股动脉—髂外动脉—髂总动脉—腹主动脉—胸主动脉—主动脉弓—升主动脉—冠状动脉。

2. 对于神志不清、烦躁及不能配合的患者，入室后必要时可给予适当约束固定。

3. 严格遵守无菌原则，掌握基本的影像学知识。在检查过程中关注术者的操作进展，及时发现并发症并做出必要的应急处理。

4. 对于危重患者或转运途中存在风险的患者，必须由医护人员护送回病区。

评分标准

项目		扣分细则	扣分值	实际扣分	备注
操作前（20分）	操作者仪态（3分）	着装不规范（含未佩戴剂量仪）	−1		
		未洗手	−1		
		未戴口罩、帽子或佩戴不规范	−1		
	交接及评估（9分）	未与病房护士规范交接及核对患者信息	−2		
		未告知或未询问二便情况	−1		
		未评估患者病情、意识及合作程度、皮肤准备、带入管道、药物过敏史、服用双抗药物情况	各−1		
	术前准备（8分）	物品准备缺漏	−1		
		未规范患者上肢	−1		
		未监测生命体征	−2		
		未建立静脉通道	−2		
		未注意保护患者隐私部位	−2		
操作过程（65分）	安全及舒适（8分）	未注意患者安全，未保暖	−2		
		未做好心理护理	−2		
		未按手术要求摆放患者体位	−2		
		未规范执行三方核查	−2		
	无菌技术操作（15分）	未检查无菌包有效期	−1		
		打开无菌包不规范	−1		
		无菌持物桶、消毒液等未标明开启日期或日期书写不规范	−1		
		倒0.9%氯化钠溶液时未冲洗瓶口或液体溅出容器外	−2		
		打开一次性物品时未检查其有效期及气密性或打开方法错误	−2		
		药液抽取手法不规范	−1		
		协助穿手术衣或铺手术单时不规范或污染	−2		
		无菌物品过期或违反无菌原则	−5		
	术中护理配合及文书书写（30分）	未关注输液情况	−2		
		不了解手术进程或未根据手术进程及时递送手术耗材	−2		
		打开耗材时未查对效期、未检查密闭性	−2		
		未提前检查冠状动脉血管内超声仪性能	−5		

（待 续）

（续　表）

项目		扣分细则	扣分值	实际扣分	备注
操作过程（65分）	术中护理配合及文书书写（30分）	未及时发现病情变化或未有效配合应急处理	各−3		
		冠状动脉血管内超声检查时未关注患者主诉及血压情况	各−3		
		术中未按规范执行口头医嘱	−2		
		未按要求进行耗材登记及条码粘贴不规范	−3		
		手术护理记录单书写不规范或缺漏	−2		
	术后患者安置及整理（12分）	未协助患者安全过床、未注意患者保暖	−2		
		未向患者及家属进行术后宣教或宣教不到位	−2		
		术后物品、耗材、仪器终末处置不规范	−2		
		垃圾未分类放置或处置不规范	−2		
		未及时进行室间清洁及消毒工作	−2		
综合评价（15分）	临床工作能力（11分）	操作仪器操作流程不熟悉或应急处理配合不熟练	各−4		
		相关知识掌握不全	−3		
	态度及沟通（4分）	态度不认真、不严谨	−1		
		未关心患者或缺乏人文关怀	各−1		
		沟通不恰当	−1		
总分100分		扣分合计			
		最后得分			

三、冠状动脉内光学相干断层扫描检查（OCT）护理配合流程及评分标准

流　程

准备

操作者准备：洗手，着装整齐，规范佩戴口罩、帽子，佩戴剂量仪。

评估：患者病情、意识、合作程度、皮肤准备、带入管道及药物过敏史。

患者准备：①与病房护士规范交接，核对患者身份、手术信息；②向患者做好解释、告知工作，询问二便情况及需求；③协助患者平卧，暴露穿刺部位，注意保护患者隐私部位及保暖；④妥善放置各种管道，连接心电监护仪，建立静脉通道。

用物准备：①物品准备，包括无菌手术包、OCT 成像仪器、0.014″ 导引导丝、成像导管、连通板、三环注射器、6F 桡动脉鞘、150 cm 超滑导丝、指引导管、压力连接管、Y 阀、注射器（5 ml、10 ml）、无菌手套及消毒液；②药物准备，包括利多卡因、肝素钠稀释液（0.9% 氯化钠溶液 500 ml＋肝素钠 3000 U）、硝酸甘油及对比剂，必要时准备维拉帕米和阿托品；③仪器准备，包括心电监护仪、除颤仪及 OCT 成像仪器。

术中配合

穿刺前：①严格执行术前三方核查并签字；②打开无菌手术包，合理摆放包内各种物品，治疗盘内倒入肝素钠稀释液；③开启 OCT 成像仪器、创建病历，打开无菌手术包，合理摆放包内各种物品，按需向治疗碗内倒入肝素钠稀释液；④根据需要递送各种耗材；⑤保持静脉通道通畅，协助准备造影剂及射线防护板。

穿刺时：观察患者生命体征变化，做好应急处理准备并及时记录。

术中：①根据需要递送各种耗材；②保持静脉通道通畅；③嘱患者避免大幅度的呼吸运动，以防导管移位；④ OCT 图像显示清晰时，回撤成像导丝，扫描开始后 5 s 提醒术者，血液进入管腔用对比剂冲洗，避免血流动力学不稳定及心律失常的发生，根据 OCT 检查结果，配合医生进行下一步冠状动脉干预，做好记录。

术毕：①检查完成拔除鞘管后，协助术者使用压迫器对穿刺口进行加压包扎；②整理患者衣物；③及时、准确书写手术护理记录单。

宣教

患者宣教：遵医嘱术侧肢体制动，并进行水化治疗。

家属宣教：注意观察患者穿刺口有无渗血、血肿，以及有无对比剂过敏等并发症。

整理

患者整理：①协助患者妥善过床，检查止血器有无移位、穿刺口是否渗血；②妥善放置/固定各种管道，注意保暖。

室间整理：①整理手术用物，分类处置各种垃圾；②整理手术间、手术床、仪器及设备，并做好终末处理；③湿式清洁并消毒手术间。

其他：①洗手，记录；②准确、及时收费。

补充说明

1．导管路径

（1）右桡动脉—肱动脉—腋动脉—锁骨下动脉—头臂干动脉—升主动脉—主动脉根部—左/右冠状动脉口。

（2）股动脉—髂外动脉—髂总动脉—腹主动脉—胸主动脉—主动脉弓—升主动脉—主动脉根部—左/右冠状动脉口。

2．由于OCT在成像过程中会短时间、人为地阻断冠状动脉血流，一旦发生恶性心律失常，应立刻配合医生抢救。

3．观察患者心电监护变化和症状，注意压力和造影前血流情况，可及时发现并处理冠状动脉痉挛、慢血流等血管相关并发症。

4．三方核查单严格按照手术时间节点执行。

评分标准

项目		扣分细则	扣分值	实际扣分	备注
操作前（20分）	操作者仪态（3分）	着装不规范（含未佩戴剂量仪）	−1		
		未洗手	−1		
		未戴口罩、帽子或佩戴不规范	−1		
	交接及评估（8分）	未与病房护士规范交接及核对患者信息	−2		
		未告知或未询问二便情况	−1		
		未评估患者病情、意识及合作程度、皮肤准备、带入管道、药物过敏史	各−1		
	术前准备（9分）	物品准备缺漏	−1		
		未规范固定管道及未按需吸氧	−1		
		未监测生命体征	−2		
		未按要求建立静脉通道	−1		
		未检测OCT成像仪、创建病历	−2		
		未注意保护患者隐私部位	−2		
操作过程（65分）	安全及舒适（8分）	未注意患者安全，未保暖	−2		
		未做好心理护理	−2		
		未按手术要求摆放患者体位	−2		
		未规范执行三方核查	−2		
	无菌技术操作（15分）	未检查无菌包有效期	−1		
		打开无菌包不规范	−1		
		无菌持物桶、消毒液等未标明开启日期或日期书写不规范	−1		
		倒0.9%氯化钠溶液时未冲洗瓶口或液体溅出容器外	−2		
		打开一次性物品时未检查其有效期及气密性或打开方法错误	−2		
		药液抽取手法不规范	−1		
		协助穿手术衣或铺手术单时不规范或污染	−2		
		无菌物品过期或违反无菌原则	−5		
	术中护理配合及文书书写（30分）	未关注输液情况	−2		
		打开耗材时未查对效期、未检查密闭性	−2		
		未及时发现病情变化或未有效配合应急处理	各−3		
		术中OCT扫描开始后5 s未提示术者	−3		
		未注意压力和造影前血流情况	各−3		

（待　续）

（续　表）

项目		扣分细则	扣分值	实际扣分	备注
操作过程（65分）	术中护理配合及文书书写（30分）	未指导患者正确呼吸	−4		
		未协助医生测算血管直径	−3		
		未按要求进行耗材登记及条码粘贴不规范	−2		
		手术护理记录单书写不规范或缺漏	−2		
	术后患者安置及整理（12分）	未有效协助医生拔管止血	−2		
		未协助患者安全过床，未注意患者保暖	−2		
		未向患者及家属进行术后宣教或宣教不到位	−2		
		术后物品、耗材、仪器终末处置不规范	−2		
		垃圾未分类放置或处置不规范	−2		
		未及时进行室间清洁及消毒工作	−2		
综合评价（15分）	临床工作能力（11分）	手术操作流程和仪器操作不熟悉或应急处理配合不熟练	各−4		
		相关知识掌握不全	−2		
	态度及沟通（4分）	态度不认真、不严谨	−1		
		未关心患者或缺乏人文关怀	各−1		
		沟通不恰当	−1		
总分100分		扣分合计			
		最后得分			

四、主动脉内球囊反搏术（IABP）护理配合流程及评分标准

流 程

准备

操作者准备：洗手，着装整齐，规范佩戴口罩、铅衣设备及剂量仪。

评估：患者病情、意识、合作程度、皮肤准备、带入管道及药物过敏史。

患者准备：①与病房护士规范交接，核对患者身份、手术信息；②向患者做好解释、告知工作，询问二便情况及需求；③协助患者平卧，解开衣扣，松裤带，内裤退至膝关节处，充分暴露双侧腹股沟，并注意遮挡患者隐私部位，嘱患者四肢正常伸直，尤其勿屈曲双腿，并注意保暖；④妥善放置各种管道，连接心电监护仪，吸氧，监测血氧饱和度。

用物准备：①物品准备，包括无菌手术包、无菌手套、穿刺针、压力换能器、主动脉内球囊反搏导管、加压输液袋、3M 透明敷贴及无菌手套；②药物准备，包括利多卡因、肝素钠稀释液（0.9% 氯化钠溶液 500 ml＋肝素钠 3000 U）、间羟胺及阿托品，必要时准备多巴胺和肾上腺素；③仪器准备，包括心电监护仪、主动脉内球囊反搏仪、除颤仪、血氧饱和度监测仪、中心吸氧装置、输液泵及简易呼吸器。

术中配合

穿刺前：①严格执行术前三方核查并签字；②打开无菌手术包，合理摆放包内各种物品，治疗盘内倒入肝素钠稀释液；③连接 IABP 机电源，正确连接 IABP 机上 5 个导联心电监护，并注意导联线勿影响 X 射线透视心脏及主动脉区域；④开机，查看仪器屏幕心电图显示清晰，打开氦气瓶并检查氦气压；⑤协助术者穿手术衣，并协助术者消毒、铺巾；⑥协助准备射线防护板；⑦查看主动脉内球囊反搏导管在有效期内后开启。

穿刺时：①做好患者心理护理；②观察患者生命体征变化；③做好应急处理准备并及时记录。

术中：①协助术者连接 IABP 导管并给予肝素盐水充分冲洗、排气；②协助术者放置 IABP 导管；③连接 IABP 机压力传感器与加压输液袋的肝素钠稀释液，排气后校零；④打开氦气开关，查看氦气余量，连接氦气导管；⑤根据病情选择触发模式及反搏比；⑥检查无误后启动 IABP 机；⑦通过胸部 X 线透视确定 IABP 导管位置，并协助术者固定 IABP 导管，标记入管深度；⑧加压输液袋内加肝素钠稀释液，保

持导管肝素化，防止管腔内堵塞；⑨协助处理患者需求；⑩严密监测患者生命体征并记录。

术毕：①主动脉气囊置入完成后，保留鞘管，用3M透明敷贴固定IABP管路，标记导管位置；②观察患者是否出现并发症并做出应急处理；③整理患者衣物；④及时、准确书写手术护理记录单。

宣教

患者宣教：①术后患者平卧或抬高床头不超过30°；②术侧停留IABP管道的肢体应避免屈膝抬腿，以防管道移位脱出；③鼓励患者配合治疗，做好充分解释工作，教会患者放松技巧缓解心理压力。

家属宣教：①协助患者卧床；②注意观察患者双下肢足背动脉搏动情况及皮肤温度、颜色，观察穿刺口有无渗血、血肿，如有异常及时告知医务人员。

整理

患者整理：①协助患者妥善过床，检查穿刺口有无渗血；②妥善放置IABP管、氦气管、心电压力；③注意保暖。

室间整理：①整理手术用物，分类处置各种垃圾；②整理手术间、手术床、仪器及设备，并做好终末处理；③湿式清洁并消毒手术间。

其他：①洗手，记录；②准确、及时收费。

补充说明

1. 导管路径：股动脉—髂外动脉—髂总动脉—腹主动脉—胸主动脉。
2. 必须由医护人员护送回病区，严防运送过程中管道脱出或移位。
3. 根据患者身高和体型结合球囊规格选择导管型号（30/34 ml球囊导管一般适用于身高为152～162 cm的患者，40 ml球囊导管一般适用于身高为162～183 cm的患者，50 ml球囊导管一般适用于身高在183 cm以上的患者）。
4. 三方核查单严格按照手术时间节点执行。

评分标准

<table>
<tr><th colspan="2">项目</th><th>扣分细则</th><th>扣分值</th><th>实际扣分</th><th>备注</th></tr>
<tr><td rowspan="15">操作前
（25分）</td><td rowspan="3">操作者仪态
（3分）</td><td>着装不规范（含未佩戴剂量仪）</td><td>−1</td><td></td><td></td></tr>
<tr><td>未洗手</td><td>−1</td><td></td><td></td></tr>
<tr><td>未戴口罩、帽子或佩戴不规范</td><td>−1</td><td></td><td></td></tr>
<tr><td rowspan="3">交接及评估
（8分）</td><td>未与病房护士规范交接及核对患者信息</td><td>−2</td><td></td><td></td></tr>
<tr><td>未告知或未询问二便情况</td><td>−1</td><td></td><td></td></tr>
<tr><td>未评估患者病情、意识及合作程度、皮肤准备、带入管道、药物过敏史</td><td>各−1</td><td></td><td></td></tr>
<tr><td rowspan="9">术前准备
（14分）</td><td>物品准备缺漏</td><td>−1</td><td></td><td></td></tr>
<tr><td>未规范固定管道</td><td>−1</td><td></td><td></td></tr>
<tr><td>未检测IABP机性能</td><td>−2</td><td></td><td></td></tr>
<tr><td>未正确连接IABP心电电极</td><td>−2</td><td></td><td></td></tr>
<tr><td>未配制冲管用的肝素钠稀释液</td><td>−2</td><td></td><td></td></tr>
<tr><td>未查看氦气余量</td><td>−1</td><td></td><td></td></tr>
<tr><td>未监测生命体征</td><td>−2</td><td></td><td></td></tr>
<tr><td>未建立静脉通道</td><td>−2</td><td></td><td></td></tr>
<tr><td>未注意保护患者隐私部位</td><td>−1</td><td></td><td></td></tr>
<tr><td rowspan="14">操作过程
（60分）</td><td rowspan="4">安全及舒适
（8分）</td><td>未注意患者安全，未保暖</td><td>−2</td><td></td><td></td></tr>
<tr><td>未做好心理护理</td><td>−2</td><td></td><td></td></tr>
<tr><td>未按手术要求摆放患者体位</td><td>−2</td><td></td><td></td></tr>
<tr><td>未规范执行三方核查</td><td>−2</td><td></td><td></td></tr>
<tr><td rowspan="8">无菌技术操作
（15分）</td><td>未检查无菌包有效期</td><td>−1</td><td></td><td></td></tr>
<tr><td>打开无菌包不规范</td><td>−1</td><td></td><td></td></tr>
<tr><td>无菌持物桶、消毒液等未标明开启日期或日期书写不规范</td><td>−1</td><td></td><td></td></tr>
<tr><td>倒0.9%氯化钠溶液时未冲洗瓶口或液体溅出容器外</td><td>−2</td><td></td><td></td></tr>
<tr><td>打开一次性物品时未检查其有效期及气密性或打开方法错误</td><td>−2</td><td></td><td></td></tr>
<tr><td>开IABP导管前未确认有效期</td><td>−1</td><td></td><td></td></tr>
<tr><td>协助穿手术衣或铺手术单时不规范或污染</td><td>−2</td><td></td><td></td></tr>
<tr><td>无菌物品过期或违反无菌原则</td><td>−5</td><td></td><td></td></tr>
<tr><td rowspan="2">术中护理配合及文书书写
（22分）</td><td>未关注输液情况</td><td>−2</td><td></td><td></td></tr>
<tr><td>不了解手术进程或未根据手术进程及时递送手术耗材</td><td>−2</td><td></td><td></td></tr>
</table>

（待　续）

（续 表）

项目		扣分细则	扣分值	实际扣分	备注
操作过程（60分）	术中护理配合及文书书写（22分）	打开耗材时未查对效期、未检查密闭性	−2		
		未有效配合IABP导管置入	−3		
		未正确选择IABP机反搏模式及反搏比	各−2		
		未使用加压输液袋加压肝素钠稀释液冲洗管道	−3		
		术中未按规范执行口头医嘱	−3		
		未按要求进行耗材登记及条码粘贴不规范	−3		
		手术护理记录单书写不规范或缺漏	−2		
	术后患者安置及整理（15分）	未有效协助医生固定IABP导管	−2		
		未标记IABP导管	−2		
		过床前未以肝素钠稀释液冲洗IABP导管	−1		
		未协助患者安全过床，未注意患者保暖	−2		
		未向患者及家属进行术后宣教或宣教不到位	−2		
		术后物品、耗材、仪器终末处置不规范	−2		
		垃圾未分类放置或处置不规范	−2		
		未及时进行室间清洁及消毒工作	−2		
综合评价（15分）	临床工作能力（11分）	手术操作流程不熟悉或应急处理配合不熟练	各−4		
		相关知识掌握不全	−3		
	态度及沟通（4分）	态度不认真、不严谨	−1		
		未关心患者或缺乏人文关怀	各−1		
		沟通不恰当	−1		
总分100分		扣分合计			
		最后得分			

第二篇

神经血管疾病

第七章 脑血管类

一、经动脉插管全脑动脉造影术护理配合流程及评分标准

流 程

准备

操作者准备：洗手，着装整齐，规范佩戴口罩、帽子，佩戴剂量仪。

评估：患者病情、意识、合作程度、皮肤准备、带入管道及药物过敏史。

患者准备：①与病房护士规范交接，核对患者身份、手术信息；②向患者做好解释、告知工作，询问二便情况及需求；③协助患者仰卧，四肢正常伸直，嘱患者不要转动头部及屈曲四肢，注意保暖；④妥善放置各种管道，连接心电监护仪，必要时吸氧。

用物准备：①物品准备，包括无菌手术包、单弯导管、猪尾导管、导丝、动脉鞘、连接管、Y阀、三通开关、输液器、加压输液袋及注射器（1 ml、5 ml、10 ml），必要时准备Simmons导管；②药物准备，包括肝素钠稀释液（0.9%氯化钠溶液500 ml+肝素钠3000 U）、利多卡因及对比剂，必要时准备地塞米松和阿托品；③仪器准备，包括心电监护仪，必要时准备除颤仪。

术中配合

穿刺前：①严格执行术前三方核查并签字；②打开无菌手术包，合理摆放包内各种物品，治疗盘内倒入肝素钠稀释液；③协助术者穿手术衣，打开各种材料及物品；④协助术者消毒、铺巾，连接加压滴注装置并排气，协助准备对比剂、高压注射器及射线防护板。

穿刺时：观察患者生命体征变化，做好应急处理准备并及时记录。

术中：①根据需要递送各种耗材；②随时观察加压输液袋的压力和静脉补液情况，防止滴空；③协助处理患者需求；严密监测患者生命体征；④观察患者有无对比剂过敏等并发症并做好应急处理。

术毕：①手术完成拔除鞘管后，协助术者进行加压包扎；②观察患者是否出现迷走

神经反射等并发症并给予应急处理；③整理患者衣物；④及时、准确书写手术护理记录单。

宣教

患者宣教： ①术后卧床 24 h，遵医嘱保持术侧肢体制动；②多喝水以促进对比剂排出。

家属宣教： ①协助患者完成生活需求；②如发现穿刺口渗血、血肿，以及对比剂过敏等不适，及时告知医护人员。

整理

患者整理： ①协助患者妥善过床，检查加压包扎绷带有无移位、穿刺口是否渗血；②妥善放置各种管道，注意保暖。

室间整理： ①整理手术用物，分类处置各种垃圾；②整理手术间、手术床、仪器及设备，并做好终末处理；③湿式清洁并消毒手术间。

其他： ①洗手，记录；②准确、及时收费。

补充说明

1. 导管路径：股动脉—髂外动脉—髂总动脉—腹主动脉—胸主动脉—主动脉弓。

（1）左颈总动脉—左颈内动脉 / 左颈外动脉。

（2）左锁骨下动脉—左椎动脉。

（3）头臂干—右颈总动脉—右颈内动脉 / 右颈外动脉。

（4）头臂干—右锁骨下动脉—右椎动脉。

2. 一般情况下，选择左上肢建立静脉通道。

3. 三方核查单严格按照手术时间节点执行。

评分标准

项目		扣分细则	扣分值	实际扣分	备注
操作前（20分）	操作者仪态（3分）	着装不规范（含未佩戴剂量仪）	−1		
		未洗手	−1		
		未戴口罩、帽子或不规范	−1		
	交接及评估（9分）	未与病房护士规范交接及核对患者信息	−2		
		未告知或未询问二便情况	−1		
		未评估患者病情、意识、合作程度、皮肤准备、带入管道及药物过敏史	各−1		
	术前准备（8分）	物品准备缺漏	−1		
		未正确连接加压滴注	−1		
		未监测生命体征	−2		
		未建立静脉通道	−2		
		未注意保护患者隐私部位	−2		
操作过程（65分）	安全及舒适（10分）	未注意患者安全，未保暖	−2		
		未做好心理护理	−2		
		未按手术要求安置患者体位，以及适当固定头部	各−2		
		未规范执行三方核查	−2		
	无菌技术操作（15分）	未检查无菌包有效期	−1		
		打开无菌包不规范	−1		
		无菌持物桶、消毒液等未标明开启日期或日期书写不规范	−1		
		倒0.9%氯化钠溶液时未冲洗瓶口或液体溅出容器外	−2		
		打开一次性物品时未检查其有效期及气密性或打开方法错误	−2		
		药液抽取手法不规范	−1		
		协助穿手术衣或铺手术单时不规范或污染	−2		
		无菌物品过期或违反无菌原则	−5		
	术中护理配合及文书书写（28分）	不了解手术进程	−2		
		未根据手术进程及时递送手术耗材	−2		
		打开耗材时未查对效期，未检查密闭性	各−2		
		未及时发现对比剂过敏并应急处理	−3		
		未观察加压输液袋的压力和静脉补液情况	各−3		
		未观察患者尿袋尿量、颜色并及时倾倒、记录	−3		

（待　续）

（续 表）

项目		扣分细则	扣分值	实际扣分	备注
操作过程（65分）	术中护理配合及文书书写（28分）	未遵医嘱正确使用药物	−3		
		未按要求进行耗材登记及条码粘贴不规范	−3		
		手术护理记录单书写不规范或缺漏	−2		
	术后患者安置及整理（12分）	未有效协助医生进行加压包扎	−2		
		未协助患者安全过床，未注意患者保暖	−2		
		未向家属进行术后宣教或宣教不到位	−2		
		术后物品、耗材、仪器终末处置不规范	−2		
		垃圾未分类放置或处置不规范	−2		
		未及时进行室间清洁及消毒工作	−2		
综合评价（15分）	临床工作能力（11分）	手术操作流程不熟悉或应急处理配合不熟练	各−4		
		相关知识掌握不全	−3		
	态度及沟通（4分）	态度不认真、不严谨	−1		
		未关心患者或缺乏人文关怀	各−1		
		沟通不恰当	−1		
总分100分		扣分合计			
		最后得分			

二、经皮脑血管腔内球囊扩张术护理配合流程及评分标准

流 程

准备

操作者准备: 洗手，着装整齐，规范佩戴口罩、帽子，佩戴剂量仪。

评估: 患者病情、意识、合作程度、皮肤准备，禁食、水情况，带入管道和药物，以及药物过敏史。

患者准备: ①与病房护士规范交接，核对患者身份、手术信息；②向患者做好解释、告知工作，询问二便情况及需求；③协助患者平卧，嘱患者不要转动头部及屈曲四肢，四肢正常伸直、告知手术配合要点，注意保暖，适当给予头部约束；④妥善放置各种管道，连接心电监护仪，必要时吸氧。

用物准备: ①物品准备，包括无菌手术包、单弯导管、导丝、动脉鞘、连接管、Y阀，指引导管、神经微导管、神经微导丝、中间导管、球囊、压力泵、三通开关、注射器（5 ml、10 ml、30 ml）、压力传感器、输液器及加压输液袋；②药物准备，包括利多卡因、肝素钠稀释液（0.9%氯化钠溶液500 ml+肝素钠3000 U）及对比剂，必要时准备地塞米松、鱼精蛋白及罂粟碱注射液；③仪器准备，包括心电监护仪、吸氧装置、负压吸引装置及除颤仪，必要时准备临时心脏起搏器。

术中配合

穿刺前: ①严格执行术前三方核查并签字；②打开无菌手术包，合理摆放包内各种物品，治疗盘内倒入肝素钠稀释液；③协助术者穿手术衣，打开各种材料及物品；④协助术者消毒、铺巾，连接压力装置并排气，协助准备对比剂、高压注射器及射线防护板。

穿刺时: 观察患者生命体征变化，做好应急处理准备并及时记录。

术中: ①根据需要递送各种耗材；②随时观察加压输液袋的压力和静脉补液情况，防止滴空，及时补充台上所需纱块；③遵医嘱给予肝素化并记录时间及用量，按需追加肝素；④严密监测患者生命体征，注意观察患者是否出现脑出血征象（心率增快、血压升高、瞳孔的改变），观察患者尿袋尿量及颜色，及时倾倒并记录；⑤球囊扩张时，注意观察患者生命体征变化，及时报告医生并及时处置；⑥协助麻醉师观察病情及用药。

术毕: ①手术完成拔除鞘管后，协助术者进行加压包扎；②协助麻醉师行麻醉恢复

术；③持续观察患者是否出现神经定位体征及意识的改变并做出应急处理；④整理患者衣物；⑤及时、准确书写手术护理记录单。

宣教

患者宣教：按全身麻醉术后患者护理。
家属宣教：做好病情解释工作，取得理解与支持。

整理

患者整理：①协助患者妥善过床，检查加压包扎绷带有无移位、穿刺口是否渗血；②妥善放置各种管道，注意保暖。
室间整理：①整理手术用物，分类处置各种垃圾；②整理手术间、手术床、仪器及设备，并做好终末处理；③湿式清洁并消毒手术间。
其他：①洗手，记录；②准确、及时收费。

补充说明

1．导管路径：股动脉—髂外动脉—髂总动脉—腹主动脉—胸主动脉—主动脉弓。
（1）头臂干—右锁骨下动脉—右侧椎动脉—基底动脉—大脑后动脉 。
（2）头臂干—右颈总动脉—右侧颈内动脉—右侧大脑中动脉—右侧大脑前动脉。
（3）左颈总动脉—左侧颈内动脉—左侧大脑中动脉—左侧大脑前动脉。
（4）左锁骨下动脉—左侧椎动脉—基底动脉—大脑后动脉（注意：应根据目标血管选择相应的路径）。
2．一般情况下，选择左上肢建立静脉通道。
3．三方核查单严格按照手术时间节点执行。

评分标准

项目		扣分细则	扣分值	实际扣分	备注
操作前（20分）	操作者仪态（3分）	着装不规范（含未佩戴剂量仪）	−1		
		未洗手	−1		
		未戴口罩、帽子，未穿铅衣及戴铅眼镜或不规范	−1		
	交接及评估（9分）	未与病房护士规范交接及核对患者信息	−2		
		未告知或未询问二便情况	−1		
		未评估患者病情、意识及合作程度、皮肤准备、带入管道、带入药物，以及药物过敏史	各−1		
	术前准备（8分）	物品准备缺漏	−1		
		未正确连接加压滴注	−1		
		未监测生命体征	−2		
		未建立静脉通道	−2		
		未注意保护患者隐私部位	−2		
操作过程（65分）	安全及舒适（8分）	未注意患者安全，无保暖	−2		
		未做好心理护理	−2		
		未按手术要求安置患者体位，以及适当固定头部	−2		
		未规范执行二方核查	−2		
	无菌技术操作（15分）	未检查无菌包有效期	−1		
		打开无菌包不规范	−1		
		无菌持物桶、消毒液等未标明开启日期或日期书写不规范	−1		
		倒0.9%氯化钠溶液时未冲洗瓶口或液体溅出容器外	−2		
		打开一次性物品时未检查其有效期及气密性或打开方法错误	−2		
		药液抽取手法不规范	−1		
		协助穿手术衣或铺手术单时不规范或污染	−2		
		无菌物品过期或违反无菌原则	−5		
	术中护理配合及文书书写（30分）	不了解手术进程或未根据手术进程及时递送手术耗材	−2		
		打开耗材时未查对效期、未检查密闭性	−2		
		未及时发现脑出血征象或未有效配合应急处理	各−3		

（待　续）

（续 表）

项目		扣分细则	扣分值	实际扣分	备注
操作过程（65分）	术中护理配合及文书书写（30分）	未观察加压输液袋的压力和静脉补液情况	各－3		
		未记录肝素化时间、用量及按需遵医嘱追加肝素	－3		
		未观察患者尿袋尿量、颜色并及时倾倒、记录	－3		
		未遵医嘱配合麻醉师正确使用药物	－3		
		未按要求进行耗材登记及条码粘贴不规范	－3		
		手术护理记录单书写不规范或缺漏	－2		
	术后患者安置及整理（12分）	未有效协助医生进行加压包扎	－2		
		未协助患者安全过床，未注意患者保暖	－2		
		未向家属进行术后宣教或宣教不到位	－2		
		术后物品、耗材、仪器终末处置不规范	－2		
		垃圾未分类放置或处置不规范	－2		
		未及时进行室间清洁及消毒工作	－2		
综合评价（15分）	临床工作能力（11分）	手术操作流程不熟悉或应急处理配合不熟练	各－4		
		相关知识掌握不全	－3		
	态度及沟通（4分）	态度不认真、不严谨	－1		
		未关心患者或缺乏人文关怀	各－1		
		沟通不恰当	－1		
总分100分		扣分合计			
		最后得分			

三、经皮脑血管腔内支架植入术护理配合流程及评分标准

流 程

准备

操作者准备：洗手，着装整齐，规范穿戴口罩及铅衣设备，佩戴剂量仪。

评估：患者病情、意识、合作程度、皮肤准备，禁食、水情况，带入管道和药物，以及药物过敏史。

患者准备：①与病房护士规范交接，核对患者身份、手术信息；②向患者做好解释、告知工作，询问二便情况及需求；③协助患者平卧，嘱患者不要转动头部及屈曲四肢，四肢正常伸直、告知手术配合要点，注意保暖，适当给予头部约束；④妥善放置各种管道，连接心电监护仪，必要时吸氧。

用物准备：①物品准备，包括无菌手术包、单弯导管、导丝、动脉鞘、连接管、Y阀、指引导管、神经微导管、神经微导丝、中间导管、球囊、压力泵、颅内支架、三通开关、注射器（5 ml、10 ml、30 ml）、压力传感器、输液器及加压输液袋；②药物准备，包括替罗非班、利多卡因、肝素钠稀释液（0.9%氯化钠溶液500 ml＋肝素钠3000 U）及对比剂，必要时准备地塞米松、鱼精蛋白及罂粟碱注射液；③仪器准备，包括心电监护仪、吸氧装置、负压吸引装置及除颤仪，必要时准备临时心脏起搏器。

术中配合

穿刺前：①严格执行术前三方核查并签字；②打开无菌手术包，合理摆放包内各种物品，治疗盘内倒入肝素钠稀释液；③协助术者穿手术衣，打开各种材料及物品；④协助术者消毒、铺巾，连接压力装置并排气，协助准备对比剂、高压注射器及射线防护板。

穿刺时：观察患者生命体征变化，做好应急处理准备并及时记录。

术中：①根据需要递送各种耗材；②随时观察加压输液袋的压力和静脉补液情况，防止滴空；及时补充台上所需纱块；③遵医嘱给予肝素化并记录时间及用量，按需追加肝素；④严密监测患者生命体征及是否出现支架内狭窄，即影像显示支架远端未显影，及时准备球囊扩张耗材及溶栓药品；⑤观察患者尿袋尿量及颜色，及时倾倒并记录；⑥球囊扩张时，注意观察患者生命体征变化，及时报告医生并及时处置；⑦协助麻醉师观察病情及用药。

术毕：①手术完成拔除鞘管后，协助术者进行加压包扎；②协助麻醉师行麻醉恢复术；③持续观察患者是否出现神经定位体征及意识的改变并做出应急处理；④整理患者衣物；⑤及时、准确书写手术护理记录单。

宣教

患者宣教：按全身麻醉术后患者护理。
家属宣教：做好病情解释工作，取得理解与支持。

整理

患者整理：①协助患者妥善过床，检查加压包扎绷带有无移位、穿刺口是否渗血；②妥善放置各种管道，注意保暖。
室间整理：①整理手术用物，分类处置各种垃圾；②整理手术间、手术床、仪器及设备，并做好终末处理；③湿式清洁并消毒手术间。
其他：①洗手，记录；②准确、及时收费。

补充说明

1．导管路径：股动脉—髂外动脉—髂总动脉—腹主动脉—胸主动脉—主动脉弓。
（1）头臂干—右锁骨下动脉—右侧椎动脉—基底动脉—大脑后动脉。
（2）头臂干—右颈总动脉—右侧颈内动脉—右侧大脑中动脉—右侧大脑前动脉。
（3）左颈总动脉—左侧颈内动脉—左侧大脑中动脉—左侧大脑前动脉。
（4）左锁骨下动脉—左侧椎动脉—基底动脉—大脑后动脉（注意：应根据目标血管选择相应的路径）。
2．一般情况下，选择左上肢建立静脉通道。
3．三方核查单严格按照手术时间节点执行。

评分标准

<table>
<tr><th colspan="2">项目</th><th>扣分细则</th><th>扣分值</th><th>实际扣分</th><th>备注</th></tr>
<tr><td rowspan="13">操作前（20分）</td><td rowspan="3">操作者仪态（3分）</td><td>着装不规范（含未佩戴剂量仪）</td><td>−1</td><td></td><td></td></tr>
<tr><td>未洗手</td><td>−1</td><td></td><td></td></tr>
<tr><td>未戴口罩、帽子，未穿铅衣及戴铅眼镜或不规范</td><td>−1</td><td></td><td></td></tr>
<tr><td rowspan="3">交接及评估（9分）</td><td>未与病房护士规范交接及核对患者信息</td><td>−2</td><td></td><td></td></tr>
<tr><td>未告知或未询问二便情况</td><td>−1</td><td></td><td></td></tr>
<tr><td>未评估患者病情、意识及合作程度、皮肤准备、带入管道、带入药物，以及药物过敏史</td><td>各−1</td><td></td><td></td></tr>
<tr><td rowspan="5">术前准备（8分）</td><td>物品准备缺漏</td><td>−1</td><td></td><td></td></tr>
<tr><td>未正确连接加压滴注</td><td>−1</td><td></td><td></td></tr>
<tr><td>未监测生命体征</td><td>−2</td><td></td><td></td></tr>
<tr><td>未建立静脉通道</td><td>−2</td><td></td><td></td></tr>
<tr><td>未注意保护患者隐私部位</td><td>−2</td><td></td><td></td></tr>
<tr><td rowspan="16">操作过程（65分）</td><td rowspan="4">安全及舒适（8分）</td><td>未注意患者安全，未保暖</td><td>−2</td><td></td><td></td></tr>
<tr><td>未做好心理护理</td><td>−2</td><td></td><td></td></tr>
<tr><td>未按手术要求安置患者体位，以及适当固定头部</td><td>−2</td><td></td><td></td></tr>
<tr><td>未规范执行三方核查</td><td>−2</td><td></td><td></td></tr>
<tr><td rowspan="8">无菌技术操作（15分）</td><td>未检查无菌包有效期</td><td>−1</td><td></td><td></td></tr>
<tr><td>打开无菌包不规范</td><td>−1</td><td></td><td></td></tr>
<tr><td>无菌持物桶、消毒液等未标明开启日期或日期书写不规范</td><td>−1</td><td></td><td></td></tr>
<tr><td>倒0.9%氯化钠溶液时未冲洗瓶口或液体溅出容器外</td><td>−2</td><td></td><td></td></tr>
<tr><td>打开一次性物品时未检查其有效期及气密性或打开方法错误</td><td>−2</td><td></td><td></td></tr>
<tr><td>药液抽取手法不规范</td><td>−1</td><td></td><td></td></tr>
<tr><td>协助穿手术衣或铺手术单时不规范或污染</td><td>−2</td><td></td><td></td></tr>
<tr><td>无菌物品过期或违反无菌原则</td><td>−5</td><td></td><td></td></tr>
<tr><td rowspan="4">术中护理配合及文书书写（30分）</td><td>不了解手术进程或未根据手术进程及时递送手术耗材</td><td>−2</td><td></td><td></td></tr>
<tr><td>打开耗材时未查对效期、未检查密闭性</td><td>−2</td><td></td><td></td></tr>
<tr><td>未及时发现支架内狭窄或未有效配合应急处理</td><td>各−3</td><td></td><td></td></tr>
<tr><td>未观察加压输液袋的压力和静脉补液情况</td><td>各−3</td><td></td><td></td></tr>
</table>

（待 续）

（续 表）

项目		扣分细则	扣分值	实际扣分	备注
操作过程（65分）	术中护理配合及文书书写（30分）	未记录肝素化时间、用量及按需遵医嘱追加肝素	−3		
		未观察患者尿袋尿量、颜色并及时倾倒、记录	−3		
		未遵医嘱配合麻醉师正确使用药物	−3		
		未按要求进行耗材登记及条码粘贴不规范	−3		
		手术护理记录单书写不规范或缺漏	−2		
	术后患者安置及整理（12分）	未有效协助医生进行加压包扎	−2		
		未协助患者安全过床，未注意患者保暖	−2		
		未向家属进行术后宣教或宣教不到位	−2		
		术后物品、耗材、仪器终末处置不规范	−2		
		垃圾未分类放置或处置不规范	−2		
		未及时进行室间清洁及消毒工作	−2		
综合评价（15分）	临床工作能力（11分）	手术操作流程不熟悉或应急处理配合不熟练	各−4		
		相关知识掌握不全	−3		
	态度及沟通（4分）	态度不认真、不严谨	−1		
		未关心患者或缺乏人文关怀	各−1		
		沟通不恰当	−1		
总分100分		扣分合计			
		最后得分			

四、经颈动脉支架植入术护理配合流程及评分标准

流 程

准备

操作者准备：洗手，着装整齐，规范穿戴口罩、铅衣设备及剂量仪。

评估：患者病情（意识、瞳孔、肌力、CT、MR、血管病变部位及狭窄程度、生化异常结果、血压、心率）、心理因素、配合能力、皮肤准备，禁食、水情况，带入管道和药物，以及药物过敏史。

患者准备：①与病房护士规范交接，核对患者身份、手术信息；②向患者做好解释、告知工作，询问二便情况及需求；③协助患者平卧，嘱患者不要转动头部及屈曲四肢，四肢正常伸直、告知手术配合要点，注意保暖，适当给予头部约束；④妥善放置各种管道，连接心电监护，必要时吸氧。

用物准备：①物品准备，包括无菌手术包、导丝、8F 动脉鞘、椎管、猪尾巴管、导引导管、神经导丝、压力泵、颈动脉支架、连接管、Y 阀、球囊扩张导管、血管缝合器、三通开关、注射器（1 ml、5 ml、10 ml）、输液器及加压输液袋，必要时准备 125 cm VER 导管、260 cm 长 M 导丝、V-18 导丝及血栓保护系统；②药物准备，包括利多卡因、肝素钠稀释液（0.9% 氯化钠溶液 500 ml＋肝素钠 3000 U）及对比剂，必要时准备地塞米松、罂粟碱、阿托品、尼莫地平、血管活性药物、镇静药及脱水药物；③仪器准备，包括心电监护仪、吸氧装置、负压吸引装置及除颤仪，必要时准备临时心脏起搏器。

术中配合

穿刺前：①严格执行术前三方核查并签字；②打开无菌手术包，合理摆放包内各种物品，治疗盘内倒入肝素钠稀释液；③协助术者穿手术衣，打开各种材料及物品；④协助术者消毒、铺巾，连接压力装置并排气；⑤协助准备对比剂、高压注射器及射线防护板。

穿刺时：观察患者生命体征变化，做好应急处理准备并及时记录。

术中：①根据需要递送各种耗材；②随时观察加压输液袋的压力和静脉补液情况，防止滴空，及时补充台上所需纱块；③遵医嘱给予肝素化并记录时间及用量，按需追加肝素；④严密监测患者生命体征，支架植入时强调患者不能随意移动头部，回收保护装置后对滤网检查有没有栓子脱落；⑤若为颈动脉起始段支架，应注意观察

血压、心率变化，以及有无颈动脉窦反应及其他术中并发症的发生，遵医嘱使用防止血管痉挛药物，做好血压管理及应急处理准备并及时记录；⑥观察患者尿袋尿量及颜色，及时倾倒并记录。

术毕：①手术完成拔除鞘管后，协助术者进行加压包扎；②观察患者是否出现迷走神经反射等并发症并做出应急处理；③评估患者肌力、瞳孔、言语；④整理患者衣物；⑤及时、准确书写手术护理记录单。

宣教

患者宣教：①术后卧床 24 h，遵医嘱保持术侧肢体制动；②多喝水以促进对比剂排出。

家属宣教：①协助患者完成生活需求；②如发现患者穿刺口渗血或血肿、四肢乏力、言语不清、口角歪斜、头痛、呕吐、血压升高等异常现象，及时告知医护人员。

整理

患者整理：①协助患者妥善过床，检查加压包扎绷带有无移位、穿刺口是否渗血；②妥善放置各种管道，注意保暖。

室间整理：①整理手术用物，分类处置各种垃圾；②整理手术间、手术床、仪器及设备，并做好终末处理；③湿式清洁并消毒手术间。

其他：①洗手，记录；②准确、及时收费。

补充说明

1．导管路径：股动脉—髂外动脉—髂总动脉—腹主动脉—胸主动脉—主动脉弓。

（1）左颈总动脉。

（2）头臂干—右颈总动脉。

2．对于神志不清、烦躁及不能配合的患者，入室后必要时可给予适当约束固定或麻醉；对于清醒患者，要充分告知术中头部固定配合的重要性。详细了解术前口服抗血小板药物剂量及时间，以及使用抗凝药物情况。

3．术中收缩压维持在 100～140 mmHg，术后血压控制在 100～120/60～80 mmHg。

4．对于危重患者或转运途中存在风险的患者，必须由医护人员护送回病区并做好交接，转运途中备好应急物品。

5．三方核查单严格按照手术时间节点执行。

评分标准

<table>
<tr><th colspan="2">项目</th><th>扣分细则</th><th>扣分值</th><th>实际扣分</th><th>备注</th></tr>
<tr><td rowspan="11">操作前
（20分）</td><td rowspan="3">操作者仪态
（3分）</td><td>着装不规范（含未佩戴剂量仪）</td><td>−1</td><td></td><td></td></tr>
<tr><td>未洗手</td><td>−1</td><td></td><td></td></tr>
<tr><td>未戴口罩、帽子，未穿铅衣及戴铅眼镜或不规范</td><td>−1</td><td></td><td></td></tr>
<tr><td rowspan="3">交接及评估
（9分）</td><td>未与病房护士规范交接及核对患者信息</td><td>−2</td><td></td><td></td></tr>
<tr><td>未告知或未询问二便情况</td><td>−1</td><td></td><td></td></tr>
<tr><td>未评估患者病情、意识及合作程度、皮肤准备、带入管道、带入药物，以及药物过敏史</td><td>各−1</td><td></td><td></td></tr>
<tr><td rowspan="5">术前准备
（8分）</td><td>物品准备缺漏</td><td>−1</td><td></td><td></td></tr>
<tr><td>未正确连接加压滴注</td><td>−1</td><td></td><td></td></tr>
<tr><td>未监测生命体征</td><td>−2</td><td></td><td></td></tr>
<tr><td>未建立静脉通道</td><td>−2</td><td></td><td></td></tr>
<tr><td>未注意保护患者隐私部位</td><td>−2</td><td></td><td></td></tr>
<tr><td rowspan="15">操作过程
（65分）</td><td rowspan="4">安全及舒适
（8分）</td><td>未注意患者安全，未保暖</td><td>−2</td><td></td><td></td></tr>
<tr><td>未做好心理护理</td><td>−2</td><td></td><td></td></tr>
<tr><td>未按手术要求安置患者体位，以及适当固定头部</td><td>−2</td><td></td><td></td></tr>
<tr><td>未规范执行三方核查</td><td>−2</td><td></td><td></td></tr>
<tr><td rowspan="8">无菌技术操作
（15分）</td><td>未检查无菌包有效期</td><td>−1</td><td></td><td></td></tr>
<tr><td>打开无菌包不规范</td><td>−1</td><td></td><td></td></tr>
<tr><td>无菌持物桶、消毒液等未标明开启日期或日期书写不规范</td><td>−1</td><td></td><td></td></tr>
<tr><td>倒0.9%氯化钠溶液时未冲洗瓶口或液体溅出容器外</td><td>−2</td><td></td><td></td></tr>
<tr><td>打开一次性物品时未检查其有效期及气密性或打开方法错误</td><td>−2</td><td></td><td></td></tr>
<tr><td>药液抽取手法不规范</td><td>−1</td><td></td><td></td></tr>
<tr><td>协助穿手术衣或铺手术单时不规范或污染</td><td>−2</td><td></td><td></td></tr>
<tr><td>无菌物品过期或违反无菌原则</td><td>−5</td><td></td><td></td></tr>
<tr><td rowspan="3">术中护理配合及文书书写
（30分）</td><td>不了解手术进程或未根据手术进程及时递送手术耗材</td><td>−2</td><td></td><td></td></tr>
<tr><td>打开耗材时未查对效期、未检查密闭性</td><td>−2</td><td></td><td></td></tr>
<tr><td>未及时发现颈动脉窦反应或未有效配合应急处理</td><td>各−3</td><td></td><td></td></tr>
</table>

（待 续）

（续 表）

项目		扣分细则	扣分值	实际扣分	备注
操作过程（65分）	术中护理配合及文书书写（30分）	未观察加压输液袋的压力和静脉补液情况	各－3		
		未记录肝素化时间、用量及按需遵医嘱追加肝素	－3		
		未观察患者尿袋尿量、颜色并及时倾倒、记录	－3		
		未检查回收装置是否有栓子脱落情况	－3		
		未按要求进行耗材登记及条码粘贴不规范	－3		
		手术护理记录单书写不规范或缺漏	－2		
	术后患者安置及整理（12分）	未有效协助医生进行加压包扎	－2		
		未协助患者安全过床，未注意患者保暖	－2		
		未向家属进行术后宣教或宣教不到位	－2		
		术后物品、耗材、仪器终末处置不规范	－2		
		垃圾未分类放置或处置不规范	－2		
		未及时进行室间清洁及消毒工作	－2		
综合评价（15分）	临床工作能力（11分）	手术操作流程不熟悉或应急处理配合不熟练	各－4		
		相关知识掌握不全	－3		
	态度及沟通（4分）	态度不认真、不严谨	－1		
		未关心患者或缺乏人文关怀	各－1		
		沟通不恰当	－1		
总分100分		扣分合计			
		最后得分			

五、经皮椎动脉支架植入术护理配合流程及评分标准

流 程

准备

操作者准备：洗手，着装整齐，规范穿戴口罩、铅衣设备及剂量仪。

评估：患者病情（意识、瞳孔、肌力、CT、MR、血管病变部位及狭窄程度、生化异常结果、血压、心率）、心理因素、配合能力、皮肤准备，禁食、水情况，带入管道和药物，以及药物过敏史。

患者准备：①与病房护士规范交接，核对患者身份、手术信息；②向患者做好解释、告知工作，询问二便情况及需求；③协助患者平卧，注意保暖，妥善放置各种管道，连接心电监护，必要时约束患者、吸氧；④协助麻醉师给予患者全身麻醉。

用物准备：①物品准备，包括无菌手术包、导丝、6F 动脉鞘、椎管、猪尾巴管、导引导管、神经导丝、颅内支持导管、压力泵、椎动脉支架、连接管、Y 阀、球囊扩张导管、血管缝合器、三通开关、注射器（1 ml、5 ml、10 ml、20 ml）、压力传感器、输液器及加压输液袋，必要时准备 125 cm VER 导管、260 cm 长 M 导丝、V-18 导丝及血栓保护系统；②药物准备，包括肝素钠稀释液（0.9% 氯化钠溶液 500 ml＋肝素钠 3000 U）和对比剂，必要时准备地塞米松、罂粟碱、阿托品、尼莫地平、血管活性药物、镇静药及脱水药物；③仪器准备，包括吸氧装置、负压吸引装置、除颤仪，必要时准备临时心脏起搏器。

术中配合

穿刺前：①严格执行术前三方核查并签字；②打开无菌手术包，合理摆放包内各种物品，治疗盘内倒入肝素钠稀释液；③协助术者穿手术衣，打开各种材料及物品；④协助术者消毒、铺巾，连接压力装置并排气；⑤协助准备对比剂、高压注射器及射线防护板。

穿刺时：①观察患者生命体征变化，做好应急处理准备并及时记录；②遵医嘱给予患者全身肝素化，记录给予肝素的时间并及时追加。

术中：①根据需要递送各种耗材；②随时观察加压输液袋的压力和静脉补液情况，防止滴空，及时补充台上所需纱块；③遵医嘱给予肝素化并记录时间及用量，按需追加肝素；④严密监测患者生命体征，及时发现血管痉挛、术中血栓形成、过度高灌注等并发症，做好应急处理准备并及时记录；⑤观察患者尿袋尿量及颜色，及时

倾倒并记录。

术毕：①手术完成拔除鞘管后，协助术者进行加压包扎；②协助麻醉师行麻醉恢复术；③评估患者肌力、瞳孔、言语；④整理患者衣物；⑤及时、准确书写手术护理记录单。

宣教

患者宣教：按全身麻醉术后患者护理。

家属宣教：协助患者完成生活需求，如发现患者穿刺口渗血和血肿、四肢乏力、言语不清、口角歪斜、头痛、呕吐、血压升高等异常现象，及时告知医护人员。

整理

患者整理：①协助患者妥善过床，检查加压包扎绷带有无移位、穿刺口是否渗血；②妥善放置各种管道，注意保暖。

室间整理：①整理手术用物，分类处置各种垃圾；②整理手术间、手术床、仪器及设备，并做好终末处理；③湿式清洁并消毒手术间。

其他：①洗手，记录；②准确、及时收费。

补充说明

1. 导管路径：股动脉—髂外动脉—髂总动脉—腹主动脉—胸主动脉—主动脉弓。

（1）左锁骨下动脉—左椎动脉。

（2）头臂干—右锁骨下动脉—右椎动脉。

2. 对于神志不清、烦躁及不能配合的患者，入室后必要时可给予适当约束固定或麻醉；对于清醒患者，要充分告知术中头部固定配合的重要性。详细了解术前口服抗血小板药物剂量及时间，以及使用抗凝药物情况。

3. 术中收缩压维持在 100～140 mmHg，术后血压控制在 100～120/60～80 mmHg。

4. 对于危重患者或转运途中存在风险的患者，必须由医护人员护送回病区并做好交接，转运途中备好应急物品。

5. 三方核查单严格按照手术时间节点执行。

评分标准

项目		扣分细则	扣分值	实际扣分	备注
操作前（20分）	操作者仪态（3分）	着装不规范（含未佩戴剂量仪）	−1		
		未洗手	−1		
		未戴口罩、帽子，未穿铅衣及戴铅眼镜或不规范	−1		
	交接及评估（9分）	未与病房护士规范交接及核对患者信息	−2		
		未告知或未询问二便情况	−1		
		未评估患者病情、意识及合作程度、皮肤准备、带入管道、带入药物，以及药物过敏史	各−1		
	术前准备（8分）	物品准备缺漏	−1		
		未正确连接加压滴注	−1		
		未监测生命体征	−2		
		未建立静脉通道	−2		
		未注意保护患者隐私部位	−2		
操作过程（65分）	安全及舒适（8分）	未注意患者安全，未保暖	−2		
		未做好心理护理	−2		
		未按手术要求安置患者体位，以及适当固定头部	−2		
		未规范执行三方核查	−2		
	无菌技术操作（15分）	未检查无菌包有效期	−1		
		打开无菌包不规范	−1		
		无菌持物桶、消毒液等未标明开启日期或日期书写不规范	−1		
		倒0.9%氯化钠溶液时未冲洗瓶口或液体溅出容器外	−2		
		打开一次性物品时未检查其有效期及气密性或打开方法错误	−2		
		药液抽取手法不规范	−1		
		协助穿手术衣或铺手术单时不规范或污染	−2		
		无菌物品过期或违反无菌原则	−5		
	术中护理配合及文书书写（30分）	不了解手术进程或未根据手术进程及时递送手术耗材	−2		
		打开耗材时未查对效期、未检查密闭性	−2		
		未及时发现血管痉挛、过度高灌注等并发症或未有效配合应急处理	各−3		

（待 续）

（续 表）

项目		扣分细则	扣分值	实际扣分	备注
操作过程（65分）	术中护理配合及文书书写（30分）	未观察加压输液袋的压力和静脉补液情况	各−3		
		未记录肝素化时间、用量及按需遵医嘱追加肝素	−3		
		未观察患者尿袋尿量、颜色并及时倾倒、记录	−3		
		未检查回收装置是否有栓子脱落情况	−3		
		未按要求进行耗材登记及条码粘贴不规范	−3		
		手术护理记录单书写不规范或缺漏	−2		
	术后患者安置及整理（12分）	未有效协助医生进行加压包扎	−2		
		未协助患者安全过床，未注意患者保暖	−2		
		未向家属进行术后宣教或宣教不到位	−2		
		术后物品、耗材、仪器终末处置不规范	−2		
		垃圾未分类放置或处置不规范	−2		
		未及时进行室间清洁及消毒工作	−2		
综合评价（15分）	临床工作能力（11分）	手术操作流程不熟悉或应急处理配合不熟练	各−4		
		相关知识掌握不全	−3		
	态度及沟通（4分）	态度不认真、不严谨	−1		
		未关心患者或缺乏人文关怀	各−1		
		沟通不恰当	−1		
总分100分		扣分合计			
		最后得分			

六、颅内动脉瘤栓塞术护理配合流程及评分标准

流 程

准备

操作者准备: 洗手，着装整齐，规范穿戴口罩、铅衣设备及剂量仪。

评估: 患者病情（意识、瞳孔、肌力、CT、MR、血管病变部位及狭窄程度、生化异常结果、血压、心率）、心理因素、配合能力、皮肤准备，禁食、水情况，带入管道和药物，以及药物过敏史。

患者准备: ①与病房护士规范交接，核对患者身份、手术信息；②向患者做好解释、告知工作，给予患者导尿（如从病房来时已经导尿，注意导尿管勿夹闭，保持引流通畅）；③协助患者平卧，注意保暖，妥善放置各种管道，连接心电监护仪，必要时约束患者并吸氧；④协助麻醉师给予患者全身麻醉。

用物准备: ①物品准备，包括无菌手术包、动脉鞘、导丝、压力延长管、Y 阀、三通开关、造影导管、导引导管、微导管、微导丝、支架、弹簧圈、注射器（5 ml、10 ml、20 ml）、输液器及加压输液袋；②药物准备，包括肝素钠稀释液（0.9% 氯化钠溶液 500 ml＋肝素钠 3000 U）及对比剂，必要时准备地塞米松、罂粟碱、阿托品、鱼精蛋白、尼莫地平、血管活性药物及脱水药物；③仪器准备，包括心电监护仪、吸氧装置、烧水壶、负压吸引装置及除颤仪，必要时准备临时心脏起搏器。

术中配合

穿刺前: ①严格执行术前三方核查并签字；②打开无菌手术包，合理摆放包内各种物品，治疗盘内倒入肝素钠稀释液；③协助术者穿手术衣，打开各种材料及物品；④协助术者消毒、铺巾，连接压力装置并排气；⑤协助准备对比剂、高压注射器及射线防护板。

穿刺时: 观察患者生命体征变化，做好应急处理准备并及时记录。

术中: ①根据需要递送各种耗材；②随时观察加压输液袋的压力和静脉补液情况，防止滴空；③遵医嘱给予肝素化并记录时间及用量，首剂为全身肝素化（1 mg/kg，1 mg＝125 U）全量的 1/2 左右，按需追加肝素，如动脉瘤破裂，给予鱼精蛋白中和体内肝素（10 mg∶1000 U）；④严密监测患者生命体征；⑤观察患者尿袋尿量及颜色，及时倾倒并记录。

术毕: ①手术完成拔除鞘管后，协助术者进行加压包扎；②协助麻醉师行麻醉恢复

术；③评估患者肌力、瞳孔、言语；④整理患者衣物；⑤及时、准确书写手术护理记录单。

宣教

患者宣教：按全身麻醉术后患者护理。

家属宣教：协助患者卧床，注意观察患者穿刺口有无渗血、血肿，以及有无对比剂过敏并发症。

整理

患者整理：①协助患者妥善过床，检查加压包扎绷带有无移位、穿刺口是否渗血；②妥善放置各种管道，注意保暖。

室间整理：①整理手术用物，分类处置各种垃圾；②整理手术间、手术床、仪器及设备，并做好终末处理；③湿式清洁并消毒手术间。

其他：①洗手，记录；②准确、及时收费。

补充说明

1. 导管路径：股动脉—髂外动脉—髂总动脉—腹主动脉—胸主动脉—主动脉弓，根据病变部位选择（颈内动脉或椎动脉、基底动脉）。
2. 一般情况下，选择左上肢建立静脉通道。
3. 三方核查单严格按照手术时间节点执行。
4. 对于危重患者或转运途中存在风险的患者，必须由医护人员护送回病区并做好交接，转运途中备好应急物品。

评分标准

项目		扣分细则	扣分值	实际扣分	备注
操作前（20分）	操作者仪态（3分）	着装不规范（含未佩戴剂量仪）	−1		
		未洗手	−1		
		未戴口罩、帽子，未穿铅衣及戴铅眼镜或不规范	−1		
	交接及评估（9分）	未与病房护士规范交接及核对患者信息	−2		
		未告知或未询问二便情况	−1		
		未评估患者病情、意识及合作程度、皮肤准备、带入管道、带入药物，以及药物过敏史	各−1		
	术前准备（8分）	物品准备缺漏	−1		
		未正确连接加压滴注	−1		
		未监测生命体征	−2		
		未建立静脉通道	−2		
		未注意保护患者隐私部位	−2		
操作过程（65分）	安全及舒适（8分）	未注意患者安全，未保暖	−2		
		未做好心理护理	−2		
		未按手术要求安置患者体位，以及适当固定	−2		
		未规范执行三方核查	−2		
	无菌技术操作（15分）	未检查无菌包有效期	−1		
		打开无菌包不规范	−1		
		无菌持物桶、消毒液等未标明开启日期或日期书写不规范	−1		
		倒0.9%氯化钠溶液时未冲洗瓶口或液体溅出容器外	−2		
		打开一次性物品时未检查其有效期及气密性或打开方法错误	−2		
		药液抽取手法不规范	−1		
		协助穿手术衣或铺手术单时不规范或污染	−2		
		无菌物品过期或违反无菌原则	−5		
	术中护理配合及文书书写（30分）	不了解手术进程或未根据手术进程及时递送手术耗材	−2		
		打开耗材时未查对效期、未检查密闭性	−2		
		未及时发现动脉瘤破裂等并发症或未有效配合应急处理	各−3		
		未观察加压输液袋的压力和静脉补液情况	各−3		

（待 续）

（续 表）

项目		扣分细则	扣分值	实际扣分	备注
操作过程（65分）	术中护理配合及文书书写（30分）	未记录肝素化时间、用量及按需遵医嘱追加肝素	−3		
		未观察患者尿袋尿量、颜色并及时倾倒、记录	−4		
		未遵医嘱配合麻醉师正确使用药物	−2		
		未按要求进行耗材登记及条码粘贴不规范	−3		
		手术护理记录单书写不规范或缺漏	−2		
	术后患者安置及整理（12分）	未有效协助医生进行加压包扎	−2		
		未协助患者安全过床，未注意患者保暖	−2		
		未向家属进行术后宣教或宣教不到位	−2		
		术后物品、耗材、仪器终末处置不规范	−2		
		垃圾未分类放置或处置不规范	−2		
		未及时进行室间清洁及消毒工作	−2		
综合评价（15分）	临床工作能力（11分）	手术操作流程不熟悉或应急处理配合不熟练	各−4		
		相关知识掌握不全	−3		
	态度及沟通（4分）	态度不认真、不严谨	−1		
		未关心患者或缺乏人文关怀	各−1		
		沟通不恰当	−1		
总分100分		扣分合计			
		最后得分			

七、单纯脑动静脉瘘栓塞术护理配合流程及评分标准

流　程

准备

操作者准备：着装整齐，规范穿戴口罩、铅衣设备及剂量仪，洗手。

评估：患者病情（意识、瞳孔、肌力、CT、MR、血管病变部位及狭窄程度、生化异常结果、血压、心率）、心理因素、配合能力、皮肤准备，禁食、水情况，带入管道和药物，以及药物过敏史。

患者准备：①与病房护士规范交接，核对患者身份、手术信息；②向患者做好解释、告知工作，给予患者导尿（如从病房来时已经导尿，注意导尿管勿夹闭，保持引流通畅）；③协助患者平卧，注意保暖，妥善放置各种管道，连接心电监护仪，必要时约束患者并吸氧；④协助麻醉师给予患者全身麻醉。

用物准备：①物品准备，包括无菌手术包、动脉鞘、泥鳅导丝、单弯导管、猪尾导管、压力延长管、高压注射器、输液器及加压输液袋、三通、Y 阀、指引导管、微导丝、微导管、液态栓塞胶（ONYX 或 NBCA）、股动脉压迫止血器、注射器（1 ml、5 ml、10 ml、20 ml）、输液器及加压输液袋，必要时准备 Simmons 导管；②药物准备，包括 5% 葡萄糖、对比剂，以及肝素钠稀释液（0.9% 氯化钠溶液 500 ml＋肝素钠 3000 U），必要时准备地塞米松、罂粟碱、阿托品、鱼精蛋白、尼莫地平、血管活性药物及脱水药物；③仪器准备，包括心电监护仪、吸氧装置、负压吸引装置及除颤仪，必要时准备临时心脏起搏器。

术中配合

穿刺前：①严格执行术前三方核查并签字；②打开无菌手术包，合理摆放包内各种物品，治疗盘内倒入肝素钠稀释液；③协助术者穿手术衣，打开各种材料及物品；④协助术者消毒、铺巾，连接压力装置并排气；⑤协助准备对比剂、高压注射器及射线防护板；⑥液态栓塞胶 ONYX 放置于专业仪器上高速震动 30 min。

穿刺时：观察患者生命体征变化，做好应急处理准备并及时记录。

术中：①根据需要递送各种耗材；②随时观察加压输液袋的压力和静脉补液情况，防止滴空；③遵医嘱给予肝素化并记录时间及用量；④严密监测患者生命体征（血压稳定在 120～130/80～90 mmHg）；⑤观察患者尿袋尿量及颜色，及时倾倒并记录。

术毕：①手术完成拔除鞘管后，协助术者进行加压包扎；②协助麻醉师行麻醉恢

复术；③评估患者肌力、瞳孔、言语；④整理患者衣物；⑤及时、准确书写手术护理记录单。

宣教

患者宣教：按全身麻醉术后患者护理。

家属宣教：①协助患者完成生活需求；②如发现患者穿刺口渗血、血肿等异常现象，及时告知医护人员。

整理

患者整理：①协助患者妥善过床，检查加压包扎绷带有无移位、穿刺口是否渗血；②妥善放置各种管道，注意保暖。

室间整理：①整理手术用物，分类处置各种垃圾；②整理手术间、手术床、仪器及设备，并做好终末处理；③湿式清洁并消毒手术间。

其他：①洗手，记录；②准确、及时收费。

补充说明

1. 导管路径：股动脉—髂外动脉—髂总动脉—腹主动脉—胸主动脉—主动脉弓。

(1) 左颈总动脉—左颈内动脉—目标血管。

(2) 头臂干—右颈总动脉—右颈内动脉—目标血管。

2. 一般情况下，选择左上肢建立静脉通道。

3. 三方核查单严格按照手术时间节点执行。

4. 对于危重患者或转运途中存在风险的患者，必须由医护人员护送回病区并做好交接，转运途中备好应急物品。

评分标准

项目		扣分细则	扣分值	实际扣分	备注
操作前（20分）	操作者仪态（3分）	着装不规范（含未佩戴剂量仪）	−1		
		未洗手	−1		
		未戴口罩、帽子，未穿铅衣及戴铅眼镜或不规范	−1		
	交接及评估（9分）	未与病房护士规范交接及核对患者信息	−2		
		未告知或未询问二便情况	−1		
		未评估患者病情、意识及合作程度、皮肤准备、带入管道、带入药物，以及药物过敏史	各−1		
	术前准备（8分）	物品准备缺漏	−1		
		未正确连接加压滴注	−1		
		未监测生命体征	−2		
		未建立静脉通道	−2		
		未注意保护患者隐私部位	−2		
操作过程（65分）	安全及舒适（8分）	未注意患者安全，未保暖	−2		
		未做好心理护理	−2		
		未按手术要求安置患者体位，以及适当固定	−2		
		未规范执行三方核查	−2		
	无菌技术操作（15分）	未检查无菌包有效期	−1		
		打开无菌包不规范	−1		
		无菌持物桶、消毒液等未标明开启日期或日期书写不规范	−1		
		倒0.9%氯化钠溶液时未冲洗瓶口或液体溅出容器外	−2		
		打开一次性物品时未检查其有效期及气密性或打开方法错误	−2		
		药液抽取手法不规范	−1		
		协助穿手术衣或铺手术单时不规范或污染	−2		
		无菌物品过期或违反无菌原则	−5		
	术中护理配合及文书书写（30分）	不了解手术进程或未根据手术进程及时递送手术耗材	−2		
		打开耗材时未查对效期、未检查密闭性	−2		
		液态栓塞胶ONYX未放置于专业仪器上高速震动30分钟，未有效配合应急处理	各−3		

（待 续）

（续 表）

项目		扣分细则	扣分值	实际扣分	备注
操作过程（65分）	术中护理配合及文书书写（30分）	未观察加压输液袋的压力和静脉补液情况	各−3		
		未记录肝素化时间、用量及按需遵医嘱追加肝素	−3		
		未观察患者尿袋尿量、颜色并及时倾倒、记录	−4		
		未遵医嘱配合麻醉师正确使用药物	−2		
		未按要求进行耗材登记及条码粘贴不规范	−3		
		手术护理记录单书写不规范或缺漏	−2		
	术后患者安置及整理（12分）	未有效协助医生进行加压包扎	−2		
		未协助患者安全过床，未注意患者保暖	−2		
		未向家属进行术后宣教或宣教不到位	−2		
		术后物品、耗材、仪器终末处置不规范	−2		
		垃圾未分类放置或处置不规范	−2		
		未及时进行室间清洁及消毒工作	−2		
综合评价（15分）	临床工作能力（11分）	手术操作流程不熟悉或应急处理配合不熟练	各−4		
		相关知识掌握不全	−3		
	态度及沟通（4分）	态度不认真、不严谨 未关心患者或缺乏人文关怀	−1 各−1		
		沟通不恰当	−1		
总分100分		扣分合计			
		最后得分			

八、颈内动脉海绵窦瘘栓塞术护理配合流程及评分标准

流 程

准备

操作者准备： 洗手，着装整齐，规范穿戴口罩、铅衣设备及剂量仪。

评估： 患者病情（意识、瞳孔、肌力、CT、MR、血管病变部位及狭窄程度、生化异常结果、血压、心率）、心理因素、配合能力、皮肤准备，禁食、水情况，带入管道和药物，以及药物过敏史。

患者准备： ①与病房护士规范交接，核对患者身份、手术信息；②向患者做好解释、告知工作，给予患者导尿（如从病房来时已经导尿，注意导尿管勿夹闭，保持引流通畅）；③协助患者平卧，注意保暖，妥善放置各种管道，连接心电监护仪，必要时约束患者并吸氧；④协助麻醉师给予患者全身麻醉。

用物准备： ①物品准备，包括无菌手术包、动脉鞘、泥鳅导丝、单弯导管、猪尾导管、压力延长管、高压注射器、输液器及加压输液袋、三通、Y 阀、指引导管、微导丝、微导管、可解脱弹簧圈、球囊、支架、股动脉压迫止血器及注射器（1 ml、5 ml、10 ml、20 ml），必要时准备 Simmons 导管；②药物准备，包括肝素钠稀释液（0.9% 氯化钠溶液 500 ml＋肝素钠 3000 U）和对比剂，必要时准备地塞米松、罂粟碱、阿托品、鱼精蛋白、尼莫地平、血管活性药物及脱水药物；③仪器准备，包括心电监护仪、吸氧装置、负压吸引装置及除颤仪，必要时准备临时心脏起搏器。

术中配合

穿刺前： ①严格执行术前三方核查并签字；②打开无菌手术包，合理摆放包内各种物品，治疗盘内倒入肝素钠稀释液；③协助术者穿手术衣，打开各种材料及物品；④协助术者消毒、铺巾，连接压力装置并排气；⑤协助准备对比剂、高压注射器及射线防护板；⑥液态栓塞胶 ONYX 置于专业仪器上高速震动 30 min。

穿刺时： 观察患者生命体征变化，做好应急处理准备并及时记录。

术中： ①根据需要递送各种耗材；②随时观察加压输液袋的压力和静脉补液情况，防止滴空；③遵医嘱给予肝素化并记录时间及用量；④严密监测患者生命体征，及时发现血管痉挛或缺血性脑卒中并给予应急处理；⑤观察患者尿袋尿量及颜色，及时倾倒并记录。

术毕： ①手术完成拔除鞘管后，协助术者进行加压包扎；②协助麻醉师行麻醉恢复

术；③患者麻醉恢复后，指导其遵嘱做动作，以判断患者的神经功能状态；④整理患者衣物；⑤及时、准确书写手术护理记录单。

宣教

患者宣教：①按全身麻醉术后患者护理；②嘱其勿用力咳嗽、排便、揉眼睛等。
家属宣教：①协助患者完成生活需求；②如发现患者穿刺口渗血和血肿，以及头痛等异常现象，及时告知医护人员。

整理

患者整理：①协助患者妥善过床，检查加压包扎绷带有无移位、穿刺口是否渗血；②妥善放置各种管道，注意保暖。
室间整理：①整理手术用物，分类处置各种垃圾；②整理手术间、手术床、仪器及设备，并做好终末处理；③湿式清洁并消毒手术间。
其他：①洗手，记录；②准确、及时收费。

补充说明

1．导管路径：股动脉—髂外动脉—髂总动脉—腹主动脉—胸主动脉—主动脉弓。
（1）左颈总动脉—左颈内动脉。
（2）头臂干—右颈总动脉—右颈内动脉。
2．一般情况下，选择左上肢建立静脉通道。
3．三方核查单严格按照手术时间节点执行。
4．对于危重患者或转运途中存在风险的患者，必须由医护人员护送回病区并做好交接，转运途中备好应急物品。

评分标准

项目		扣分细则	扣分值	实际扣分	备注
操作前（20分）	操作者仪态（3分）	着装不规范（含未佩戴剂量仪）	−1		
		未洗手	−1		
		未戴口罩、帽子，未穿铅衣及戴铅眼镜或不规范	−1		
	交接及评估（9分）	未与病房护士规范交接及核对患者信息	−2		
		未告知或未询问二便情况	−1		
		未评估患者病情、意识及合作程度、皮肤准备、带入管道、带入药物，以及药物过敏史	各−1		
	术前准备（8分）	物品准备缺漏	−1		
		未正确连接加压滴注	−1		
		未监测生命体征	−2		
		未建立静脉通道	−2		
		未注意保护患者隐私部位	−2		
操作过程（65分）	安全及舒适（8分）	未注意患者安全，未保暖	−2		
		未做好心理护理	−2		
		未按手术要求安置患者体位，以及适当固定	−2		
		未规范执行三方核查	−2		
	无菌技术操作（15分）	未检查无菌包有效期	−1		
		打开无菌包不规范	−1		
		无菌持物桶、消毒液等未标明开启日期或日期书写不规范	−1		
		倒0.9%氯化钠溶液时未冲洗瓶口或液体溅出容器外	−2		
		打开一次性物品时未检查其有效期及气密性或打开方法错误	−2		
		药液抽取手法不规范	−1		
		协助穿手术衣或铺手术单时不规范或污染	−2		
		无菌物品过期或违反无菌原则	−5		
	术中护理配合及文书书写（30分）	不了解手术进程或未根据手术进程及时递送手术耗材	−2		
		打开耗材时未查对效期、未检查密闭性	−2		
		未及时发现血管痉挛、缺血性脑卒中或未有效配合应急处理	各−3		
		未观察加压输液袋的压力和静脉补液情况	各−3		

（待 续）

（续　表）

项目		扣分细则	扣分值	实际扣分	备注
操作过程（65分）	术中护理配合及文书书写（30分）	未记录肝素化时间、用量及按需遵医嘱追加肝素	−3		
		未观察患者尿袋尿量、颜色并及时倾倒、记录	−4		
		未遵医嘱配合麻醉师正确使用药物	−2		
		未按要求进行耗材登记及条码粘贴不规范	−3		
		手术护理记录单书写不规范或缺漏	−2		
	术后患者安置及整理（12分）	未有效协助医生进行加压包扎	−2		
		未协助患者安全过床，未注意患者保暖	−2		
		未向家属进行术后宣教或宣教不到位	−2		
		术后物品、耗材、仪器终末处置不规范	−2		
		垃圾未分类放置或处置不规范	−2		
		未及时进行室间清洁及消毒工作	−2		
综合评价（15分）	临床工作能力（11分）	手术操作流程不熟悉或应急处理配合不熟练	各−4		
		相关知识掌握不全	−3		
	态度及沟通（4分）	态度不认真、不严谨	−1		
		未关心患者或缺乏人文关怀	各−1		
		沟通不恰当	−1		
总分100分		扣分合计			
		最后得分			

九、脑及颅内血管畸形栓塞术护理配合流程及评分标准

流 程

准备

操作者准备：洗手，着装整齐，规范穿戴口罩、铅衣设备及剂量仪。

评估：患者病情、意识、合作程度、皮肤准备，禁食、水情况，带入管道和药物，以及药物过敏史。

患者准备：①与病房护士规范交接，核对患者身份、手术信息；②向患者做好解释、告知工作，询问二便情况及需求；③协助患者平卧，注意保暖，妥善放置各种管道，连接心电监护仪，必要时约束患者并吸氧；④协助麻醉师给予患者全身麻醉。

用物准备：①物品准备，包括无菌手术包、单弯导管、多功能导管、导丝、动脉鞘、连接管、Y 阀、指引导管、神经微导管、神经微导丝、中间导管、液体栓塞剂（提前放入摇胶器内摇匀备用）、微导管、三通开关、输液器、加压输液袋、压力传感器及注射器（5 ml、10 ml、30 ml）；②药物准备，包括肝素钠稀释液（0.9% 氯化钠溶液 500 ml＋肝素钠 3000 U）、替罗非班及对比剂，必要时准备地塞米松、罂粟碱及鱼精蛋白；③仪器准备，包括心电监护仪、吸氧装置、负压吸引装置及除颤仪，必要时准备临时心脏起搏器。

术中配合

穿刺前：①严格执行术前三方核查并签字；②打开无菌手术包，合理摆放包内各种物品，治疗盘内倒入肝素钠稀释液；③协助术者穿手术衣，打开各种材料及物品；④协助术者消毒、铺巾，连接压力装置并排气；⑤协助准备对比剂、高压注射器及射线防护板；⑥液态栓塞胶 ONYX 置于专业仪器上高速震动 30 min。

穿刺时：观察患者生命体征变化，做好应急处理准备并及时记录。

术中：①根据需要递送各种耗材；②随时观察加压输液袋的压力和静脉补液情况，防止滴空；③遵医嘱给予肝素化并记录时间及用量；④严密监测患者生命体征，及时发现颅内压增高、异位栓塞、心率增快、血压升高、瞳孔改变等并给予应急处理；⑤观察患者尿袋尿量及颜色，及时倾倒并记录。

术毕：①手术完成拔除鞘管后，协助术者进行加压包扎；②协助麻醉师行麻醉恢复术；③患者麻醉恢复后，指导其遵嘱做动作，以判断患者的神经功能状态；④整理患者衣物及床单位；⑤及时、准确书写手术护理记录单。

宣教

患者宣教： 按全身麻醉术后患者护理。

家属宣教： 做好病情解释工作，取得理解与支持。

整理

患者整理： ①整理患者衣物；②协助患者妥善过床，检查加压包扎绷带有无移位、穿刺口是否渗血；③妥善放置各种管道，注意保暖。

室间整理： ①整理手术用物，分类处置各种垃圾；②整理手术间、手术床、仪器及设备，并做好终末处理；③湿式清洁并消毒手术间。

其他： ①洗手，记录；②准确、及时收费。

补充说明

1．导管路径：股动脉—髂外动脉—髂总动脉—腹主动脉—胸主动脉—主动脉弓。

（1）头臂干—右锁骨下动脉—右侧椎动脉—基底动脉—大脑后动脉。

（2）头臂干—右颈总动脉—右侧颈内动脉—右侧大脑中动脉—右侧大脑前动脉。

（3）左颈总动脉—左侧颈内动脉—左侧大脑中动脉—左侧大脑前动脉。

（4）左锁骨下动脉—左侧椎动脉—基底动脉—大脑后动脉（注意：应根据需要栓塞的目标血管选择相应的路径）。

2．三方核查单严格按照手术时间节点执行。

3．脑动静脉畸形栓塞术后，原有神经功能障碍加重或出现新的神经功能障碍是较常见的并发症。临床表现为意识障碍、偏瘫、失语、偏盲、感觉障碍及共济失调等。栓塞术并发神经功能障碍多为暂时性，通过应用扩血管药物、营养神经药物，以及高压氧舱等治疗可改善患者神经功能状态。需及时做好患者和家属的解释工作。

评分标准

项目		扣分细则	扣分值	实际扣分	备注
操作前（20分）	操作者仪态（3分）	着装不规范（含未佩戴剂量仪）	−1		
		未洗手	−1		
		未戴口罩、帽子，未穿铅衣及戴铅眼镜或不规范	−1		
	交接及评估（9分）	未与病房护士规范交接及核对患者信息	−2		
		未告知或未询问二便情况	−1		
		未评估患者病情、意识及合作程度、皮肤准备、带入管道、带入药物，以及药物过敏史	各−1		
	术前准备（8分）	物品准备缺漏	−1		
		未正确连接加压滴注	−1		
		未监测生命体征	−2		
		未建立静脉通道	−2		
		未注意保护患者隐私部位	−2		
操作过程（65分）	安全及舒适（10分）	未注意患者安全，未保暖	−2		
		未做好心理护理	−2		
		未按手术要求安置患者体位，以及适当固定	各−2		
		未规范执行三方核查	−2		
	无菌技术操作（15分）	未检查无菌包有效期	−1		
		打开无菌包不规范	−1		
		无菌持物桶、消毒液等未标明开启日期或日期书写不规范	−1		
		倒0.9%氯化钠溶液时未冲洗瓶口或液体溅出容器外	−2		
		打开一次性物品时未检查其有效期及气密性或打开方法错误	−2		
		药液抽取手法不规范	−1		
		协助穿手术衣或铺手术单时不规范或污染	−2		
		无菌物品过期或违反无菌原则	−5		
	术中护理配合及文书书写（29分）	不了解手术进程或未根据手术进程及时递送手术耗材	−2		
		打开耗材时未查对效期、未检查密闭性	−2		
		未及时发现颅内压增高、异位栓塞、心率增快、血压升高、瞳孔的改变或未有效配合应急处理	各−3		

（待 续）

（续 表）

项目		扣分细则	扣分值	实际扣分	备注
操作过程（65分）	术中护理配合及文书书写（29分）	未观察加压输液袋的压力和静脉补液情况	各－3		
		未记录肝素化时间、用量及按需遵医嘱追加肝素	－3		
		未观察患者尿袋尿量、颜色并及时倾倒、记录	－3		
		未遵医嘱配合麻醉师正确使用药物	－2		
		未按要求进行耗材登记及条码粘贴不规范	－3		
		手术护理记录单书写不规范或缺漏	－2		
	术后患者安置及整理（11分）	未有效协助医生进行加压包扎	－2		
		未协助患者安全过床，未注意患者保暖	－2		
		未向家属进行术后宣教或宣教不到位	－1		
		术后物品、耗材、仪器终末处置不规范	－2		
		垃圾未分类放置或处置不规范	－2		
		未及时进行室间清洁及消毒工作	－2		
综合评价（15分）	临床工作能力（11分）	手术操作流程不熟悉或应急处理配合不熟练	各－4		
		相关知识掌握不全	－3		
	态度及沟通（4分）	态度不认真、不严谨	－1		
		未关心患者或缺乏人文关怀	各－1		
		沟通不恰当	－1		
总分100分		扣分合计			
		最后得分			

十、头颈部高血运肿瘤血管内栓塞术护理配合流程及评分标准

流 程

准备

操作者准备：洗手，着装整齐，规范穿戴口罩、铅衣设备及剂量仪。

评估：患者病情、意识、合作程度、皮肤准备，禁食、水情况，带入管道和药物，以及药物过敏史。

患者准备：①与病房护士规范交接，核对患者身份、手术信息；②向患者做好解释、告知工作，询问二便情况及需求；③协助患者平卧，注意保暖，妥善放置各种管道，连接心电监护仪，必要时约束患者并吸氧；④协助麻醉师给予患者全身麻醉。

用物准备：①物品准备，包括无菌手术包、单弯导管、猪尾导管、多功能导管、导丝、动脉鞘、连接管、Y 阀、指引导管、中间导管、微导管、微导丝、栓塞剂（明胶海绵、NBCA、PVA、栓塞微粒球和弹簧圈）、三通开关、输液器、加压输液袋、压力传感器及注射器（1 ml、5 ml、10 ml、20 ml），必要时准备 Simmons 导管和封堵器；②药物准备，包括肝素钠稀释液（0.9% 氯化钠溶液 500 ml＋肝素钠 3000 U）和对比剂，必要时准备地塞米松、阿托品、尼莫地平、罂粟碱及替罗非班；③仪器准备，包括心电监护仪、吸氧装置、负压吸引装置及除颤仪。

术中配合

穿刺前：①严格执行术前三方核查并签字；②打开无菌手术包，合理摆放包内各种物品，治疗盘内倒入肝素钠稀释液；③协助术者穿手术衣，打开各种材料及物品；④协助术者消毒、铺巾，连接压力装置并排气；⑤协助准备对比剂、高压注射器及射线防护板；⑥液态栓塞胶 ONYX 置于专业仪器上高速震动 30 min。

穿刺时：观察患者生命体征变化，做好应急处理准备并及时记录。

术中：①根据需要递送各种耗材；②随时观察加压输液袋的压力和静脉补液情况，防止滴空；③遵医嘱给予肝素化并记录时间及用量；④严密监测患者生命体征，及时发现颅内压增高、异位栓塞、心率增快、血压升高、瞳孔改变等并给予应急处理；⑤观察患者尿袋尿量及颜色，及时倾倒并记录。

术毕：①手术完成拔除鞘管后，协助术者进行加压包扎；②协助麻醉师行麻醉恢复术；③患者麻醉恢复后，指导其遵嘱做动作，以判断患者的神经功能状态；④整理患者衣物；⑤及时、准确书写手术护理记录单。

宣教

患者宣教： 按全身麻醉术后患者护理。

家属宣教： 做好病情解释工作，取得理解与支持。

整理

患者整理： ①协助患者妥善过床，检查加压包扎绷带有无移位、穿刺口是否渗血；②妥善放置各种管道，注意保暖。

室间整理： ①整理手术用物，分类处置各种垃圾；②整理手术间、手术床、仪器及设备，并做好终末处理；③湿式清洁并消毒手术间。

其他： ①洗手，记录；②准确、及时收费。

补充说明

1．导管路径：股动脉—髂外动脉—髂总动脉—腹主动脉—胸主动脉—主动脉弓。

（1）头臂干—右锁骨下动脉—右侧椎动脉—基底动脉—大脑后动脉。

（2）头臂干—右颈总动脉—右侧颈内动脉—右侧大脑中动脉—右侧大脑前动脉。

（3）左颈总动脉—左侧颈内动脉—左侧大脑中动脉—左侧大脑前动脉。

（4）左锁骨下动脉—左侧椎动脉—基底动脉—大脑后动脉（注意：应根据需要栓塞的目标血管选择相应的路径）。

2．三方核查单严格按照手术时间节点执行。

3．脑动静脉畸形栓塞术后，原有神经功能障碍加重或出现新的神经功能障碍是较常见的并发症。临床表现为意识障碍、偏瘫、失语、偏盲、感觉障碍及共济失调等。栓塞术并发神经功能障碍多为暂时性，通过应用扩血管药物、营养神经药物，以及高压氧舱等治疗可改善神经功能状态。需及时做好患者和家属的解释工作。

评分标准

<table>
<tr><th colspan="2">项目</th><th>扣分细则</th><th>扣分值</th><th>实际扣分</th><th>备注</th></tr>
<tr><td rowspan="11">操作前
（20分）</td><td rowspan="3">操作者仪态
（3分）</td><td>着装不规范（含未佩戴剂量仪）</td><td>−1</td><td></td><td></td></tr>
<tr><td>未洗手</td><td>−1</td><td></td><td></td></tr>
<tr><td>未戴口罩、帽子，未穿铅衣及戴铅眼镜或不规范</td><td>−1</td><td></td><td></td></tr>
<tr><td rowspan="3">交接及评估
（9分）</td><td>未与病房护士规范交接及核对患者信息</td><td>−2</td><td></td><td></td></tr>
<tr><td>未告知或未询问二便情况</td><td>−1</td><td></td><td></td></tr>
<tr><td>未评估患者病情、意识及合作程度、皮肤准备、带入管道、带入药物，以及药物过敏史</td><td>各−1</td><td></td><td></td></tr>
<tr><td rowspan="5">术前准备
（8分）</td><td>物品准备缺漏</td><td>−1</td><td></td><td></td></tr>
<tr><td>未正确连接加压滴注</td><td>−1</td><td></td><td></td></tr>
<tr><td>未监测生命体征</td><td>−2</td><td></td><td></td></tr>
<tr><td>未建立静脉通道</td><td>−2</td><td></td><td></td></tr>
<tr><td>未注意保护患者隐私部位</td><td>−2</td><td></td><td></td></tr>
<tr><td rowspan="15">操作过程
（65分）</td><td rowspan="4">安全及舒适
（8分）</td><td>未注意患者安全，未保暖</td><td>−2</td><td></td><td></td></tr>
<tr><td>未做好心理护理</td><td>−2</td><td></td><td></td></tr>
<tr><td>未按手术要求安置患者体位，以及适当固定</td><td>−2</td><td></td><td></td></tr>
<tr><td>未规范执行三方核查</td><td>−2</td><td></td><td></td></tr>
<tr><td rowspan="8">无菌技术操作
（15分）</td><td>未检查无菌包有效期</td><td>−1</td><td></td><td></td></tr>
<tr><td>打开无菌包不规范</td><td>−1</td><td></td><td></td></tr>
<tr><td>无菌持物桶、消毒液等未标明开启日期或日期书写不规范</td><td>−1</td><td></td><td></td></tr>
<tr><td>倒0.9%氯化钠溶液时未冲洗瓶口或液体溅出容器外</td><td>−2</td><td></td><td></td></tr>
<tr><td>打开一次性物品时未检查其有效期及气密性或打开方法错误</td><td>−2</td><td></td><td></td></tr>
<tr><td>药液抽取手法不规范</td><td>−1</td><td></td><td></td></tr>
<tr><td>协助穿手术衣或铺手术单时不规范或污染</td><td>−2</td><td></td><td></td></tr>
<tr><td>无菌物品过期或违反无菌原则</td><td>−5</td><td></td><td></td></tr>
<tr><td rowspan="3">术中护理配合及文书书写
（30分）</td><td>不了解手术进程或未根据手术进程及时递送手术耗材</td><td>−2</td><td></td><td></td></tr>
<tr><td>打开耗材时未查对效期、未检查密闭性</td><td>−2</td><td></td><td></td></tr>
<tr><td>未及时发现颅内压增高、异位栓塞、心率增快、血压升高、瞳孔的改变或未有效配合应急处理</td><td>各−3</td><td></td><td></td></tr>
</table>

（待　续）

（续 表）

项目		扣分细则	扣分值	实际扣分	备注
操作过程（65分）	术中护理配合及文书书写（30分）	未观察加压输液袋的压力和静脉补液情况	各－3		
		未记录肝素化时间、用量或按需遵医嘱追加肝素	各－2		
		未观察患者尿袋尿量、颜色并及时倾倒、记录	－3		
		未遵医嘱配合麻醉师正确使用药物	－2		
		未按要求进行耗材登记及条码粘贴不规范	－3		
		手术护理记录单书写不规范或缺漏	－2		
	术后患者安置及整理（12分）	未有效协助医生进行加压包扎	－2		
		未协助患者安全过床，未注意患者保暖	－2		
		未向家属进行术后宣教或宣教不到位	－2		
		术后物品、耗材、仪器终末处置不规范	－2		
		垃圾未分类放置或处置不规范	－2		
		未及时进行室间清洁及消毒工作	－2		
综合评价（15分）	临床工作能力（11分）	手术操作流程不熟悉或应急处理配合不熟练	各－4		
		相关知识掌握不全	－3		
	态度及沟通（4分）	态度不认真、不严谨	－1		
		未关心患者或缺乏人文关怀	各－1		
		沟通不恰当	－1		
总分100分		扣分合计			
		最后得分			

十一、急性缺血性脑卒中血栓取出术护理配合流程及评分标准

流 程

准备

操作者准备：洗手，着装整齐，规范穿戴口罩、铅衣设备及剂量仪。

评估：患者病情、意识、合作程度、皮肤准备、带入管道和药物，以及药物过敏史。

患者准备：①与病房护士规范交接，核对患者身份、手术信息；②向患者做好解释、告知工作，烦躁或不清醒患者必须留置尿管并保持引流通畅；③协助患者平卧，注意保暖，妥善放置各种管道，连接心电监护仪，合理约束患者并吸氧。

用物准备：①物品准备，包括无菌手术包、单弯导管、猪尾导管、导丝、动脉鞘、连接管、Y 阀、指引导管、中间导管、微导管、微导丝、取栓支架、三通开关、输液器、加压输液袋及注射器（5 ml、10 ml、20 ml），必要时准备 Simmons 导管和封堵器；②药物准备，包括利多卡因、肝素钠稀释液（0.9% 氯化钠溶液 500 ml＋肝素钠 3000 U）及对比剂，必要时准备地塞米松、阿托品、罂粟碱、替罗非班及尿激酶（原）；③仪器准备，包括心电监护仪、吸氧装置、负压吸引装置及除颤仪。

术中配合

穿刺前：①严格执行术前三方核查并签字；②打开无菌手术包，合理摆放包内各种物品，治疗盘内倒入肝素钠稀释液；③协助术者穿手术衣，打开各种材料及物品；④协助术者消毒、铺巾，连接压力装置并排气；⑤协助准备对比剂、高压注射器及射线防护板。

穿刺时：观察患者生命体征变化，做好应急处理准备并及时记录。

术中：①根据需要递送各种耗材；②随时观察加压输液袋的压力和静脉补液情况，防止滴空；③严密监测患者生命体征，烦躁患者应做好合理约束，防止其坠床；④观察患者尿袋尿量及颜色，及时倾倒并记录；⑤必要时将取出的血栓拍照并送病理检查，如术中取栓不成功或血栓负荷重，可立即遵医嘱给予尿激酶（原）动脉溶栓及替罗非班治疗。

术毕：①手术完成拔除鞘管后，协助术者进行加压包扎；②观察患者是否出现迷走神经反射等并发症并做出应急处理；③评估患者患侧肢体言语和肌力情况；④整理患者衣物；⑤及时、准确书写手术护理记录单。

宣教

患者宣教：术后卧床 24 h，遵医嘱保持术侧肢体制动。

家属宣教：做好病情解释工作，取得理解与支持。

整理

患者整理：①协助患者妥善过床，检查加压包扎绷带有无移位、穿刺口是否渗血；②妥善放置各种管道，注意保暖。

室间整理：①整理手术用物，分类处置各种垃圾；②整理手术间、手术床、仪器及设备，并做好终末处理；③湿式清洁并消毒手术间。

其他：①洗手，记录；②准确、及时收费。

补充说明

1. 导管路径：股动脉—髂外动脉—髂总动脉—腹主动脉—胸主动脉—主动脉弓（注意：应根据病变部位选择颈内动脉、椎动脉和下一级动脉）。

2. 三方核查单严格按照手术时间节点执行。

3. 对于神志不清、烦躁及不能配合的患者，入室后必要时可给予适当约束固定；如患者极度不配合而使手术无法进行，可给予全身麻醉。

评分标准

项目		扣分细则	扣分值	实际扣分	备注
操作前（20分）	操作者仪态（3分）	着装不规范（含未佩戴剂量仪）	−1		
		未洗手	−1		
		未戴口罩、帽子，未穿铅衣及戴铅眼镜或不规范	−1		
	交接及评估（9分）	未与病房护士规范交接及核对患者信息	−2		
		未告知或未询问二便情况	−1		
		未评估患者病情、意识及合作程度、皮肤准备、带入管道、带入药物，以及药物过敏史	各−1		
	术前准备（8分）	物品准备缺漏	−1		
		未正确连接加压滴注	−1		
		未监测生命体征	−2		
		未建立静脉通道	−2		
		未注意保护患者隐私部位	−2		
操作过程（65分）	安全及舒适（8分）	未注意患者安全，未保暖	−2		
		未做好心理护理	−2		
		未按手术要求安置患者体位，以及适当固定	−2		
		未规范执行三方核查	−2		
	无菌技术操作（15分）	未检查无菌包有效期	−1		
		打开无菌包不规范	−1		
		无菌持物桶、消毒液等未标明开启日期或日期书写不规范	−1		
		倒0.9%氯化钠溶液时未冲洗瓶口或液体溅出容器外	−2		
		打开一次性物品时未检查其有效期及气密性或打开方法错误	−2		
		药液抽取手法不规范	−1		
		协助穿手术衣或铺手术单时不规范或污染	−2		
		无菌物品过期或违反无菌原则	−5		
	术中护理配合及文书书写（30分）	不了解手术进程	−2		
		未根据手术进程及时递送手术耗材	−2		
		打开耗材时未查对效期及检查密闭性	−3		
		未协助血栓拍照或留取标本	各−2		
		未观察加压输液袋的压力和静脉补液情况	各−3		
		未及时发现并发症或未有效配合应急处理	各−3		

（待 续）

（续 表）

项目		扣分细则	扣分值	实际扣分	备注
操作过程（65分）	术中护理配合及文书书写（30分）	未观察患者尿袋尿量、颜色并及时倾倒、记录	−2		
		未按要求进行耗材登记及条码粘贴不规范	−3		
		手术护理记录单书写不规范或缺漏	−2		
	术后患者安置及整理（12分）	未有效协助医生进行加压包扎	−2		
		未协助患者安全过床，未注意患者保暖	−2		
		未向家属进行术后宣教或宣教不到位	−2		
		术后物品、耗材、仪器终末处置不规范	−2		
		垃圾未分类放置或处置不规范	−2		
		未及时进行室间清洁及消毒工作	−2		
综合评价（15分）	临床工作能力（11分）	手术操作流程不熟悉或应急处理配合不熟练	各−4		
		相关知识掌握不全	−3		
	态度及沟通（4分）	态度不认真、不严谨	−1		
		未关心患者或缺乏人文关怀	各−1		
		沟通不恰当	−1		
总分100分		扣分合计			
		最后得分			

十二、经皮穿刺脑血管腔内溶栓术护理配合流程及评分标准

流 程

准备

操作者准备：洗手，着装整齐，规范穿戴口罩、铅衣设备及剂量仪。

评估：患者病情、意识、合作程度、皮肤准备、带入管道和药物，以及药物过敏史。

患者准备：①与病房护士规范交接，核对患者身份、手术信息；②向患者做好解释、告知工作，烦躁或不清醒患者必须留置尿管并保持引流通畅；③协助患者平卧，注意保暖，妥善放置各种管道，连接心电监护仪，合理约束患者并吸氧。

用物准备：①物品准备，包括无菌手术包、单弯导管、猪尾导管、导丝、动脉鞘、连接管、Y 阀、指引导管、中间导管、微导管、微导丝、取栓支架、三通开关、输液器、加压输液袋及注射器（5 ml、10 ml、20 ml），必要时准备 Simmons 导管和封堵器；②药物准备，包括利多卡因、肝素钠稀释液（0.9% 氯化钠溶液 500 ml＋肝素钠 3000 U）、尿激酶（原）或阿替普酶及对比剂，必要时准备地塞米松、阿托品、罂粟碱及替罗非班；③仪器准备，包括心电监护仪、吸氧装置、负压吸引装置及除颤仪。

术中配合

穿刺前：①严格执行术前三方核查并签字；②打开无菌手术包，合理摆放包内各种物品，治疗盘内倒入肝素钠稀释液；③协助术者穿手术衣，打开各种材料及物品；④协助术者消毒、铺巾，连接压力装置并排气；⑤协助准备对比剂、高压注射器及射线防护板。

穿刺时：观察患者生命体征变化，做好应急处理准备并及时记录。

术中：①根据需要递送各种耗材，遵医嘱配制溶栓药物；②随时观察加压输液袋的压力和静脉补液情况，防止滴空；③严密监测患者生命体征，严格控制患者血压，及时发现脑出血和再灌注损失情况；④观察患者尿袋尿量及颜色，及时倾倒并记录；⑤查看烦躁患者的约束情况，防止其坠床。

术毕：①手术完成拔除鞘管后，协助术者进行加压包扎；②观察患者是否出现迷走神经反射等并发症并做出应急处理；③评估患者格拉斯哥昏迷评分（Glasgow coma score，GCS）情况；④整理患者衣物；⑤及时、准确书写手术护理记录单。

宣教

患者宣教：术后卧床 24 h，遵医嘱保持术侧肢体制动。

家属宣教：做好病情解释工作，取得理解与支持。

整理

患者整理：①协助患者妥善过床，检查加压包扎绷带有无移位、穿刺口是否渗血；②妥善放置各种管道，注意保暖。

室间整理：①整理手术用物，分类处置各种垃圾；②整理手术间、手术床、仪器及设备，并做好终末处理；③湿式清洁并消毒手术间。

其他：①洗手，记录；②准确、及时收费。

补充说明

1．导管路径：股动脉—髂外动脉—髂总动脉—腹主动脉—胸主动脉—主动脉弓（注意：应根据病变部位选择颈内动脉、椎动脉和下一级动脉）。

2．三方核查单严格按照手术时间节点执行。

3．对于神志不清、烦躁及不能配合的患者，入室后必要时可给予适当约束固定；如患者极度不配合而使手术无法进行，可给予全身麻醉。

评分标准

<table>
<tr><th colspan="2">项目</th><th>扣分细则</th><th>扣分值</th><th>实际扣分</th><th>备注</th></tr>
<tr><td rowspan="11">操作前
（20分）</td><td rowspan="3">操作者仪态
（3分）</td><td>着装不规范（含未佩戴剂量仪）</td><td>−1</td><td></td><td></td></tr>
<tr><td>未洗手</td><td>−1</td><td></td><td></td></tr>
<tr><td>未戴口罩、帽子，未穿铅衣及戴铅眼镜或不规范</td><td>−1</td><td></td><td></td></tr>
<tr><td rowspan="3">交接及评估
（9分）</td><td>未与病房护士规范交接及核对患者信息</td><td>−2</td><td></td><td></td></tr>
<tr><td>未告知或未询问二便情况</td><td>−1</td><td></td><td></td></tr>
<tr><td>未评估患者病情、意识及合作程度、皮肤准备、带入管道、带入药物，以及药物过敏史</td><td>各−1</td><td></td><td></td></tr>
<tr><td rowspan="5">术前准备
（8分）</td><td>物品准备缺漏</td><td>−1</td><td></td><td></td></tr>
<tr><td>未正确连接加压滴注</td><td>−1</td><td></td><td></td></tr>
<tr><td>未监测生命体征</td><td>−2</td><td></td><td></td></tr>
<tr><td>未建立静脉通道</td><td>−2</td><td></td><td></td></tr>
<tr><td>未注意保护患者隐私部位</td><td>−2</td><td></td><td></td></tr>
<tr><td rowspan="18">操作过程
（65分）</td><td rowspan="4">安全及舒适
（8分）</td><td>未注意患者安全，未保暖</td><td>−2</td><td></td><td></td></tr>
<tr><td>未做好心理护理</td><td>−2</td><td></td><td></td></tr>
<tr><td>未按手术要求安置患者体位，以及适当固定</td><td>−2</td><td></td><td></td></tr>
<tr><td>未规范执行三方核查</td><td>−2</td><td></td><td></td></tr>
<tr><td rowspan="8">无菌技术操作
（15分）</td><td>未检查无菌包有效期</td><td>−1</td><td></td><td></td></tr>
<tr><td>打开无菌包不规范</td><td>−1</td><td></td><td></td></tr>
<tr><td>无菌持物桶、消毒液等未标明开启日期或日期书写不规范</td><td>−1</td><td></td><td></td></tr>
<tr><td>倒0.9%氯化钠溶液时未冲洗瓶口或液体溅出容器外</td><td>−2</td><td></td><td></td></tr>
<tr><td>打开一次性物品时未检查其有效期及气密性或打开方法错误</td><td>−2</td><td></td><td></td></tr>
<tr><td>药液抽取手法不规范</td><td>−1</td><td></td><td></td></tr>
<tr><td>协助穿手术衣或铺手术单时不规范或污染</td><td>−2</td><td></td><td></td></tr>
<tr><td>无菌物品过期或违反无菌原则</td><td>−5</td><td></td><td></td></tr>
<tr><td rowspan="6">术中护理配合及文书书写
（30分）</td><td>不了解手术进程</td><td>−2</td><td></td><td></td></tr>
<tr><td>未根据手术进程及时递送手术耗材</td><td>−2</td><td></td><td></td></tr>
<tr><td>打开耗材时未查对效期、未检查密闭性</td><td>−3</td><td></td><td></td></tr>
<tr><td>未正确配制溶栓药物</td><td>−3</td><td></td><td></td></tr>
<tr><td>未观察加压输液袋的压力和静脉补液情况</td><td>各−3</td><td></td><td></td></tr>
<tr><td>未及时发现脑出血、再灌注损伤或未应急处理</td><td>各−3</td><td></td><td></td></tr>
</table>

（待 续）

（续 表）

项目		扣分细则	扣分值	实际扣分	备注
操作过程（65分）	术中护理配合及文书书写（30分）	未观察患者尿袋尿量、颜色并及时倾倒、记录	−3		
		未按要求进行耗材登记及条码粘贴不规范	−3		
		手术护理记录单书写不规范或缺漏	−2		
	术后患者安置及整理（12分）	未有效协助医生进行加压包扎	−2		
		未协助患者安全过床，未注意患者保暖	−2		
		未向家属进行术后宣教或宣教不到位	−2		
		术后物品、耗材、仪器终末处置不规范	−2		
		垃圾未分类放置或处置不规范	−2		
		未及时进行室间清洁及消毒工作	−2		
综合评价（15分）	临床工作能力（11分）	手术操作流程不熟悉或应急处理配合不熟练	各−4		
		相关知识掌握不全	−3		
	态度及沟通（4分）	态度不认真、不严谨	−1		
		未关心患者或缺乏人文关怀	各−1		
		沟通不恰当	−1		
总分100分		扣分合计			
		最后得分			

十三、颅内静脉窦测压护理配合流程及评分标准

流 程

准备

操作者准备：洗手，着装整齐，规范穿戴口罩、帽子及剂量仪。

评估：患者病情、意识、合作程度、皮肤准备、带入管道和药物，以及药物过敏史。

患者准备：①与病房护士规范交接，核对患者身份、手术信息；②向患者做好解释、告知工作，嘱患者不要转动头部或屈曲四肢；③协助患者平卧，注意保暖，妥善放置各种管道，连接心电监护仪，吸氧。

用物准备：①物品准备，包括无菌手术包、单弯导管、猪尾导管、导丝、动脉鞘、连接管、Y阀、压力传感器、三通开关、输液器、加压输液袋及注射器（1 ml、5 ml、10 ml）；②药物准备，包括利多卡因、肝素钠稀释液（0.9%氯化钠溶液500 ml＋肝素钠3000 U）及对比剂，必要时准备地塞米松和阿托品；③仪器准备，包括心电监护仪，必要时准备除颤仪。

术中配合

穿刺前：①严格执行术前三方核查并签字；②打开无菌手术包，合理摆放包内各种物品，治疗盘内倒入肝素钠稀释液；③协助术者穿手术衣，打开各种材料及物品；④协助术者消毒、铺巾，连接压力装置并排气；⑤协助准备对比剂、高压注射器及射线防护板；⑥连接多功能心电监护有创压力监测系统，连接压力传感器。

穿刺时：观察患者生命体征变化，做好应急处理准备并及时记录。

术中：①根据需要递送各种耗材；②随时观察加压输液袋的压力和静脉补液情况，防止滴空；③严密监测患者生命体征，观察患者有无造影剂过敏反应；④将传感器置于与心脏平齐位置（腋中线水平），打开三通开关与大气相通，校正零点；⑤需始终关注侧位透视，防止导管穿破深静脉和皮质静脉。

术毕：①手术完成撤除有创压力监测系统；②拔除鞘管后，协助术者进行加压包扎；③观察患者是否出现迷走神经反射等并发症并做出应急处理；④整理患者衣物；⑤及时、准确书写手术护理记录单。

宣教

患者宣教：①术后卧床 24 h，遵医嘱保持术侧肢体制动；②多喝水以促进对比剂排出。

家属宣教：①协助患者完成生活需求；②如发现穿刺口渗血、血肿，以及对比剂过敏等不适，及时告知医护人员。

整理

患者整理：①协助患者妥善过床，检查加压包扎绷带有无移位、穿刺口是否渗血；②妥善放置各种管道，注意保暖。

室间整理：①整理手术用物，分类处置各种垃圾；②整理手术间、手术床、仪器及设备，并做好终末处理；③湿式清洁并消毒手术间。

其他：①洗手，记录；②准确、及时收费。

补充说明

1. 导管路径：股静脉—髂静脉—下腔静脉—上腔静脉—无名静脉—颈内静脉—颅内静脉窦（矢状窦、窦汇、横窦、乙状窦）。

2. 三方核查单严格按照手术时间节点执行。

3. 静脉窦压力变化影响因素很多，患者情绪的波动是术中的直接影响因素。因此，针对患者剧烈的头痛和恐惧心理，应做好心理护理。

4. 避免监测数据误差，重视压力传感器的准备，保持传感器管路通畅，确保管路无气泡；保持传感器处于与心脏平齐位置（腋中线水平），过高和过低均可影响其数值。每次更换测量位置均应重新校准零点。

评分标准

项目		扣分细则	扣分值	实际扣分	备注
操作前（20分）	操作者仪态（3分）	着装不规范（含未佩戴剂量仪）	−1		
		未正确洗手	−1		
		未戴口罩、帽子或不规范	−1		
	交接及评估（9分）	未与病房护士规范交接及核对患者信息	−2		
		未告知或未询问二便情况	−1		
		未评估患者病情、意识及合作程度、皮肤准备、带入管道、带入药物，以及药物过敏史	各−1		
	术前准备（8分）	物品准备缺漏	−1		
		未正确连接多功能心电监护有创压力监测系统及压力传感器	−2		
		未监测生命体征	−2		
		未建立静脉通道	−2		
		未注意保护患者隐私部位	−1		
操作过程（65分）	安全及舒适（8分）	未注意患者安全，未保暖	−2		
		未做好心理护理	−2		
		未按手术要求安置患者体位或未对患者进行体位交代	−2		
		未规范执行三方核查	−2		
	无菌技术操作（15分）	未检查无菌包有效期	−1		
		打开无菌包不规范	−1		
		无菌持物桶、消毒液等未标明开启日期或日期书写不规范	−1		
		倒0.9%氯化钠溶液时未冲洗瓶口或液体溅出容器外	−2		
		打开一次性物品时未检查其有效期及气密性或打开方法错误	−2		
		药液抽取手法不规范	−1		
		协助穿手术衣或铺手术单时不规范或污染	−2		
		无菌物品过期或违反无菌原则	−5		
	术中护理配合及文书书写（30分）	不了解手术进程	−2		
		未根据手术进程及时递送手术耗材	−2		
		打开耗材时未查对效期、未检查密闭性	−3		
		未正确连接、放置传感器	−3		

（待 续）

（续 表）

项目		扣分细则	扣分值	实际扣分	备注
操作过程（65分）	术中护理配合及文书书写（30分）	未观察加压输液袋的压力和静脉补液情况	各－3		
		未及时发现导管穿破深静脉和皮质静脉或未应急处理	各－3		
		患者更换测量位置未重新校准零点	－3		
		未按要求进行耗材登记及条码粘贴不规范	－3		
		手术护理记录单书写不规范或缺漏	－2		
	术后患者安置及整理（12分）	未撤除有创压力监测系统或未有效协助医生进行加压包扎	各－1		
		未协助患者安全过床，未注意患者保暖	－2		
		未向家属进行术后宣教或宣教不到位	－2		
		术后物品、耗材、仪器终末处置不规范	－2		
		垃圾未分类放置或处置不规范	－2		
		未及时进行室间清洁及消毒工作	－2		
综合评价（15分）	临床工作能力（11分）	手术操作流程不熟悉或应急处理配合不熟练	各－4		
		相关知识掌握不全	－3		
	态度及沟通（4分）	态度不认真、不严谨	－1		
		未关心患者或缺乏人文关怀	各－1		
		沟通不恰当	－1		
总分100分		扣分合计			
		最后得分			

十四、岩下窦取样护理配合流程及评分标准

流 程

准备

操作者准备: 洗手，着装整齐，规范穿戴口罩、帽子及剂量仪。

评估: 患者病情、意识、合作程度、皮肤准备、带入管道和药物，以及药物过敏史。

患者准备: ①与病房护士规范交接，核对患者身份和手术信息；②向患者做好解释、告知工作，嘱患者不要转动头部或屈曲四肢；③协助患者平卧，注意保暖，妥善放置各种管道，连接心电监护仪，吸氧。

用物准备: ①物品准备，包括无菌手术包、采血管、导引导管、微导管、导丝、5F/7F 动脉鞘、连接管、Y 阀、三通开关、输液器、加压输液袋及注射器（1 ml、5 ml、10 ml）；②药物准备，包括利多卡因、肝素钠稀释液（0.9% 氯化钠溶液 500 ml＋肝素钠 3000 U），以及采血药物如促肾上腺皮质激素释放激素（corticotropin releasing hormone，CRH）或去氨升压素、对比剂，必要时准备地塞米松和阿托品；③仪器准备，包括心电监护仪，必要时准备除颤仪。

术中配合

穿刺前: ①严格执行术前三方核查并签字；②打开无菌手术包，合理摆放包内各种物品，治疗盘内倒入肝素钠稀释液；③协助术者穿手术衣，打开各种材料及物品；④协助术者消毒、铺巾，连接压力装置并排气；⑤协助准备对比剂、高压注射器及射线防护板；⑥确保血样不混淆，分别标识并确定每个采血部位（右岩下窦、左岩下窦、外周静脉）不同时期的采样管放置位置。

穿刺时: 观察患者生命体征变化，做好应急处理准备并及时记录。

术中: ①根据需要递送各种耗材；②随时观察加压输液袋的压力和静脉补液情况，防止滴空；③严密监测患者生命体征，防止导管、导丝等操作造成穿孔及蛛网膜下腔出血；④协助医生从微导管中抽取静脉血，为使注射器保持抽吸状态，抽吸注射器时，用止血钳夹在注射器上，以保持注射器内恒定的负压；⑤不同部位在不同时间采样后，将标本放置在指定位置，以免混淆。

术毕: ①手术完成拔除鞘管后，协助术者进行加压包扎；②观察患者是否出现蛛网膜下腔出血等并发症并做出应急处理；③整理患者衣物；④及时、准确书写手术护理记录单。

宣教

患者宣教：①术后卧床24 h，遵医嘱保持术侧肢体制动；②多喝水以促进对比剂排出。

家属宣教：①协助患者完成生活需求；②如发现穿刺口渗血、血肿，以及对比剂过敏等不适，及时告知医护人员。

整理

患者整理：①协助患者妥善过床，检查加压包扎绷带有无移位、穿刺口是否渗血；②妥善放置各种管道，注意保暖。

室间整理：①整理手术用物，分类处置各种垃圾；②整理手术间、手术床、仪器及设备，并做好终末处理；③湿式清洁并消毒手术间。

其他：①洗手，记录；②准确、及时收费。

补充说明

1．导管路径

（1）右股静脉—左侧头臂静脉—左侧颈内静脉—左侧颈静脉球—左侧岩下窦（取血）。

（2）右股静脉—右侧头臂静脉—右侧颈内静脉—右侧颈静脉球—右侧岩下窦（取血）。

2．三方核查单严格按照手术时间节点执行。

3．当不采血时，使用另一个注射器，使微导管保持负压状态，可保持微导管内血液的流动，防止导管内血栓形成，使得所抽取血样的检验结果更加精确。

4．样本抽取的时间与给予CRH或去氨升压素的时机相关。给予CRH时，分别在给药前5 min，给药时和给药后2、5、10、15 min取样；如果使用醋酸升压素，在用药前5 min和10 min，以及用药后2、5、10、15 min取样。

评分标准

项目		扣分细则	扣分值	实际扣分	备注
操作前（20分）	操作者仪态（3分）	着装不规范（含未佩戴剂量仪）	−1		
		未正确洗手	−1		
		未戴口罩、帽子或不规范	−1		
	交接及评估（9分）	未与病房护士规范交接及核对患者信息	−2		
		未告知或未询问二便情况	−1		
		未评估患者病情、意识及合作程度、皮肤准备、带入管道、带入药物，以及药物过敏史	各−1		
	术前准备（8分）	物品准备缺漏	−1		
		未采取措施确保血样不混淆	−1		
		未监测生命体征	−2		
		未建立静脉通道	−2		
		未注意保护患者隐私部位	−2		
操作过程（65分）	安全及舒适（10分）	未注意患者安全，未保暖	−2		
		未做好心理护理	−2		
		未按手术要求安置患者体位或未对患者进行体位交代	各−2		
		未规范执行三方核查	−2		
	无菌技术操作（15分）	未检查无菌包有效期	−1		
		打开无菌包不规范	−1		
		无菌持物桶、消毒液等未标明开启日期或日期书写不规范	−1		
		倒0.9%氯化钠溶液时未冲洗瓶口或液体溅出容器外	−2		
		打开一次性物品时未检查其有效期及气密性或打开方法错误	−2		
		药液抽取手法不规范	−1		
		协助穿手术衣或铺手术单时不规范或污染	−2		
		无菌物品过期或违反无菌原则	−5		
	术中护理配合及文书书写（28分）	不了解手术进程	−2		
		未根据手术进程及时递送手术耗材	−2		
		打开耗材时未查对效期、未检查密闭性	−3		
		未保持注射器内恒定的负压	−3		
		未观察加压输液袋的压力和静脉补液情况	各−2		

（待　续）

（续 表）

项目		扣分细则	扣分值	实际扣分	备注
操作过程（65分）	术中护理配合及文书书写（28分）	未及时发现导管、导丝等操作造成穿孔及蛛网膜下腔出血或未应急处理	各−3		
		患者更换测量位置未重新校准零点	−3		
		未按要求进行耗材登记及条码粘贴不规范	−3		
		手术护理记录单书写不规范或缺漏	−2		
	术后患者安置及整理（12分）	未确保标本清晰放置指定位置	−2		
		未协助患者安全过床，未注意患者保暖	−2		
		未向家属进行术后宣教或宣教不到位	−2		
		术后物品、耗材、仪器终末处置不规范	−2		
		垃圾未分类放置或处置不规范	−2		
		未及时进行室间清洁及消毒工作	−2		
综合评价（15分）	临床工作能力（11分）	手术操作流程不熟悉或应急处理配合不熟练	各−4		
		相关知识掌握不全	−3		
	态度及沟通（4分）	态度不认真、不严谨	−1		
		未关心患者或缺乏人文关怀	各−1		
		沟通不恰当	−1		
总分100分		扣分合计			
		最后得分			

十五、颈静脉造影术护理配合流程及评分标准

流 程

准备

操作者准备: 洗手，着装整齐，规范穿戴口罩、帽子及剂量仪。

评估: 患者病情、意识、合作程度、皮肤准备、带入管道和药物，以及药物过敏史。

患者准备: ①与病房护士规范交接，核对患者身份和手术信息；②向患者做好解释、告知工作，嘱患者不要转动头部或屈曲四肢；③协助患者平卧，注意保暖，妥善放置各种管道，连接心电监护仪，吸氧，建立静脉通道。

用物准备: ①物品准备，包括无菌手术包、单弯导管、猪尾巴管、导丝、动脉鞘、连接管、三通开关、Y 阀、输液器、加压输液袋及注射器（1 ml、5 ml、10 ml、20 ml）；②药物准备，包括利多卡因、肝素钠稀释液（0.9% 氯化钠溶液 500 ml+肝素钠 3000 U）及对比剂，必要时准备地塞米松和阿托品；③仪器准备，包括心电监护仪，必要时准备除颤仪。

术中配合

穿刺前: ①严格执行术前三方核查并签字；②打开无菌手术包，合理摆放包内各种物品，治疗盘内倒入肝素钠稀释液；③协助术者穿手术衣，打开各种材料及物品；④协助术者消毒、铺巾，连接压力装置并排气；⑤协助准备对比剂、高压注射器及射线防护板。

穿刺时: 观察患者生命体征变化，做好应急处理准备并及时记录。

术中: ①根据需要递送各种耗材；②随时观察加压输液袋的压力和静脉补液情况，防止滴空；③严密监测患者生命体征，及时发现对比剂过敏反应并做出应急处理。

术毕: ①手术完成拔除鞘管后，协助术者进行加压包扎；②观察患者是否出现迷走神经反射等并发症并给予应急处理；③整理患者衣物；④及时、准确书写手术护理记录单。

宣教

患者宣教: ①术后卧床 24 h，遵医嘱保持术侧肢体制动；②多喝水以促进对比剂排出。

家属宣教: ①协助患者完成生活需求；②如发现穿刺口渗血、血肿，以及对比剂过敏等不适，及时告知医护人员。

整理

患者整理：①协助患者妥善过床，检查加压包扎绷带有无移位、穿刺口是否渗血；②妥善放置各种管道，注意保暖。

室间整理：①整理手术用物，分类处置各种垃圾；②整理手术间、手术床、仪器及设备，并做好终末处理；③湿式清洁并消毒手术间。

其他：①洗手，记录；②准确、及时收费。

补充说明

1．导管路径：股静脉—髂外静脉—髂总静脉—下腔静脉—右心房—上腔静脉。

（1）右头臂静脉—右颈静脉。

（2）左头臂静脉—左颈静脉。

2．一般情况下，选择左上肢建立静脉通道。

3．三方核查单严格按照手术时间节点执行。

评分标准

<table>
<tr><th colspan="2">项目</th><th>扣分细则</th><th>扣分值</th><th>实际扣分</th><th>备注</th></tr>
<tr><td rowspan="12">操作前
（20分）</td><td rowspan="3">操作者仪态
（3分）</td><td>着装不规范（含未佩戴剂量仪）</td><td>−1</td><td></td><td></td></tr>
<tr><td>未正确洗手</td><td>−1</td><td></td><td></td></tr>
<tr><td>未戴口罩、帽子或不规范</td><td>−1</td><td></td><td></td></tr>
<tr><td rowspan="3">交接及评估
（9分）</td><td>未与病房护士规范交接及核对患者信息</td><td>−2</td><td></td><td></td></tr>
<tr><td>未告知或未询问二便情况</td><td>−1</td><td></td><td></td></tr>
<tr><td>未评估患者病情、意识及合作程度、皮肤准备、带入管道、带入药物，以及药物过敏史</td><td>各−1</td><td></td><td></td></tr>
<tr><td rowspan="5">术前准备
（8分）</td><td>物品准备缺漏</td><td>−1</td><td></td><td></td></tr>
<tr><td>未正确连接加压滴注</td><td>−1</td><td></td><td></td></tr>
<tr><td>未监测生命体征</td><td>−2</td><td></td><td></td></tr>
<tr><td>未建立静脉通道</td><td>−2</td><td></td><td></td></tr>
<tr><td>未注意保护患者隐私部位</td><td>−2</td><td></td><td></td></tr>
<tr><td rowspan="18">操作过程
（65分）</td><td rowspan="4">安全及舒适
（8分）</td><td>未注意患者安全，未保暖</td><td>−2</td><td></td><td></td></tr>
<tr><td>未做好心理护理</td><td>−2</td><td></td><td></td></tr>
<tr><td>未按手术要求安置患者体位及适当固定头部</td><td>−2</td><td></td><td></td></tr>
<tr><td>未规范执行三方核查</td><td>−2</td><td></td><td></td></tr>
<tr><td rowspan="8">无菌技术操作
（15分）</td><td>未检查无菌包有效期</td><td>−1</td><td></td><td></td></tr>
<tr><td>打开无菌包不规范</td><td>−1</td><td></td><td></td></tr>
<tr><td>无菌持物桶、消毒液等未标明开启日期或日期书写不规范</td><td>−1</td><td></td><td></td></tr>
<tr><td>倒0.9%氯化钠溶液时未冲洗瓶口或液体溅出容器外</td><td>−2</td><td></td><td></td></tr>
<tr><td>打开一次性物品时未检查其有效期及气密性或打开方法错误</td><td>−2</td><td></td><td></td></tr>
<tr><td>药液抽取手法不规范</td><td>−1</td><td></td><td></td></tr>
<tr><td>协助穿手术衣或铺手术单时不规范或污染</td><td>−2</td><td></td><td></td></tr>
<tr><td>无菌物品过期或违反无菌原则</td><td>−5</td><td></td><td></td></tr>
<tr><td rowspan="6">术中护理配合及文书书写
（30分）</td><td>不了解手术进程</td><td>−2</td><td></td><td></td></tr>
<tr><td>未根据手术进程及时递送手术耗材</td><td>−2</td><td></td><td></td></tr>
<tr><td>打开耗材时未查对效期，未检查密闭性</td><td>各−3</td><td></td><td></td></tr>
<tr><td>未及时发现对比剂过敏并应急处理</td><td>−3</td><td></td><td></td></tr>
<tr><td>未观察加压输液袋的压力和静脉补液情况</td><td>各−3</td><td></td><td></td></tr>
<tr><td>未观察患者尿袋尿量、颜色并及时倾倒、记录</td><td>−3</td><td></td><td></td></tr>
</table>

（待 续）

（续 表）

项目		扣分细则	扣分值	实际扣分	备注
操作过程（65分）	术中护理配合及文书书写（30分）	未遵医嘱正确使用药物	−3		
		未按要求进行耗材登记及条码粘贴不规范	−3		
		手术护理记录单书写不规范或缺漏	−2		
	术后患者安置及整理（12分）	未有效协助医生进行加压包扎	−2		
		未协助患者安全过床，未注意患者保暖	−2		
		未向家属进行术后宣教或宣教不到位	−2		
		术后物品、耗材、仪器终末处置不规范	−2		
		垃圾未分类放置或处置不规范	−2		
		未及时进行室间清洁及消毒工作	−2		
综合评价（15分）	临床工作能力（11分）	手术操作流程不熟悉或应急处理配合不熟练	各−4		
		相关知识掌握不全	−3		
	态度及沟通（4分）	态度不认真、不严谨	−1		
		未关心患者或缺乏人文关怀	各−1		
		沟通不恰当	−1		
总分100分		扣分合计			
		最后得分			

十六、头部静脉造影术护理配合流程及评分标准

流 程

准备

操作者准备：洗手，着装整齐，规范穿戴口罩、帽子及剂量仪。

评估：患者病情、意识、合作程度、皮肤准备、带入管道和药物，以及药物过敏史。

患者准备：①与病房护士规范交接，核对患者身份和手术信息；②向患者做好解释、告知工作，嘱患者不要转动头部或屈曲四肢；③协助患者平卧，注意保暖，妥善放置各种管道，连接心电监护仪，吸氧，建立静脉通道。

用物准备：①物品准备，包括无菌手术包、单弯导管、猪尾巴管、导丝、动脉鞘、连接管、三通开关、Y阀、输液器、加压输液袋及注射器（1 ml、5 ml、10 ml），必要时准备 Simmons 导管和封堵器；②药物准备，包括利多卡因、肝素钠稀释液（0.9% 氯化钠溶液 500 ml＋肝素钠 3000 U）及对比剂，必要时准备地塞米松和阿托品；③仪器准备，包括心电监护仪，必要时准备除颤仪。

术中配合

穿刺前：①严格执行术前三方核查并签字；②打开无菌手术包，合理摆放包内各种物品，治疗盘内倒入肝素钠稀释液；③协助术者穿手术衣，打开各种材料及物品；④协助术者消毒、铺巾，连接压力装置并排气；⑤协助准备对比剂、高压注射器及射线防护板。

穿刺时：观察患者生命体征变化，做好应急处理准备并及时记录。

术中：①根据需要递送各种耗材；②随时观察加压输液袋的压力和静脉补液情况，防止滴空；③严密监测患者生命体征，及时发现对比剂过敏反应并做出应急处理；④协助设定高压注射器延迟时间。

术毕：①手术完成拔除鞘管后，协助术者进行加压包扎；②观察患者是否出现迷走神经反射等并发症并给予应急处理；③整理患者衣物；④及时、准确书写手术护理记录单。

宣教

患者宣教：①术后卧床 24 h，遵医嘱保持术侧肢体制动；②多喝水以促进对比剂排出；③指导患者进行踝泵运动。

家属宣教：①协助患者完成生活需求；②如发现穿刺口渗血、血肿，以及对比剂过敏等不适，及时告知医护人员。

整理

患者整理：①协助患者妥善过床，检查加压包扎绷带有无移位、穿刺口是否渗血；②妥善放置各种管道，注意保暖。

室间整理：①整理手术用物，分类处置各种垃圾；②整理手术间、手术床、仪器及设备，并做好终末处理；③湿式清洁并消毒手术间。

其他：①洗手，记录；②准确、及时收费。

补充说明

1．导管路径：股动脉—髂外动脉—髂总动脉—腹主动脉—胸主动脉—主动脉弓。

（1）左颈总动脉—左颈内动脉—左颈外动脉。

（2）左锁骨下动脉—左椎动脉。

（3）头臂干—右颈总动脉—右颈内动脉—右颈外动脉。

（4）头臂干—右锁骨下动脉—右椎动脉（设置延迟时间，等待静脉期）。

2．一般情况下，选择左上肢建立静脉通道。

3．三方核查单严格按照手术时间节点执行。

评分标准

项目		扣分细则	扣分值	实际扣分	备注
操作前（20分）	操作者仪态（3分）	着装不规范（含未佩戴剂量仪）	−1		
		未正确洗手	−1		
		未戴口罩、帽子或不规范	−1		
	交接及评估（9分）	未与病房护士规范交接及核对患者信息	−2		
		未告知或未询问二便情况	−1		
		未评估患者病情、意识及合作程度、皮肤准备、带入管道、带入药物，以及药物过敏史	各−1		
	术前准备（8分）	物品准备缺漏	−1		
		未正确连接加压滴注	−1		
		未监测生命体征	−2		
		未建立静脉通道	−2		
		未注意保护患者隐私部位	−2		
操作过程（65分）	安全及舒适（10分）	未注意患者安全，未保暖	−2		
		未做好心理护理	−2		
		未按手术要求安置患者体位，以及适当固定头部	各−2		
		未规范执行三方核查	−2		
	无菌技术操作（15分）	未检查无菌包有效期	−1		
		打开无菌包不规范	−1		
		无菌持物桶、消毒液等未标明开启日期或日期书写不规范	−1		
		倒0.9%氯化钠溶液时未冲洗瓶口或液体溅出容器外	−2		
		打开一次性物品时未检查其有效期及气密性或打开方法错误	−2		
		药液抽取手法不规范	−1		
		协助穿手术衣或铺手术单时不规范或污染	−2		
		无菌物品过期或违反无菌原则	−5		
	术中护理配合及文书书写（28分）	不了解手术进程	−2		
		未根据手术进程及时递送手术耗材	−2		
		打开耗材时未查对效期，未检查密闭性	各−3		
		未及时发现对比剂过敏并应急处理	−2		
		未观察加压输液袋的压力和静脉补液情况	各−3		

（待　续）

（续 表）

项目		扣分细则	扣分值	实际扣分	备注
操作过程（65分）	术中护理配合及文书书写（28分）	未观察患者尿袋尿量、颜色并及时倾倒、记录	−3		
		未协助设定高压注射器延迟时间	−2		
		未按要求进行耗材登记及条码粘贴不规范	−3		
		手术护理记录单书写不规范或缺漏	−2		
	术后患者安置及整理（12分）	未有效协助医生进行加压包扎	−2		
		未协助患者安全过床，未注意患者保暖	−2		
		未向家属进行术后宣教或宣教不到位	−2		
		术后物品、耗材、仪器终末处置不规范	−2		
		垃圾未分类放置或处置不规范	−2		
		未及时进行室间清洁及消毒工作	−2		
综合评价（15分）	临床工作能力（11分）	手术操作流程不熟悉或应急处理配合不熟练	各−4		
		相关知识掌握不全	−3		
	态度及沟通（4分）	态度不认真、不严谨	−1		
		未关心患者或缺乏人文关怀	各−1		
		沟通不恰当	−1		
总分100分		扣分合计			
		最后得分			

第八章 脊髓血管类

一、脊髓血管动脉造影术护理配合流程及评分标准

流 程

准备

操作者准备：洗手，着装整齐，规范穿戴口罩、帽子及剂量仪。

评估：患者病情、意识、合作程度、皮肤准备、带入管道和药物，以及药物过敏史。

患者准备：①与病房护士规范交接，核对患者身份和手术信息；②向患者做好解释、告知工作，嘱患者不要转动头部或屈曲四肢；③协助患者平卧，注意保暖，妥善放置各种管道，连接心电监护仪，吸氧，建立静脉通道。

用物准备：①物品准备，包括无菌手术包、单弯导管、猪尾导管、4F C2 导管、导丝、动脉鞘、连接管、三通开关、Y 阀、输液器、加压输液袋、注射器（1 ml、5 ml、10 ml）及定位铅字码，必要时准备 Simmons 导管、COBRA 管及封堵器；②药物准备，包括利多卡因、肝素钠稀释液（0.9% 氯化钠溶液 500 ml＋肝素钠 3000 U）及对比剂，必要时准备地塞米松和阿托品；③仪器准备，包括心电监护仪，必要时准备除颤仪。

术中配合

穿刺前：①严格执行术前三方核查并签字；②打开无菌手术包，合理摆放包内各种物品，治疗盘内倒入肝素钠稀释液；③协助术者穿手术衣，打开各种材料及物品；④协助术者消毒、铺巾，连接压力装置并排气；⑤协助准备对比剂、高压注射器及射线防护板。

穿刺时：观察患者生命体征变化，做好应急处理准备并及时记录。

术中：①根据需要递送各种耗材；②随时观察加压输液袋的压力和静脉补液情况，防止滴空；③严密监测患者生命体征，及时发现对比剂过敏反应并做出应急处理；④当医生分别插入第一条肋间动脉和第一条腰动脉时，用铅字码在患者身上做好标记，应注意做好每一条动脉造影的登记，确保无遗漏。

术毕：①手术完成拔除鞘管后，协助术者进行加压包扎；②观察患者是否出现迷走神经反射、肢体活动障碍等并发症并给予应急处理；③整理患者衣物；④及时、准确书写手术护理记录单。

宣教

患者宣教：①术后卧床 24 h，遵医嘱保持术侧肢体制动；②多喝水以促进对比剂排出；③指导患者进行踝泵运动。

家属宣教：①协助患者完成生活需求；②如发现穿刺口渗血、血肿，以及对比剂过敏等不适，及时告知医护人员。

整理

患者整理：①协助患者妥善过床，检查加压包扎绷带有无移位、穿刺口是否渗血；②妥善放置各种管道，注意保暖。

室间整理：①整理手术用物，分类处置各种垃圾；②整理手术间、手术床、仪器及设备，并做好终末处理；③湿式清洁并消毒手术间。

其他：①洗手，记录；②准确、及时收费。

补充说明

1．导管路径：股动脉—髂外动脉—髂总动脉—腹主动脉。

（1）胸主动脉—主动脉弓—左锁骨下动脉—左椎动脉 / 左甲状颈干 / 左肋颈干。

（2）左肋颈干—左肋间最上动脉—左第 1/ 第 2 肋间后动脉。

（3）头臂干—右锁骨下动脉—右椎动脉 / 右甲状颈干 / 右肋颈干。

（4）右肋颈干—右肋间最上动脉—右第 1/ 第 2 肋间后动脉。

（5）胸主动脉—左右胸$_{3\sim12}$肋间后动脉。

（6）腹主动脉—左右腰$_{1\sim4}$动脉。

（7）腹主动脉—骶正中动脉。

（8）左右髂总动脉—左右髂内动脉。

2．一般情况下，选择左上肢建立静脉通道。

3．三方核查单严格按照手术时间节点执行。

4．按规定需要至少完成 42 条血管的造影。为防止错漏，建议每次造影都及时协助医生用铅字码在患者身上做好标记，并准备一张专用登记表，及时记录已造影的血管。

评分标准

项目		扣分细则	扣分值	实际扣分	备注
操作前（20分）	操作者仪态（3分）	着装不规范（含未佩戴剂量仪）	−1		
		未正确洗手	−1		
		未戴口罩、帽子或不规范	−1		
	交接及评估（9分）	未与病房护士规范交接及核对患者信息	−2		
		未告知或未询问二便情况	−1		
		未评估患者病情、意识及合作程度、皮肤准备、带入管道、带入药物，以及药物过敏史	各−1		
	术前准备（8分）	物品准备缺漏	−1		
		未正确连接加压滴注	−1		
		未监测生命体征	−2		
		未建立静脉通道	−2		
		未注意保护患者隐私部位	−2		
操作过程（65分）	安全及舒适（10分）	未注意患者安全，未保暖	−2		
		未做好心理护理	−2		
		未按手术要求安置患者体位，以及适当固定头部	各−2		
		未规范执行三方核查	−2		
	无菌技术操作（15分）	未检查无菌包有效期	−1		
		打开无菌包不规范	−1		
		无菌持物桶、消毒液等未标明开启日期或日期书写不规范	−1		
		倒0.9%氯化钠溶液时未冲洗瓶口或液体溅出容器外	−2		
		打开一次性物品时未检查其有效期及气密性或打开方法错误	−2		
		药液抽取手法不规范	−1		
		协助穿手术衣或铺手术单时不规范或污染	−2		
		无菌物品过期或违反无菌原则	−5		
	术中护理配合及文书书写（28分）	不了解手术进程	−2		
		未根据手术进程及时递送手术耗材	−2		
		打开耗材时未查对效期或检查密闭性	−2		
		未及时发现对比剂过敏并应急处理	−2		
		未观察加压输液袋的压力和静脉补液情况	各−3		

（待 续）

（续　表）

<table>
<tr><th colspan="2">项目</th><th>扣分细则</th><th>扣分值</th><th>实际扣分</th><th>备注</th></tr>
<tr><td rowspan="10">操作过程
（65分）</td><td rowspan="4">术中护理配合
及文书书写
（28分）</td><td>未观察患者尿袋尿量、颜色并及时倾倒、记录</td><td>−3</td><td></td><td></td></tr>
<tr><td>未协助医生贴铅字码或未做好每一条造影动脉记录</td><td>各−3</td><td></td><td></td></tr>
<tr><td>未按要求进行耗材登记及条码粘贴不规范</td><td>−3</td><td></td><td></td></tr>
<tr><td>手术护理记录单书写不规范或缺漏</td><td>−2</td><td></td><td></td></tr>
<tr><td rowspan="6">术后患者
安置及整理
（12分）</td><td>未有效协助医生进行加压包扎</td><td>−2</td><td></td><td></td></tr>
<tr><td>未协助患者安全过床，未注意患者保暖</td><td>−2</td><td></td><td></td></tr>
<tr><td>未向家属进行术后宣教或宣教不到位</td><td>−2</td><td></td><td></td></tr>
<tr><td>术后物品、耗材、仪器终末处置不规范</td><td>−2</td><td></td><td></td></tr>
<tr><td>垃圾未分类放置或处置不规范</td><td>−2</td><td></td><td></td></tr>
<tr><td>未及时进行室间清洁及消毒工作</td><td>−2</td><td></td><td></td></tr>
<tr><td rowspan="5">综合评价
（15分）</td><td rowspan="2">临床工作能力
（11分）</td><td>手术操作流程不熟悉或应急处理配合不熟练</td><td>各−4</td><td></td><td></td></tr>
<tr><td>相关知识掌握不全</td><td>−3</td><td></td><td></td></tr>
<tr><td rowspan="3">态度及沟通
（4分）</td><td>态度不认真、不严谨</td><td>−1</td><td></td><td></td></tr>
<tr><td>未关心患者或缺乏人文关怀</td><td>各−1</td><td></td><td></td></tr>
<tr><td>沟通不恰当</td><td>−1</td><td></td><td></td></tr>
<tr><td colspan="2" rowspan="2">总分100分</td><td>扣分合计</td><td></td><td></td><td></td></tr>
<tr><td>最后得分</td><td></td><td></td><td></td></tr>
</table>

二、脊髓血管畸形栓塞术护理配合流程及评分标准

流　程

准备

操作者准备： 洗手，着装整齐，规范穿戴口罩、帽子及剂量仪。

评估： 患者病情、意识、合作程度、皮肤准备、带入管道和药物，以及药物过敏史。

患者准备： ①与病房护士规范交接，核对患者身份和手术信息；②向患者做好解释、告知工作，嘱患者不要转动头部或屈曲四肢；③协助患者平卧，注意保暖，妥善放置各种管道，连接心电监护仪，吸氧，建立静脉通道。

用物准备： ①物品准备，包括无菌手术包、6F 动脉鞘、6F 导引导管、电水壶、4F C2 导管、导丝、连接管、微导管、微导丝、栓塞剂、三通开关、Y 阀、输液器、加压输液袋、注射器（1 ml、5 ml、10 ml）及定位铅字码，必要时准备单弯导管、猪尾导管、Simmons 导管、COBRA 管及血管闭合器；②药物准备，包括利多卡因、肝素钠稀释液（0.9% 氯化钠溶液 500 ml＋肝素钠 3000 U）及对比剂，必要时准备地塞米松、罂粟碱及阿托品；③仪器准备，包括心电监护仪，必要时准备除颤仪。

术中配合

穿刺前： ①严格执行术前三方核查并签字；②打开无菌手术包，合理摆放包内各种物品，治疗盘内倒入肝素钠稀释液；③协助术者穿手术衣，打开各种材料及物品；④协助术者消毒、铺巾，连接压力装置并排气；⑤协助准备对比剂、高压注射器及射线防护板。

穿刺时： 观察患者生命体征变化，做好应急处理准备并及时记录。

术中： ①根据需要递送各种耗材；②随时观察加压输液袋的压力和静脉补液情况，防止滴空；③严密监测患者生命体征，重视患者主诉，及时评估患者肌力情况；④及时发现患者对比剂过敏反应并做出应急处理。

术毕： ①手术完成拔除鞘管后，协助术者进行加压包扎；②观察患者是否出现迷走神经反射并发症并给予应急处理；③整理患者衣物；④及时、准确书写手术护理记录单。

宣教

患者宣教：①术后卧床 24 h，遵医嘱保持术侧肢体制动；②多喝水以促进对比剂排出；③指导患者进行踝泵运动。

家属宣教：①协助患者完成生活需求；②如发现穿刺口渗血、血肿，以及对比剂过敏等不适，及时告知医护人员。

整理

患者整理：①协助患者妥善过床，检查加压包扎绷带有无移位、穿刺口是否渗血；②妥善放置各种管道，注意保暖。

室间整理：①整理手术用物，分类处置各种垃圾；②整理手术间、手术床、仪器及设备，并做好终末处理；③湿式清洁并消毒手术间。

其他：①洗手，记录；②准确、及时收费。

补充说明

1. 导管路径：股动脉—髂外动脉—髂总动脉—腹主动脉 / 胸主动脉—靶动脉。
2. 一般情况下，选择左上肢建立静脉通道。
3. 三方核查单严格按照手术时间节点执行。

评分标准

<table>
<tr><th colspan="2">项目</th><th>扣分细则</th><th>扣分值</th><th>实际扣分</th><th>备注</th></tr>
<tr><td rowspan="11">操作前（20分）</td><td rowspan="3">操作者仪态（3分）</td><td>着装不规范（含未佩戴剂量仪）</td><td>−1</td><td></td><td></td></tr>
<tr><td>未正确洗手</td><td>−1</td><td></td><td></td></tr>
<tr><td>未戴口罩、帽子或不规范</td><td>−1</td><td></td><td></td></tr>
<tr><td rowspan="3">交接及评估（9分）</td><td>未与病房护士规范交接及核对患者信息</td><td>−2</td><td></td><td></td></tr>
<tr><td>未告知或未询问二便情况</td><td>−1</td><td></td><td></td></tr>
<tr><td>未评估患者病情、意识及合作程度、皮肤准备、带入管道、带入药物，以及药物过敏史</td><td>各−1</td><td></td><td></td></tr>
<tr><td rowspan="5">术前准备（8分）</td><td>物品准备缺漏</td><td>−1</td><td></td><td></td></tr>
<tr><td>未正确连接加压滴注</td><td>−1</td><td></td><td></td></tr>
<tr><td>未监测生命体征</td><td>−2</td><td></td><td></td></tr>
<tr><td>未建立静脉通道</td><td>−2</td><td></td><td></td></tr>
<tr><td>未注意保护患者隐私部位</td><td>−2</td><td></td><td></td></tr>
<tr><td rowspan="17">操作过程（65分）</td><td rowspan="4">安全及舒适（10分）</td><td>未注意患者安全，未保暖</td><td>−2</td><td></td><td></td></tr>
<tr><td>未做好心理护理</td><td>−2</td><td></td><td></td></tr>
<tr><td>未按手术要求安置患者体位，以及适当固定头部</td><td>各−2</td><td></td><td></td></tr>
<tr><td>未规范执行三方核查</td><td>−2</td><td></td><td></td></tr>
<tr><td rowspan="8">无菌技术操作（15分）</td><td>未检查无菌包有效期</td><td>−1</td><td></td><td></td></tr>
<tr><td>打开无菌包不规范</td><td>−1</td><td></td><td></td></tr>
<tr><td>无菌持物桶、消毒液等未标明开启日期或日期书写不规范</td><td>−1</td><td></td><td></td></tr>
<tr><td>倒0.9%氯化钠溶液时未冲洗瓶口或液体溅出容器外</td><td>−2</td><td></td><td></td></tr>
<tr><td>打开一次性物品时未检查其有效期及气密性或打开方法错误</td><td>−2</td><td></td><td></td></tr>
<tr><td>药液抽取手法不规范</td><td>−1</td><td></td><td></td></tr>
<tr><td>协助穿手术衣或铺手术单时不规范或污染</td><td>−2</td><td></td><td></td></tr>
<tr><td>无菌物品过期或违反无菌原则</td><td>−5</td><td></td><td></td></tr>
<tr><td rowspan="5">术中护理配合及文书书写（28分）</td><td>不了解手术进程</td><td>−2</td><td></td><td></td></tr>
<tr><td>未根据手术进程及时递送手术耗材</td><td>−2</td><td></td><td></td></tr>
<tr><td>打开耗材时未查对效期或检查密闭性</td><td>−2</td><td></td><td></td></tr>
<tr><td>未及时发现对比剂过敏并应急处理</td><td>−2</td><td></td><td></td></tr>
<tr><td>未观察加压输液袋的压力和静脉补液情况</td><td>各−3</td><td></td><td></td></tr>
</table>

（待　续）

（续　表）

<table>
<tr><th colspan="2">项目</th><th>扣分细则</th><th>扣分值</th><th>实际扣分</th><th>备注</th></tr>
<tr><td rowspan="10">操作过程（65分）</td><td rowspan="4">术中护理配合及文书书写（28分）</td><td>未观察患者尿袋尿量、颜色并及时倾倒、记录</td><td>−3</td><td></td><td></td></tr>
<tr><td>未关注患者主诉或未及时评估患者肌力情况</td><td>各−3</td><td></td><td></td></tr>
<tr><td>未按要求进行耗材登记及条码粘贴不规范</td><td>−3</td><td></td><td></td></tr>
<tr><td>手术护理记录单书写不规范或缺漏</td><td>−2</td><td></td><td></td></tr>
<tr><td rowspan="6">术后患者安置及整理（12分）</td><td>未有效协助医生进行加压包扎</td><td>−2</td><td></td><td></td></tr>
<tr><td>未协助患者安全过床，未注意患者保暖</td><td>−2</td><td></td><td></td></tr>
<tr><td>未向家属进行术后宣教或宣教不到位</td><td>−2</td><td></td><td></td></tr>
<tr><td>术后物品、耗材、仪器终末处置不规范</td><td>−2</td><td></td><td></td></tr>
<tr><td>垃圾未分类放置或处置不规范</td><td>−2</td><td></td><td></td></tr>
<tr><td>未及时进行室间清洁及消毒工作</td><td>−2</td><td></td><td></td></tr>
<tr><td rowspan="5">综合评价（15分）</td><td rowspan="2">临床工作能力（11分）</td><td>手术操作流程不熟悉或应急处理配合不熟练</td><td>各−4</td><td></td><td></td></tr>
<tr><td>相关知识掌握不全</td><td>−3</td><td></td><td></td></tr>
<tr><td rowspan="3">态度及沟通（4分）</td><td>态度不认真、不严谨</td><td>−1</td><td></td><td></td></tr>
<tr><td>未关心患者或缺乏人文关怀</td><td>各−1</td><td></td><td></td></tr>
<tr><td>沟通不恰当</td><td>−1</td><td></td><td></td></tr>
<tr><td colspan="2" rowspan="2">总分100分</td><td>扣分合计</td><td></td><td></td><td></td></tr>
<tr><td>最后得分</td><td></td><td></td><td></td></tr>
</table>

第三篇

周围血管疾病

第九章 动 脉 类

一、经皮选择性动脉造影术护理配合流程及评分标准

流 程

准备

操作者准备：洗手，着装整齐，规范佩戴口罩、帽子，佩戴剂量仪。

评估：患者病情、意识、合作程度、皮肤准备、带入管道及药物过敏史。

患者准备：①与病房护士规范交接，核对患者身份、手术信息；②向患者做好解释、告知工作，询问二便情况及需求；③协助患者仰卧，四肢正常伸直，双手臂置于床边并用托手板妥善固定，注意保暖；④妥善放置各种管道，连接心电监护仪，吸氧。

用物准备：①物品准备，包括无菌手术包、造影导管（如 RH、YASHIRO 等）、导丝、动脉鞘、连接管、三通开关及注射器（2 ml、5 ml、10 ml、20 ml），必要时准备 MIK 和 COBRA 导管；②药物准备，包括肝素钠稀释液（0.9% 氯化钠溶液 500 ml＋肝素钠 3000 U）、利多卡因及对比剂，必要时准备地塞米松和阿托品；③仪器准备，包括心电监护仪，必要时准备除颤仪和负压吸引器。

术中配合

穿刺前：①严格执行术前三方核查并签字；②打开无菌手术包，合理摆放包内各种物品，治疗盘内倒入肝素钠稀释液；③协助术者穿手术衣，打开各种材料及物品；④协助术者消毒、铺巾，协助准备对比剂、高压注射器及射线防护板。

穿刺时：观察患者生命体征变化，做好应急处理准备并及时记录。

术中：①根据需要递送各种耗材；②遵医嘱正确配制各种药物；③协助处理患者需求，严密监测患者生命体征；④观察患者有无对比剂过敏反应并做好应急处理。

术毕：①手术完成拔除鞘管后，协助术者进行加压包扎；②观察患者是否出现迷走神经反射等并发症并给予应急处理；③整理患者衣物；④及时、准确书写手术护理记录单。

宣教

患者宣教： ①术后卧床 24 h，遵医嘱保持术侧肢体制动；②少量多次饮水，病情许可时，24 h 内饮水量勿少于 2000 ml，以促进对比剂排出。

家属宣教： ①协助患者完成生活需求；②如发现穿刺口渗血、血肿，以及对比剂过敏等不适，及时告知医护人员。

整理

患者整理： ①协助患者妥善过床，检查加压包扎绷带有无移位、穿刺口是否渗血；②妥善放置各种管道，注意保暖。

室间整理： ①整理手术用物，分类处置各种垃圾；②整理手术间、手术床、仪器及设备，并做好终末处理；③湿式清洁并消毒手术间。

其他： ①洗手，记录；②准确、及时收费。

补充说明

1．导管路径

（1）股动脉路径：股动脉—靶动脉（选择性造影）—靶动脉（超选择性造影）。

（2）桡动脉路径：桡动脉—靶动脉（选择性造影）—靶动脉（超选择性造影）。

2．一般情况下，选择左上肢建立静脉通道；经左上肢动脉穿刺时，选择右上肢建立静脉通道。

3．三方核查单严格按照手术时间节点执行。

4．术中执行口头药物医嘱时，必须向手术医生复述药名、剂量及用法，确保无误后方可应用，并保留空安瓿以备术后再次核对，同时做好记录。

评分标准

<table>
<tr><th colspan="2">项目</th><th>扣分细则</th><th>扣分值</th><th>实际扣分</th><th>备注</th></tr>
<tr><td rowspan="13">操作前
（20分）</td><td rowspan="3">操作者仪态
（3分）</td><td>着装不规范（含未佩戴剂量仪）</td><td>−1</td><td></td><td></td></tr>
<tr><td>未洗手</td><td>−1</td><td></td><td></td></tr>
<tr><td>未戴口罩、帽子或不规范</td><td>−1</td><td></td><td></td></tr>
<tr><td rowspan="3">交接及评估
（9分）</td><td>未与病房护士规范交接及核对患者信息</td><td>−2</td><td></td><td></td></tr>
<tr><td>未告知或未询问二便情况</td><td>−1</td><td></td><td></td></tr>
<tr><td>未评估患者病情、意识及合作程度、皮肤准备、带入管道、带入药物，以及药物过敏史</td><td>各−1</td><td></td><td></td></tr>
<tr><td rowspan="5">术前准备
（8分）</td><td>物品准备缺漏</td><td>−1</td><td></td><td></td></tr>
<tr><td>管道处置不规范</td><td>−1</td><td></td><td></td></tr>
<tr><td>未监测生命体征或吸氧不规范</td><td>各−1</td><td></td><td></td></tr>
<tr><td>未建立静脉通道</td><td>−2</td><td></td><td></td></tr>
<tr><td>未注意保护患者隐私部位</td><td>−2</td><td></td><td></td></tr>
<tr><td rowspan="18">操作过程
（65分）</td><td rowspan="4">安全及舒适
（8分）</td><td>未注意患者安全，未保暖</td><td>−2</td><td></td><td></td></tr>
<tr><td>未做好心理护理</td><td>−2</td><td></td><td></td></tr>
<tr><td>未按手术要求安置患者体位或未用托手板妥善固定双上肢</td><td>−2</td><td></td><td></td></tr>
<tr><td>未规范执行三方核查</td><td>−2</td><td></td><td></td></tr>
<tr><td rowspan="8">无菌技术操作
（15分）</td><td>未检查无菌包有效期</td><td>−1</td><td></td><td></td></tr>
<tr><td>打开无菌包不规范</td><td>−1</td><td></td><td></td></tr>
<tr><td>无菌持物桶、消毒液等未标明开启日期或日期书写不规范</td><td>−1</td><td></td><td></td></tr>
<tr><td>倒0.9%氯化钠溶液时未冲洗瓶口或液体溅出容器外</td><td>−2</td><td></td><td></td></tr>
<tr><td>打开一次性物品时未检查其有效期及气密性或打开方法错误</td><td>−2</td><td></td><td></td></tr>
<tr><td>药液抽取手法不规范</td><td>−1</td><td></td><td></td></tr>
<tr><td>协助穿手术衣或铺手术单时不规范或污染</td><td>−2</td><td></td><td></td></tr>
<tr><td>无菌物品过期或违反无菌原则</td><td>−5</td><td></td><td></td></tr>
<tr><td rowspan="6">术中护理配合及文书书写
（30分）</td><td>术中未能及时发现患者病情变化</td><td>−4</td><td></td><td></td></tr>
<tr><td>未根据手术进程及时递送手术耗材</td><td>−3</td><td></td><td></td></tr>
<tr><td>打开耗材时未查对效期，未检查密闭性</td><td>各−2</td><td></td><td></td></tr>
<tr><td>未及时发现对比剂过敏并应急处理</td><td>−4</td><td></td><td></td></tr>
<tr><td>未关注输液情况或未及时补充液体</td><td>各−2</td><td></td><td></td></tr>
<tr><td>未正确执行口头药物医嘱</td><td>−3</td><td></td><td></td></tr>
</table>

（待　续）

（续　表）

项目		扣分细则	扣分值	实际扣分	备注
操作过程（65分）	术中护理配合及文书书写（30分）	未遵医嘱正确配制药物	－3		
		未按要求进行耗材登记及条码粘贴不规范	－3		
		手术护理记录单书写不规范或缺漏	－2		
	术后患者安置及整理（12分）	未有效协助医生进行加压包扎	－2		
		未协助患者安全过床，未注意患者保暖	－2		
		未向家属进行术后宣教或宣教不到位	－2		
		术后物品、耗材、仪器终末处置不规范	－2		
		垃圾未分类放置或处置不规范	－2		
		未及时进行室间清洁及消毒工作	－2		
综合评价（15分）	临床工作能力（11分）	手术操作流程不熟悉或应急处理配合不熟练	各－4		
		相关知识掌握不全	－3		
	态度及沟通（4分）	态度不认真、不严谨	－1		
		未关心患者或缺乏人文关怀	各－1		
		沟通不恰当	－1		
总分100分		扣分合计			
		最后得分			

二、经皮动脉内球囊扩张术护理配合流程及评分标准

流 程

准备

操作者准备： 洗手，着装整齐，规范佩戴口罩、帽子，佩戴剂量仪。

评估： 患者病情、意识、合作程度、皮肤准备、带入管道、带入药物及过敏史，以及双下肢足背动脉搏动情况。

患者准备： ①与病房护士规范交接，核对患者身份和手术信息；②向患者做好解释、告知工作，询问二便情况及需求；③协助患者仰卧，四肢正常伸直，双手臂置于床边并用托手板妥善固定，注意保暖；④妥善放置各种管道，连接心电监护仪，吸氧。

用物准备： ①物品准备，包括无菌手术包、造影导管（如 RH、YASHIRO 等）、指引导管、球囊导管（各种规格）、压力泵、Y 阀、导丝、动脉鞘、连接管、三通开关及注射器（2 ml、5 ml、10 ml、20 ml），必要时准备血管缝合器；②药物准备，包括肝素钠稀释液（0.9% 氯化钠溶液 500 ml＋肝素钠 3000 U）、利多卡因及对比剂，必要时准备地塞米松、阿托品及鱼精蛋白；③仪器准备，包括心电监护仪，必要时准备除颤仪、负压吸引器及简易呼吸器。

术中配合

穿刺前： ①严格执行术前三方核查并签字；②打开无菌手术包，合理摆放包内各种物品，治疗盘内倒入肝素钠稀释液；③协助术者穿手术衣，打开各种材料及物品；④协助术者消毒、铺巾，协助准备对比剂、高压注射器及射线防护板。

穿刺时： 观察患者生命体征变化，做好应急处理准备并及时记录。

术中： ①根据需要及时、准确递送各种耗材，使用后及时做好登记并粘贴标签；②必要时遵医嘱予全身肝素化并记录时间及用量，及时追加肝素；③协助处理患者需求，关注患者主诉，严密监测患者生命体征；④球囊扩张时警惕血管破裂、球囊破裂等并发症，做好应急处理；⑤观察有无对比剂过敏反应并做好应急处理。

术毕： ①手术完成拔除鞘管后，协助术者进行加压包扎；②观察患者是否出现迷走神经反射等并发症并给予应急处理；③整理患者衣物；④及时、准确书写手术护理记录单。

宣教

患者宣教：①术后遵医嘱保持术侧肢体制动；②嘱其少量多次饮水，病情许可时，24 h 内饮水量勿少于 2000 ml，以促进对比剂排泄；③遵医嘱按时、按剂量服用抗凝药物。

家属宣教：①协助患者完成生活需求；②如发现穿刺口渗血、血肿，以及对比剂过敏等不适，及时告知医护人员。

整理

患者整理：①协助患者妥善过床，检查加压包扎绷带有无移位、穿刺口是否渗血；②妥善放置各种管道，注意保暖。

室间整理：①整理手术用物，分类处置各种垃圾；②整理手术间、手术床、仪器及设备，并做好终末处理；③湿式清洁并消毒手术间。

其他：①洗手，记录；②准确、及时收费。

补充说明

1．导管路径

（1）股动脉路径：股动脉—靶动脉—靶动脉狭窄段—靶动脉。

（2）桡动脉路径：桡动脉—靶动脉—靶动脉狭窄段—靶动脉。

2．一般情况下，选择左上肢建立静脉通道，经左上肢动脉穿刺时，选择右上肢建立静脉通道。

3．三方核查单严格按照手术时间节点执行。

4．术中执行口头药物医嘱时，必须向手术医生复述药名、剂量及用法，确保无误后方可应用，并保留空安瓿以备术后再次核对，同时做好记录。

评分标准

<table>
<tr><th colspan="2">项目</th><th>扣分细则</th><th>扣分值</th><th>实际扣分</th><th>备注</th></tr>
<tr><td rowspan="11">操作前
（20分）</td><td rowspan="3">操作者仪态
（3分）</td><td>着装不规范（含未佩戴剂量仪）</td><td>−1</td><td></td><td></td></tr>
<tr><td>未洗手</td><td>−1</td><td></td><td></td></tr>
<tr><td>未戴口罩、帽子或不规范</td><td>−1</td><td></td><td></td></tr>
<tr><td rowspan="3">交接及评估
（9分）</td><td>未与病房护士规范交接及核对患者信息</td><td>−2</td><td></td><td></td></tr>
<tr><td>未告知或未询问二便情况</td><td>−1</td><td></td><td></td></tr>
<tr><td>未评估患者病情、意识及合作程度、皮肤准备、带入管道、带入药物，以及药物过敏史</td><td>各−1</td><td></td><td></td></tr>
<tr><td rowspan="5">术前准备
（8分）</td><td>物品准备缺漏</td><td>−1</td><td></td><td></td></tr>
<tr><td>管道处置不规范</td><td>−1</td><td></td><td></td></tr>
<tr><td>未监测生命体征或吸氧不规范</td><td>各−1</td><td></td><td></td></tr>
<tr><td>未建立静脉通道</td><td>−2</td><td></td><td></td></tr>
<tr><td>未注意保护患者隐私部位</td><td>−2</td><td></td><td></td></tr>
<tr><td rowspan="16">操作过程
（65分）</td><td rowspan="4">安全及舒适
（8分）</td><td>未注意患者安全，未保暖</td><td>−2</td><td></td><td></td></tr>
<tr><td>未做好心理护理</td><td>−2</td><td></td><td></td></tr>
<tr><td>未按手术要求安置患者体位或未用托手板妥善固定双上肢</td><td>−2</td><td></td><td></td></tr>
<tr><td>未规范执行三方核查</td><td>−2</td><td></td><td></td></tr>
<tr><td rowspan="8">无菌技术操作
（15分）</td><td>未检查无菌包有效期</td><td>−1</td><td></td><td></td></tr>
<tr><td>打开无菌包不规范</td><td>−1</td><td></td><td></td></tr>
<tr><td>无菌持物桶、消毒液等未标明开启日期或日期书写不规范</td><td>−1</td><td></td><td></td></tr>
<tr><td>倒0.9%氯化钠溶液时未冲洗瓶口或液体溅出容器外</td><td>−2</td><td></td><td></td></tr>
<tr><td>打开一次性物品时未检查其有效期及气密性或打开方法错误</td><td>−2</td><td></td><td></td></tr>
<tr><td>药液抽取手法不规范</td><td>−1</td><td></td><td></td></tr>
<tr><td>协助穿手术衣或铺手术单时不规范或污染</td><td>−2</td><td></td><td></td></tr>
<tr><td>无菌物品过期或违反无菌原则</td><td>−5</td><td></td><td></td></tr>
<tr><td rowspan="4">术中护理配合及文书书写
（30分）</td><td>未根据手术进程及时、准确递送手术耗材</td><td>−2</td><td></td><td></td></tr>
<tr><td>打开耗材时未查对效期，未检查密闭性</td><td>−3</td><td></td><td></td></tr>
<tr><td>未记录肝素化时间、用量及按需遵医嘱追加肝素</td><td>各−2</td><td></td><td></td></tr>
<tr><td>未及时发现对比剂过敏并应急处理</td><td>−3</td><td></td><td></td></tr>
</table>

（待　续）

（续 表）

<table>
<tr><th colspan="2">项目</th><th>扣分细则</th><th>扣分值</th><th>实际扣分</th><th>备注</th></tr>
<tr><td rowspan="11">操作过程
（65分）</td><td rowspan="5">术中护理配合及文书书写
（30分）</td><td>未关注输液情况或未及时补充液体</td><td>各−2</td><td></td><td></td></tr>
<tr><td>未正确执行口头药物医嘱</td><td>−3</td><td></td><td></td></tr>
<tr><td>未及时发现血管破裂、球囊破裂或未有效配合应急处理</td><td>各−3</td><td></td><td></td></tr>
<tr><td>未按要求进行耗材登记及条码粘贴不规范</td><td>−3</td><td></td><td></td></tr>
<tr><td>手术护理记录单书写不规范或缺漏</td><td>−2</td><td></td><td></td></tr>
<tr><td rowspan="6">术后患者安置及整理
（12分）</td><td>未有效协助医生进行加压包扎</td><td>−2</td><td></td><td></td></tr>
<tr><td>未协助患者安全过床，未注意患者保暖</td><td>−2</td><td></td><td></td></tr>
<tr><td>未向家属进行术后宣教或宣教不到位</td><td>−2</td><td></td><td></td></tr>
<tr><td>术后物品、耗材、仪器终末处置不规范</td><td>−2</td><td></td><td></td></tr>
<tr><td>垃圾未分类放置或处置不规范</td><td>−2</td><td></td><td></td></tr>
<tr><td>未及时进行室间清洁及消毒工作</td><td>−2</td><td></td><td></td></tr>
<tr><td rowspan="5">综合评价
（15分）</td><td rowspan="2">临床工作能力
（11分）</td><td>手术操作流程不熟悉或应急处理配合不熟练</td><td>各−4</td><td></td><td></td></tr>
<tr><td>相关知识掌握不全</td><td>−3</td><td></td><td></td></tr>
<tr><td rowspan="3">态度及沟通
（4分）</td><td>态度不认真、不严谨</td><td>−1</td><td></td><td></td></tr>
<tr><td>未关心患者或缺乏人文关怀</td><td>各−1</td><td></td><td></td></tr>
<tr><td>沟通不恰当</td><td>−1</td><td></td><td></td></tr>
<tr><td colspan="2" rowspan="2">总分100分</td><td>扣分合计</td><td></td><td></td><td></td></tr>
<tr><td>最后得分</td><td></td><td></td><td></td></tr>
</table>

三、经皮动脉支架植入术护理配合流程及评分标准

流 程

准备

操作者准备： 洗手，着装整齐，规范佩戴口罩、帽子，佩戴剂量仪。

评估： 患者病情、意识、合作程度、皮肤准备、带入管道、带入药物及药物过敏史，以及双下肢足背动脉搏动情况。

患者准备： ①与病房护士规范交接，核对患者身份和手术信息；②向患者做好解释、告知工作，询问二便情况及需求；③协助患者仰卧，四肢正常伸直，双手臂置于床边并用托手板妥善固定，注意保暖；④妥善放置各种管道，连接心电监护仪，吸氧。

用物准备： ①物品准备，包括无菌手术包、造影导管（如 RH、YASHIRO 等）、指引导管、微导管、微导丝、球囊导管、支架、压力泵、Y 阀、导丝、交换导丝、动脉鞘、连接管、三通开关及注射器（2 ml、5 ml、10 ml、20 ml），必要时准备血管缝合器；②药物准备，包括肝素钠稀释液（0.9% 氯化钠溶液 500 ml＋肝素钠 3000 U）、利多卡因及对比剂，必要时准备地塞米松、阿托品、鱼精蛋白及罂粟碱；③仪器准备，包括心电监护仪，必要时准备除颤仪、负压吸引器及简易呼吸器。

术中配合

穿刺前： ①严格执行术前三方核查并签字；②打开无菌手术包，合理摆放包内各种物品，治疗盘内倒入肝素钠稀释液；③协助术者穿手术衣，打开各种材料及物品；④协助术者消毒、铺巾，协助准备对比剂、高压注射器及射线防护板。

穿刺时： 观察患者生命体征变化，做好应急处理准备并及时记录。

术中： ①根据需要及时、准确递送各种耗材，使用后及时做好登记并粘贴标签；②必要时遵医嘱予全身肝素化并记录时间及用量，及时追加肝素；③协助处理患者需求，关注患者主诉，严密监测患者生命体征；④球囊扩张时警惕血管破裂、球囊破裂等并发症，支架释放时警惕有无血管痉挛、支架移位、急性支架内血栓形成，做好应急处理；⑤观察有无对比剂过敏反应并做好应急处理。

术毕： ①手术完成拔除鞘管后，协助术者进行加压包扎；②观察患者是否出现迷走神经反射等并发症并给予应急处理；③整理患者衣物；④及时、准确书写手术护理记录单。

宣教

患者宣教：①术后遵医嘱保持术侧肢体制动；②少量多次饮水，病情许可时，24 h 内饮水量勿少于 2000 ml，以促进对比剂排泄；③遵医嘱按时、按剂量服用抗凝药物。

家属宣教：①协助患者完成生活需求；②如发现穿刺口渗血、血肿，以及对比剂过敏等不适，及时告知医护人员。

整理

患者整理：①协助患者妥善过床，检查加压包扎绷带有无移位、穿刺口是否渗血；②妥善放置各种管道，注意保暖。

室间整理：①整理手术用物，分类处置各种垃圾；②整理手术间、手术床、仪器及设备，并做好终末处理；③湿式清洁并消毒手术间。

其他：①洗手，记录；②准确、及时收费。

补充说明

1. 导管路径

（1）股动脉路径：股动脉—靶动脉—靶动脉狭窄段。

（2）桡动脉路径：桡动脉—靶动脉—靶动脉狭窄段。

2. 一般情况下，选择左上肢建立静脉通道；经左上肢动脉穿刺时，选择右上肢建立静脉通道。

3. 三方核查单严格按照手术时间节点执行。

4. 术中执行口头药物医嘱时，必须向手术医生复述药名、剂量及用法，确保无误后方可应用，并保留空安瓿以备术后再次核对，同时做好记录。

评分标准

项目		扣分细则	扣分值	实际扣分	备注
操作前（20分）	操作者仪态（3分）	着装不规范（含未佩戴剂量仪）	−1		
		未洗手	−1		
		未戴口罩、帽子或不规范	−1		
	交接及评估（9分）	未与病房护士规范交接及核对患者信息	−2		
		未告知或未询问二便情况	−1		
		未评估患者病情、意识及合作程度、皮肤准备、带入管道、带入药物，以及药物过敏史	各−1		
	术前准备（8分）	物品准备缺漏	−1		
		管道处置不规范	−1		
		未监测生命体征或吸氧不规范	各−1		
		未建立静脉通道	−2		
		未注意保护患者隐私部位	−2		
操作过程（65分）	安全及舒适（8分）	未注意患者安全，未保暖	−2		
		未做好心理护理	−2		
		未按手术要求安置患者体位或未用托手板妥善固定双上肢	−2		
		未规范执行三方核查	−2		
	无菌技术操作（15分）	未检查无菌包有效期	−1		
		打开无菌包不规范	−1		
		无菌持物桶、消毒液等未标明开启日期或日期书写不规范	−1		
		倒0.9%氯化钠溶液时未冲洗瓶口或液体溅出容器外	−2		
		打开一次性物品时未检查其有效期及气密性或打开方法错误	−2		
		药液抽取手法不规范	−1		
		协助穿手术衣或铺手术单时不规范或污染	−2		
		无菌物品过期或违反无菌原则	−5		
	术中护理配合及文书书写（30分）	未根据手术进程及时、准确递送手术耗材	−2		
		打开耗材时未查对效期，未检查密闭性	各−2		
		未记录肝素化时间、用量及按需遵医嘱追加肝素	−3		
		未及时发现对比剂过敏并应急处理	−3		
		未关注输液情况或未及时补充液体	各−2		

（待　续）

（续 表）

项目		扣分细则	扣分值	实际扣分	备注
操作过程（65分）	术中护理配合及文书书写（30分）	未正确执行口头药物医嘱	−3		
		未及时发现血管破裂、球囊破裂、血管痉挛、支架移位、急性血栓形成等或未有效配合应急处理	各−3		
		未按要求进行耗材登记及条码粘贴不规范	−3		
		手术护理记录单书写不规范或缺漏	−2		
	术后患者安置及整理（12分）	未有效协助医生进行加压包扎	−2		
		未协助患者安全过床，未注意患者保暖	−2		
		未向家属进行术后宣教或宣教不到位	−2		
		术后物品、耗材、仪器终末处置不规范	−2		
		垃圾未分类放置或处置不规范	−2		
		未及时进行室间清洁及消毒工作	−2		
综合评价（15分）	临床工作能力（11分）	手术操作流程不熟悉或应急处理配合不熟练	各−4		
		相关知识掌握不全	−3		
	态度及沟通（4分）	态度不认真、不严谨	−1		
		未关心患者或缺乏人文关怀	各−1		
		沟通不恰当	−1		
总分100分		扣分合计			
		最后得分			

四、经皮动脉栓塞术护理配合流程及评分标准

流 程

准备

操作者准备： 洗手，着装整齐，规范佩戴口罩、帽子，佩戴剂量仪。

评估： 患者病情、意识、合作程度、皮肤准备、带入管道、带入药物及过敏史，以及术前医嘱执行情况。

患者准备： ①与病房护士规范交接，核对患者身份和手术信息；②向患者做好解释、告知工作，询问二便情况及需求；③协助患者仰卧，四肢正常伸直，双手臂置于床边并用托手板妥善固定，注意保暖；④妥善放置各种管道，连接心电监护仪，吸氧。

用物准备： ①物品准备，包括无菌手术包、造影导管（如 RH、YASHIRO 等）、栓塞剂（明胶海绵、碘化油、无水乙醇、聚乙烯醇）、导丝、交换导丝、动脉鞘、连接管、三通开关及注射器（2 ml、5 ml、10 ml、20 ml）；②药物准备，包括利多卡因、肝素钠稀释液（0.9% 氯化钠溶液 500 ml＋肝素钠 3000 U）及对比剂，必要时准备地塞米松、阿托品、托烷司琼及曲马多；③仪器准备，包括心电监护仪，必要时准备除颤仪、负压吸引器及简易呼吸器。

术中配合

穿刺前： ①严格执行术前三方核查并签字；②打开无菌手术包，合理摆放包内各种物品，治疗盘内倒入肝素钠稀释液（出血患者不加肝素）；③协助术者穿手术衣，打开各种材料及物品；④协助术者消毒、铺巾，协助准备对比剂、高压注射器及射线防护板。

穿刺时： 观察患者生命体征变化，做好应急处理准备并及时记录。

术中： ①根据需要及时、准确递送各种耗材，使用后及时做好登记并粘贴标签；②遵医嘱准备、配备栓塞剂；③协助处理患者需求，关注患者主诉，严密监测患者生命体征；④栓塞时，关注患者疼痛、恶心呕吐情况，必要时遵医嘱给予止呕、镇痛药物；⑤观察有无对比剂过敏反应并做好应急处理。

术毕： ①手术完成拔除鞘管后，协助术者进行加压包扎；②观察患者是否出现迷走神经反射等并发症并给予应急处理；③整理患者衣物；④及时、准确书写手术护理记录单。

宣教

患者宣教：①术后遵医嘱保持术侧肢体制动；②少量多次饮水，病情许可时，24 h 内饮水量勿少于 2000 ml，以促进对比剂排泄。

家属宣教：①协助患者完成生活需求；②如发现穿刺口渗血、血肿，以及对比剂过敏等不适，及时告知医护人员。

整理

患者整理：①协助患者妥善过床，检查加压包扎绷带有无移位、穿刺口是否渗血；②妥善放置各种管道，注意保暖。

室间整理：①整理手术用物，分类处置各种垃圾；②整理手术间、手术床、仪器及设备，并做好终末处理；③湿式清洁并消毒手术间。

其他：①洗手，记录；②准确、及时收费。

补充说明

1. 导管路径

（1）股动脉路径：股动脉—靶动脉。

（2）桡动脉路径：桡动脉—肱动脉—靶动脉。

2. 一般情况下，选择左上肢建立静脉通道；经左上肢动脉穿刺时，选择右上肢建立静脉通道。

3. 三方核查单严格按照手术时间节点执行。

4. 术中执行口头药物医嘱时，必须向手术医生复述药名、剂量及用法，确保无误后方可应用，并保留空安瓿以备术后再次核对，同时做好记录。

评分标准

项目		扣分细则	扣分值	实际扣分	备注
操作前（20分）	操作者仪态（3分）	着装不规范（含未佩戴剂量仪）	−1		
		未洗手	−1		
		未戴口罩、帽子或不规范	−1		
	交接及评估（9分）	未与病房护士规范交接及核对患者信息	−2		
		未告知或未询问二便情况	−1		
		未评估患者病情、意识及合作程度、皮肤准备、带入管道、带入药物，以及药物过敏史	各−1		
	术前准备（8分）	物品准备缺漏	−1		
		管道处置不规范	−1		
		未监测生命体征或吸氧不规范	各−1		
		未建立静脉通道	−2		
		未注意保护患者隐私部位	−2		
操作过程（65分）	安全及舒适（8分）	未注意患者安全，未保暖	−2		
		未做好心理护理	−2		
		未按手术要求安置患者体位或未用托手板妥善固定双上肢	−2		
		未规范执行三方核查	−2		
	无菌技术操作（15分）	未检查无菌包有效期	−1		
		打开无菌包不规范	−1		
		无菌持物桶、消毒液等未标明开启日期或日期书写不规范	−1		
		倒0.9%氯化钠溶液时未冲洗瓶口或液体溅出容器外	−2		
		打开一次性物品时未检查其有效期及气密性或打开方法错误	−2		
		药液抽取手法不规范	−1		
		协助穿手术衣或铺手术单时不规范或污染	−2		
		无菌物品过期或违反无菌原则	−5		
	术中护理配合及文书书写（30分）	未根据手术进程及时、准确递送手术耗材	−2		
		打开耗材时未查对效期，未检查密闭性	各−2		
		未正确准备、配制各种栓塞剂	−3		
		未及时发现对比剂过敏并应急处理	−3		
		未关注输液情况或未及时补充液体	各−2		

（待 续）

（续 表）

<table>
<tr><th colspan="2">项目</th><th>扣分细则</th><th>扣分值</th><th>实际扣分</th><th>备注</th></tr>
<tr><td rowspan="10">操作讨程
（65分）</td><td rowspan="4">术中护理配合及文书书写
（30分）</td><td>未正确执行口头药物医嘱</td><td>−3</td><td></td><td></td></tr>
<tr><td>未及时发现患者疼痛、呕吐或未有效配合应急处理</td><td>各−3</td><td></td><td></td></tr>
<tr><td>未按要求进行耗材登记及条码粘贴不规范</td><td>−3</td><td></td><td></td></tr>
<tr><td>手术护理记录单书写不规范或缺漏</td><td>−2</td><td></td><td></td></tr>
<tr><td rowspan="6">术后患者安置及整理
（12分）</td><td>未有效协助医生进行加压包扎</td><td>−2</td><td></td><td></td></tr>
<tr><td>未协助患者安全过床，未注意患者保暖</td><td>−2</td><td></td><td></td></tr>
<tr><td>未向家属进行术后宣教或宣教不到位</td><td>−2</td><td></td><td></td></tr>
<tr><td>术后物品、耗材、仪器终末处置不规范</td><td>−2</td><td></td><td></td></tr>
<tr><td>垃圾未分类放置或处置不规范</td><td>−2</td><td></td><td></td></tr>
<tr><td>未及时进行室间清洁及消毒工作</td><td>−2</td><td></td><td></td></tr>
<tr><td rowspan="5">综合评价
（15分）</td><td rowspan="2">临床工作能力
（11分）</td><td>手术操作流程不熟悉或应急处理配合不熟练</td><td>各−4</td><td></td><td></td></tr>
<tr><td>相关知识掌握不全</td><td>−3</td><td></td><td></td></tr>
<tr><td rowspan="3">态度及沟通
（4分）</td><td>态度不认真、不严谨</td><td>−1</td><td></td><td></td></tr>
<tr><td>未关心患者或缺乏人文关怀</td><td>各−1</td><td></td><td></td></tr>
<tr><td>沟通不恰当</td><td>−1</td><td></td><td></td></tr>
<tr><td colspan="2" rowspan="2">总分100分</td><td>扣分合计</td><td></td><td></td><td></td></tr>
<tr><td>最后得分</td><td></td><td></td><td></td></tr>
</table>

五、经皮动脉内溶栓术护理配合流程及评分标准

流 程

准备

操作者准备： 洗手，着装整齐，规范佩戴口罩、帽子，佩戴剂量仪。

评估： 患者病情、意识、合作程度、皮肤准备、带入管道、带入药物及过敏史、术前医嘱执行情况。

患者准备： ①与病房护士规范交接，核对患者身份和手术信息。②向患者做好解释、告知工作，询问二便情况及需求。③协助患者仰卧，四肢正常伸直，双手臂置于床边并用托手板妥善固定；经桡动脉或肱动脉穿刺者，上肢外展45°～60°，注意保暖。④妥善放置各种管道，连接心电监护仪，吸氧。

用物准备： ①物品准备，包括无菌手术包、造影导管（如RH、YASHIRO等）、灌注系统（各型号）、导丝、动脉鞘、连接管、三通开关及注射器（2 ml、5 ml、10 ml、20 ml），必要时准备交换导丝、球囊扩张导管及压力泵；②药物准备，包括肝素钠稀释液（0.9%氯化钠溶液500 ml＋肝素钠3000 U）、利多卡因、对比剂及尿激酶，必要时准备地塞米松和阿托品；③仪器准备，包括心电监护仪，必要时准备除颤仪、负压吸引器及简易呼吸器。

术中配合

穿刺前： ①严格执行术前三方核查并签字；②打开无菌手术包，合理摆放包内各种物品，治疗盘内倒入肝素钠稀释液；③协助术者穿手术衣，打开各种材料及物品；④协助术者消毒、铺巾，协助准备对比剂、高压注射器及射线防护板。

穿刺时： 观察患者生命体征变化，做好应急处理准备并及时记录。

术中： ①根据需要及时、准确递送各种耗材，使用后及时做好登记并粘贴标签；②遵医嘱准备、配备溶栓药物；③协助处理患者需求，关注患者主诉，严密监测患者生命体征；④溶栓开始后，需密切观察患者有无出血征兆并及时提醒医生；⑤观察有无对比剂过敏反应并做好应急处理。

术毕： ①手术完成拔除鞘管后，协助术者进行加压包扎；②观察患者是否出现迷走神经反射等并发症并给予应急处理；③整理患者衣物；④及时、准确书写手术护理记录单。

宣教

患者宣教：①术后遵医嘱保持术侧肢体制动；②少量多次饮水，病情许可时，24 h 内饮水量勿少于 2000 ml，以促进对比剂排泄。

家属宣教：①协助患者完成生活需求；②如发现穿刺口渗血、血肿，以及对比剂过敏等不适，及时告知医护人员。

整理

患者整理：①协助患者妥善过床，检查加压包扎绷带有无移位、穿刺口是否渗血；②妥善放置各种管道，注意保暖。

室间整理：①整理手术用物，分类处置各种垃圾；②整理手术间、手术床、仪器及设备，并做好终末处理；③湿式清洁并消毒手术间。

其他：①洗手，记录；②准确、及时收费。

补充说明

1．导管路径

（1）股动脉路径：股动脉—靶动脉。

（2）桡动脉路径：桡动脉—肱动脉—靶动脉。

2．一般情况下，选择左上肢建立静脉通道；经左上肢动脉穿刺时，选择右上肢建立静脉通道。

3．三方核查单严格按照手术时间节点执行。

4．术中执行口头药物医嘱时，必须向手术医生复述药名、剂量及用法，确保无误后方可应用，并保留空安瓿以备术后再次核对，同时做好记录。

评分标准

项目		扣分细则	扣分值	实际扣分	备注
操作前（20分）	操作者仪态（3分）	着装不规范（含未佩戴剂量仪）	−1		
		未洗手	−1		
		未戴口罩、帽子或不规范	−1		
	交接及评估（9分）	未与病房护士规范交接及核对患者信息	−2		
		未告知或未询问二便情况	−1		
		未评估患者病情、意识及合作程度、皮肤准备、带入管道、带入药物，以及药物过敏史	各−1		
	术前准备（8分）	物品准备缺漏	−1		
		管道处置不规范	−1		
		未监测生命体征或吸氧不规范	各−1		
		未建立静脉通道	−2		
		未注意保护患者隐私部位	−2		
操作过程（65分）	安全及舒适（8分）	未注意患者安全，未保暖	−2		
		未做好心理护理	−2		
		未按手术要求安置患者体位或未用托手板妥善固定双上肢	−2		
		未规范执行三方核查	−2		
	无菌技术操作（15分）	未检查无菌包有效期	−1		
		打开无菌包不规范	−1		
		无菌持物桶、消毒液等未标明开启日期或日期书写不规范	−1		
		倒0.9%氯化钠溶液时未冲洗瓶口或液体溅出容器外	−2		
		打开一次性物品时未检查其有效期及气密性或打开方法错误	−2		
		药液抽取手法不规范	−1		
		协助穿手术衣或铺手术单时不规范或污染	−2		
		无菌物品过期或违反无菌原则	−5		
	术中护理配合及文书书写（30分）	未根据手术进程及时、准确递送手术耗材	−2		
		打开耗材时未查对效期，未检查密闭性	各−2		
		未正确准备、配制各种溶栓药物	−3		
		未及时发现对比剂过敏并应急处理	−3		
		未关注输液情况或未及时补充液体	各−2		

（待 续）

（续 表）

项目		扣分细则	扣分值	实际扣分	备注
操作过程（65分）	术中护理配合及文书书写（30分）	未正确执行口头药物医嘱	−3		
		未观察患者有无出血征兆或未有效配合应急处理	各−3		
		未按要求进行耗材登记及条码粘贴不规范	−3		
		手术护理记录单书写不规范或缺漏	−2		
	术后患者安置及整理（12分）	未有效协助医生进行加压包扎	−2		
		未协助患者安全过床，未注意患者保暖	−2		
		未向家属进行术后宣教或宣教不到位	−2		
		术后物品、耗材、仪器终末处置不规范	−2		
		垃圾未分类放置或处置不规范	−2		
		未及时进行室间清洁及消毒工作	−2		
综合评价（15分）	临床工作能力（11分）	手术操作流程不熟悉或应急处理配合不熟练	各−4		
		相关知识掌握不全	−3		
	态度及沟通（4分）	态度不认真、不严谨	−1		
		未关心患者或缺乏人文关怀	各−1		
		沟通不恰当	−1		
总分100分		扣分合计			
		最后得分			

六、经皮动脉内超声血栓消融术护理配合流程及评分标准

流 程

准备

操作者准备: 洗手，着装整齐，规范佩戴口罩、帽子，佩戴剂量仪。

评估: 患者病情、意识、合作程度、皮肤准备、带入管道、带入药物及药物过敏史，以及术前医嘱执行情况。

患者准备: ①与病房护士规范交接，核对患者身份和手术信息；②向患者做好解释、告知工作，询问二便情况及需求；③协助患者仰卧，四肢正常伸直，强调术中保持肢体制动的重要性，注意保暖；④妥善放置各种管道，连接心电监护仪，吸氧。

用物准备: ①物品准备，包括无菌手术包、多功能导管、超声消融导管、导丝、动脉鞘、连接管、三通开关、注射器（1 ml、5 ml、10 ml、20 ml）、指引导管、中间导管、微导管、微导丝、球囊、支架、溶栓导管、输液器及加压输液袋；②药物准备，包括肝素钠稀释液（0.9% 氯化钠溶液 500 ml＋肝素钠 3000 U）、利多卡因及对比剂，必要时准备地塞米松、阿托品、溶栓剂、尼莫地平及罂粟碱；③仪器准备，包括心电监护仪和超声仪，必要时准备除颤仪。

术中配合

穿刺前: ①严格执行术前三方核查并签字；②打开无菌手术包，合理摆放包内各种物品，治疗盘内倒入肝素钠稀释液；③协助术者穿手术衣，打开各种材料及物品；④协助术者消毒、铺巾，连接加压滴注装置并排气。

穿刺时: 观察患者生命体征变化，做好应急处理准备并及时记录。

术中: ①根据需要及时、准确递送各种耗材，使用后及时做好登记并粘贴标签；②协助术者连接消融导管及 0.9% 氯化钠溶液 500 ml（循环冷却消融导管）并调节消融仪挡位及时间；③协助处理患者需求，关注患者主诉，如患者有不适，应立即告知医生停止操作，严密监测患者生命体征；④启动超声消融仪时每隔 10 s 提醒医生一次，避免消融时间过长可能灼伤导管和血管内壁；⑤观察加压输液袋的压力和静脉补液情况，防止滴空；⑥遵医嘱按手术进度调节消融仪挡位及时间；⑦遵医嘱进行全身肝素化并及时记录时间及用量。

术毕: ①手术完成后，留置溶栓导管患者，妥善固定；②拔除鞘管后，协助术者进行加压包扎；③观察患者是否出现迷走神经反射等并发症并给予应急处理；④整理患者衣物；⑤及时、准确书写手术护理记录单。

宣教

患者宣教：①留置导管患者，患侧严格制动，防止脱管；②拔出鞘管患者卧床 24 h，遵医嘱保持术侧肢体制动，并进行水化治疗；③指导患者进行踝泵运动。

家属宣教：①协助患者完成生活需求；②如发现穿刺口渗血、血肿，以及对比剂过敏等不适，及时告知医护人员。

整理

患者整理：①协助患者妥善过床，检查加压包扎绷带有无移位、穿刺口是否渗血；②妥善放置各种管道，注意保暖。

室间整理：①整理手术用物，分类处置各种垃圾；②整理手术间、手术床、仪器及设备，并做好终末处理；③湿式清洁并消毒手术间。

其他：①洗手，记录；②准确、及时收费。

补充说明

1．导管路径：股动脉—腘动脉（胫后动脉、腓动脉、胫前动脉）。

2．一般情况下，选择左上肢建立静脉通道；经左上肢动脉穿刺时，选择右上肢建立静脉通道。

3．三方核查单严格按照手术时间节点执行。

评分标准

项目		扣分细则	扣分值	实际扣分	备注
操作前（20分）	操作者仪态（3分）	着装不规范（含未佩戴剂量仪）	−1		
		未洗手	−1		
		未戴口罩、帽子或佩戴不规范	−1		
	交接及评估（9分）	未与病房护士规范交接及核对患者信息	−2		
		未告知或未询问二便情况	−1		
		未评估患者病情、意识及合作程度、皮肤准备、带入管道、带入药物，以及药物过敏史	各−1		
	术前准备（8分）	物品准备缺漏	−1		
		管道处置不规范	−1		
		未监测生命体征或吸氧不规范	各−1		
		未建立静脉通道	−2		
		未注意保护患者隐私部位	−2		
操作过程（65分）	安全及舒适（8分）	未注意患者安全，未保暖	−2		
		未做好心理护理	−2		
		未按手术要求安置患者体位或未向患者强调肢体制动的重要性	−2		
		未规范执行三方核查	−2		
	无菌技术操作（15分）	未检查无菌包有效期	−1		
		打开无菌包不规范	−1		
		无菌持物桶、消毒液等未标明开启日期或日期书写不规范	−1		
		倒0.9%氯化钠溶液时未冲洗瓶口或液体溅出容器外	−2		
		打开一次性物品时未检查其有效期及气密性或打开方法错误	−2		
		药液抽取手法不规范	−1		
		协助穿手术衣或铺手术单时不规范或污染	−2		
		无菌物品过期或违反无菌原则	−5		
	术中护理配合及文书书写（30分）	未根据手术进程及时、准确递送手术耗材	−2		
		打开耗材时未查对效期，未检查密闭性	−2		
		未协助术者连接消融导管及0.9%氯化钠溶液	−3		
		启动超声消融仪后未每隔10 s提醒医生一次	−4		

（待 续）

（续　表）

项目		扣分细则	扣分值	实际扣分	备注
操作过程（65分）	术中护理配合及文书书写（30分）	未关注加压输液及补液情况，未及时补充液体，未及时记录肝素用量	各−3		
		未遵医嘱调节消融仪挡位及时间	−2		
		未及时发现患者疼痛、呕吐或未有效配合应急处理	各−3		
		未按要求进行耗材登记及条码粘贴不规范	−3		
		手术护理记录单书写不规范或缺漏	−2		
	术后患者安置及整理（12分）	未有效协助医生进行加压包扎	−2		
		未协助患者安全过床，未注意患者保暖	−2		
		未向家属进行术后宣教或宣教不到位	−2		
		术后物品、耗材、仪器终末处置不规范	−2		
		垃圾未分类放置或处置不规范	−2		
		未及时进行室间清洁及消毒工作	−2		
综合评价（15分）	临床工作能力（11分）	手术操作流程不熟悉或应急处理配合不熟练	各−4		
		相关知识掌握不全	−3		
	态度及沟通（4分）	态度不认真、不严谨	−1		
		未关心患者或缺乏人文关怀	各−1		
		沟通不恰当	−1		
总分100分		扣分合计			
		最后得分			

七、经皮动脉内斑块旋切术护理配合流程及评分标准

流 程

准备

操作者准备：洗手，着装整齐，规范佩戴口罩、帽子，佩戴剂量仪。

评估：①患者病情、意识、合作程度；②皮肤准备，特别关注患者彩超结果、踝肱指数及CT结果，评估患肢远端皮肤是否完整，以及动脉搏动、皮温、皮色、疼痛等情况（如有伤口应详细评估伤口情况）；③带入管道、带入药物及药物过敏史；④术前医嘱执行情况。

患者准备：①与病房护士规范交接，核对患者身份和手术信息；②向患者做好解释、告知工作，询问二便情况及需求；③协助患者仰卧，四肢正常伸直，强调术中保持肢体制动的重要性，注意保暖；④妥善放置各种管道，连接心电监护仪，吸氧。

用物准备：①物品准备，包括无菌手术包、无菌剪刀、无菌卵圆钳或弯钳、超声保护套、动脉鞘、连接管、三通开关、注射器（5 ml、10 ml、30 ml、50 ml）、斑块旋切装置和切削驱动器、普通导丝、260 cm加硬导丝、0.018″导丝、0.014″导丝、支持导管、微血管鞘、预弯鞘、穿刺针、4F多功能管、猪尾巴管、远端栓塞保护器、2～6 mm球囊导管及压力泵；②药物准备，包括肝素钠稀释液（0.9%氯化钠溶液500 ml＋肝素钠3000 U）、利多卡因及对比剂，必要时准备地塞米松、阿托品及罂粟碱；③仪器准备，包括心电监护仪、超声仪及负压吸引装置，必要时准备除颤仪。

术中配合

穿刺前：①严格执行术前三方核查并签字；②打开无菌手术包，合理摆放包内各种物品，治疗盘内倒入肝素钠稀释液；③协助术者穿手术衣，打开各种材料及物品；④协助术者消毒、铺巾，连接加压滴注装置并排气。

穿刺时：观察患者生命体征变化，做好应急处理准备并及时记录。

术中：①根据需要及时、准确递送各种耗材，使用后及时做好登记并粘贴标签；②连接斑块旋切装置和切削驱动器，测试装置性能；③进行全身肝素化并按时追加肝素；④观察患者下肢动脉搏动变化及皮温、皮色、感觉、疼痛情况等，以及有无再灌注损伤并发症，关注伤口情况变化，严密监测患者生命体征；⑤斑块旋切时勿移动患肢，必要时进行适当约束，注意观察有无远端动脉闭塞、动脉破裂出血等并发症。

术毕：①手术完成后协助术者进行加压包扎；②观察患者是否出现迷走神经反射等并发症并给予应急处理；③整理患者衣物；④及时、准确书写手术护理记录单。

宣教

患者宣教：①术后平卧，保持伤口敷料干燥、清洁，拆除敷料后双下肢尽量自然伸展平放，避免跷二郎腿或双腿交叉叠放；②戒烟酒，糖尿病患者应控制血糖；③选择合适的鞋袜，不穿紧身裤，使用温水洗脚；④如有伤口应做好伤口护理。

家属宣教：①协助患者完成生活需求；②如发现穿刺口渗血和血肿、下肢肿胀、疼痛等过度灌注症状，及时告知医护人员。

整理

患者整理：①协助患者妥善过床，检查加压包扎绷带有无移位、穿刺口是否渗血；②妥善放置各种管道，注意保暖。

室间整理：①整理手术用物，分类处置各种垃圾；②整理手术间、手术床、仪器及设备，并做好终末处理；③湿式清洁并消毒手术间。

其他：①洗手，记录；②准确、及时收费。

补充说明

1. 导管路径：股动脉—腘动脉（胫前动脉、胫后动脉、腓动脉）。

2. 一般情况下，选择左上肢建立静脉通道；经左上肢动脉穿刺时，选择右上肢建立静脉通道。

3. 三方核查单严格按照手术时间节点执行。

评分标准

项目		扣分细则	扣分值	实际扣分	备注
操作前（20分）	操作者仪态（3分）	着装不规范（含未佩戴剂量仪）	−1		
		未洗手	−1		
		未戴口罩、帽子或不规范	−1		
	交接及评估（9分）	未与病房护士规范交接及核对患者信息	−2		
		未告知或未询问二便情况	−1		
		未评估患者病情、意识及合作程度、皮肤准备、患肢远端皮肤情况、带入管道、药物过敏史	各−1		
	术前准备（8分）	物品准备缺漏	−1		
		管道处置不规范	−1		
		未监测生命体征或吸氧不规范	各−1		
		未建立静脉通道	−2		
		未注意保护患者隐私部位	−2		
操作过程（65分）	安全及舒适（8分）	未注意患者安全，未保暖	−2		
		未做好心理护理	−2		
		未按手术要求安置患者体位或未向患者强调肢体制动的重要性	−2		
		未规范执行三方核查	−2		
	无菌技术操作（15分）	未检查无菌包有效期	−1		
		打开无菌包不规范	−1		
		无菌持物桶、消毒液等未标明开启日期或日期书写不规范	−1		
		倒0.9%氯化钠溶液时未冲洗瓶口或液体溅出容器外	−2		
		打开一次性物品时未检查其有效期及气密性或打开方法错误	−2		
		药液抽取手法不规范	−1		
		协助穿手术衣或铺手术单时不规范或污染	−2		
		无菌物品过期或违反无菌原则	−5		
	术中护理配合及文书书写（30分）	未根据手术进程及时、准确递送手术耗材	−2		
		打开耗材时未查对效期，未检查密闭性	各−2		
		未连接斑块旋切装置和切削驱动器并测试性能	−2		
		斑块旋切时移动患肢，未进行适当约束	−2		

（待 续）

（续　表）

项目		扣分细则	扣分值	实际扣分	备注
操作过程（65分）	术中护理配合及文书书写（30分）	未关注加压输液及补液情况，未及时补充液体，未及时记录肝素用量	各−3		
		未注意观察有无远端动脉闭塞、动脉破裂出血并发症	−3		
		未及时发现病情变化，未关注下肢皮温、皮色、疼痛、动脉搏动变化情况	各−3		
		未按要求进行耗材登记及条码粘贴不规范	−3		
		手术护理记录单书写不规范或缺漏	−2		
	术后患者安置及整理（12分）	未有效协助医生进行加压包扎	−2		
		未协助患者安全过床，未注意患者保暖	−2		
		未向家属进行术后宣教或宣教不到位	−2		
		术后物品、耗材、仪器终末处置不规范 垃圾未分类放置或处置不规范	−2 −2		
		未及时进行室间清洁及消毒工作	−2		
综合评价（15分）	临床工作能力（11分）	手术操作流程不熟悉或应急处理配合不熟练	各−4		
		相关知识掌握不全	−3		
	态度及沟通（4分）	态度不认真、不严谨	−1		
		未关心患者或缺乏人文关怀	各−1		
		沟通不恰当	−1		
总分100分		扣分合计			
		最后得分			

八、经皮动脉闭塞激光再通术护理配合流程及评分标准

流　程

准备

操作者准备： 洗手，着装整齐，完善个人准备，洗手，佩戴剂量仪。

评估： 患者病情、意识、合作程度、皮肤准备、带入管道、带入药物及过敏史，以及术前医嘱执行情况。

患者准备： ①与病房护士规范交接，核对患者身份和手术信息；②向患者做好解释、告知工作，询问二便情况及需求；③协助患者仰卧，四肢正常伸直，强调术中保持肢体制动的重要性，注意保暖；④妥善放置各种管道，连接心电监护仪，吸氧。

用物准备： ①物品准备，包括无菌手术包、激光光纤导管、导丝、动脉鞘、连接管、三通开关、输液器、加压输液袋及注射器（5 ml、10 ml、20 ml）；②药物准备，包括肝素钠稀释液（0.9%氯化钠溶液 500 ml＋肝素钠 3000 U）、利多卡因及对比剂，必要时准备地塞米松和阿托品碱；③仪器准备，包括心电监护仪、准分子激光系统及负压吸引装置，必要时准备除颤仪。

术中配合

穿刺前： ①严格执行术前三方核查并签字；②打开无菌手术包，合理摆放包内各种物品，治疗盘内倒入肝素钠稀释液；③协助术者穿手术衣，打开各种材料及物品；④连接加压滴注装置并排气，协助术者消毒、铺巾，协助准备对比剂、高压注射器及射线防护板；⑤记录患肢足背动脉搏动、患肢皮肤颜色及皮温。

穿刺时： 观察患者生命体征变化，做好应急处理准备并及时记录。

术中： ①根据需要及时、准确递送各种耗材，使用后及时做好登记并粘贴标签；②连接激光光纤导管，测试装置性能；③观察患者下肢动脉搏动变化及皮温、皮色、感觉、疼痛等情况，以及再灌注损伤并发症，严密监测患者生命体征；④激光销蚀时勿移动患肢，必要时进行适当约束，注意观察有无远端动脉闭塞、动脉破裂出血等并发症。

术毕： ①手术完成后协助术者进行加压包扎；②观察患者是否出现迷走神经反射等并发症并给予应急处理；③整理患者衣物；④及时、准确书写手术护理记录单。

宣教

患者宣教：①术后平卧，保持伤口敷料干燥、清洁，拆除敷料后双下肢尽量自然伸展平放；②如有伤口应做好伤口护理。

家属宣教：①协助患者完成生活需求；②如发现穿刺口渗血、血肿等及时告知医护人员。

整理

患者整理：①协助患者妥善过床，检查加压包扎绷带有无移位、穿刺口是否渗血；②妥善放置各种管道，注意保暖。

室间整理：①整理手术用物，分类处置各种垃圾；②整理手术间、手术床、仪器及设备，并做好终末处理；③湿式清洁并消毒手术间。

其他：①洗手，记录；②准确、及时收费。

补充说明

1. 导管路径：股动脉—股浅动脉—腘动脉。
2. 一般情况下，选择左上肢建立静脉通道；经左上肢动脉穿刺时，选择右上肢建立静脉通道。
3. 三方核查单严格按照手术时间节点执行。

评分标准

项目		扣分细则	扣分值	实际扣分	备注
操作前（20分）	操作者仪态（3分）	着装不规范（含未佩戴剂量仪）	−1		
		未洗手	−1		
		未戴口罩、帽子或不规范	−1		
	交接及评估（9分）	未与病房护士规范交接及核对患者信息	−2		
		未告知或未询问二便情况	−1		
		未评估患者病情、意识及合作程度、皮肤准备、患肢远端皮肤情况、带入管道、药物过敏史	各−1		
	术前准备（8分）	物品准备缺漏	−1		
		管道处置不规范	−1		
		未监测生命体征或吸氧不规范	各−1		
		未建立静脉通道	−2		
		未注意保护患者隐私部位	−2		
操作过程（65分）	安全及舒适（8分）	未注意患者安全，未保暖	−2		
		未做好心理护理	−2		
		未按手术要求安置患者体位或未向患者强调肢体制动的重要性	−2		
		未规范执行三方核查	−2		
	无菌技术操作（15分）	未检查无菌包有效期	−1		
		打开无菌包不规范	−1		
		无菌持物桶、消毒液等未标明开启日期或日期书写不规范	−1		
		倒0.9%氯化钠溶液时未冲洗瓶口或液体溅出容器外	−2		
		打开一次性物品时未检查其有效期及气密性或打开方法错误	−2		
		药液抽取手法不规范	−1		
		协助穿手术衣或铺手术单时不规范或污染	−2		
		无菌物品过期或违反无菌原则	−5		
	术中护理配合及文书书写（30分）	未根据手术进程及时、准确递送手术耗材	−2		
		打开耗材时未查对效期，未检查密闭性	各−2		
		未连接准分子激光系统并测试性能	−2		
		激光销蚀时勿移动患肢，必要时进行适当约束	−2		
		未关注加压输液及补液情况，未及时补充液体	各−3		
		未注意观察有无远端动脉闭塞、动脉破裂出血并发症	−3		

（待 续）

（续 表）

项目		扣分细则	扣分值	实际扣分	备注
操作过程（65分）	术中护理配合及文书书写（30分）	未及时发现病情变化，未关注下肢皮温、皮色、疼痛、动脉搏动变化情况	各−3		
		未按要求进行耗材登记及条码粘贴不规范	−3		
		手术护理记录单书写不规范或缺漏	−2		
	术后患者安置及整理（12分）	未有效协助医生进行加压包扎	−2		
		未协助患者安全过床，未注意患者保暖	−2		
		未向家属进行术后宣教或宣教不到位	−2		
		术后物品、耗材、仪器终末处置不规范	−2		
		垃圾未分类放置或处置不规范	−2		
		未及时进行室间清洁及消毒工作	−2		
综合评价（15分）	临床工作能力（11分）	手术操作流程不熟悉或应急处理配合不熟练	各−4		
		相关知识掌握不全	−3		
	态度及沟通（4分）	态度不认真、不严谨	−1		
		未关心患者或缺乏人文关怀	各−1		
		沟通不恰当	−1		
总分100分		扣分合计			
		最后得分			

九、经皮肾动脉支架植入术护理配合流程及评分标准

流 程

准备

操作者准备： 洗手，着装整齐，规范佩戴口罩、帽子，佩戴剂量仪。

评估： 患者病情、意识、合作程度、皮肤准备、带入管道及肾功能等。

患者准备： ①与病房护士规范交接，核对患者身份和手术信息；②向患者做好解释、告知工作，询问二便情况及需求；③协助患者平卧，四肢伸直自然放松，勿随意活动，尤其不能屈曲下肢，裤腿退至膝盖以下，充分暴露双侧腹股沟，并注意遮挡患者隐私部位，注意保暖；④妥善放置各种管道，连接心电监护仪，必要时吸氧。

用物准备： ①物品准备，包括无菌手术包、无菌手套、注射器（5 ml、10 ml）、穿刺针、刀片、压力监测套件、消毒液、6F 动脉鞘、6F JR4 造影导管、150 cm J 头导丝、6F JR 指引导管、指引导丝、Y 阀、压力泵、肾动脉内球囊扩张导管及肾动脉支架；②药物准备，包括利多卡因、肝素钠稀释液（0.9% 氯化钠溶液 500 ml＋肝素钠 3000 U）及对比剂，必要时准备地塞米松、间羟胺及硝酸甘油；③仪器准备，包括心电监护仪、血压血氧饱和度监测仪、输液泵及简易呼吸器。

术中配合

穿刺前： ①严格执行术前三方核查并签字；②打开无菌手术包，合理摆放包内各种物品，治疗盘内倒入肝素钠稀释液；③协助术者穿手术衣，打开各种材料及物品；④协助术者消毒、铺巾，连接压力装置，排气后校零。

穿刺时： ①观察患者生命体征变化，做好应急处理准备并及时记录；②严密观察患者生命体征，尤其是血压的变化，及时与患者沟通，询问其有无不适，如有异常，及时向医生反映；③如患者发生对比剂过敏反应，或腰腹痛等肾动脉撕裂的表现，需做好应急处理并及时记录。

术中： ①严密观察患者生命体征，尤其是血压的变化；②根据手术进程，随时添加递送手术中所需介入耗材；③遵医嘱实施全身肝素化，记录肝素化时间及用量，按需监测 ACT 并遵医嘱追加肝素；④随时观察静脉补液情况，防止滴空；⑤球囊扩张或支架植入后严密观察患者有无腰酸、腰痛、血尿等肾动脉急性闭塞情况，并做好应急处理；⑥做好心理护理，嘱咐患者勿随意移动身体，以免影响支架对位及植入。

术毕： ①手术结束拔除鞘管后，观察患者有无心率慢、血压低、面色苍白等迷走神

经反射及有无出现对比剂过敏反应；②观察有无腰酸、腰痛，以及穿刺口出血、血肿情况；③整理患者衣物；④及时、准确书写手术护理记录单。

宣教

患者宣教：①卧床 24 h，尤其穿刺侧肢体制动 12 h，可平移，勿屈曲；②饮食清淡易消化，多喝水，习惯床上大小便；③有下腹及腰背部胀痛等不适及时告知医务人员。

家属宣教：协助患者卧床，注意观察患者术侧肢体皮肤温度和颜色，穿刺口有无渗血、血肿，皮肤有无瘙痒、红疹，如有异常及时告知医务人员。

整理

患者整理：①协助患者妥善过床，检查止血器及弹力胶布有无移位、穿刺口是否渗血；②妥善放置 / 固定各种管道，注意保暖。

室间整理：①整理手术用物，分类处置各种垃圾；②整理手术间、手术床、仪器及设备，并做好终末处理；③湿式清洁并消毒手术间。

其他：①洗手，记录；②准确、及时收费。

补充说明

1. 导管路径：股动脉—髂动脉—腹主动脉—肾动脉。

2. 术中严密观察患者血压，血压过高者遵医嘱使用降压药物，密切观察患者术中血压变化情况。

3. 对于神志不清、烦躁及不能配合的患者，在手术过程中，必要时可给予适当约束固定。

4. 重视患者主诉，释放球囊和 / 或支架时应询问患者有无腹痛，因腹痛可能是肾动脉撕裂所致的严重并发症。

5. 三方核查单严格按照手术时间节点执行。

评分标准

项目		扣分细则	扣分值	实际扣分	备注
操作前（20分）	操作者仪态（3分）	着装不规范（含未佩戴剂量仪）	−1		
		未洗手	−1		
		未戴口罩、帽子或佩戴不规范	−1		
	交接及评估（9分）	未与病房护士规范交接及核对患者信息	−2		
		未告知或未询问二便情况	−1		
		未评估患者病情、意识及合作程度、皮肤准备、带入管道、药物过敏史、肾功能情况	各−1		
	术前准备（8分）	物品准备缺漏	−1		
		未规范固定管道	−1		
		未监测生命体征	−2		
		未建立静脉通道	−2		
		未注意保护患者隐私部位	−2		
操作过程（65分）	安全及舒适（8分）	未注意患者安全，未保暖	−2		
		未做好心理护理	−2		
		未按需摆放患者体位	−2		
		未规范执行三方核查	−2		
	无菌技术操作（15分）	未检查无菌包有效期	−1		
		打开无菌包不规范	−1		
		无菌持物桶、消毒液等未标明开启日期或日期书写不规范	−1		
		倒0.9%氯化钠溶液时未冲洗瓶口或液体溅出容器外	−2		
		打开一次性物品时未检查其有效期及气密性或打开方法错误	−2		
		药液抽取手法不规范	−1		
		协助穿手术衣或铺手术单时不规范或污染	−2		
		无菌物品过期或违反无菌原则	−5		
	术中护理配合及文书书写（30分）	未关注输液情况	−2		
		不了解手术进程或未根据手术进程及时递送手术耗材	−2		
		打开耗材时未查对效期、未检查密闭性	−2		
		未及时发现病情变化或未有效配合应急处理	各−3		

（待　续）

（续　表）

项目		扣分细则	扣分值	实际扣分	备注
操作过程（65分）	术中护理配合及文书书写（30分）	未关注患者腰酸、腰痛情况（尤其是球囊扩张和释放支架时）	−4		
		未关注手术时长及按需追加肝素，对比剂超过300 ml未提醒医生	各−3		
		术中未按规范执行口头医嘱	−3		
		未按要求进行耗材登记及条码粘贴不规范	−3		
		手术护理记录单书写不规范或缺漏	−2		
	术后患者安置及整理（12分）	未有效协助医生拔管止血	−2		
		未协助患者安全过床，未注意患者保暖	−2		
		未向患者及家属进行术后宣教或宣教不到位	−2		
		术后物品、耗材、仪器终末处置不规范	−2		
		垃圾未分类放置或处置不规范	−2		
		未及时进行室间清洁及消毒工作	−2		
综合评价（15分）	临床工作能力（11分）	手术操作流程不熟悉或应急处理配合不熟练	各−4		
		相关知识掌握不全	−3		
	态度及沟通（4分）	态度不认真、不严谨	−1		
		未关心患者或缺乏人文关怀	各−1		
		沟通不恰当	−1		
总分100分		扣分合计			
		最后得分			

十、腹主动脉瘤腔内修复术护理配合流程及评分标准

流 程

准备

操作者准备：洗手，着装整齐、洗手、佩戴口罩、帽子及剂量仪。

评估：患者病情、意识、合作程度、皮肤准备、带入管道及药物过敏史。

患者准备：①与病房护士规范交接，核对患者身份和手术信息；②向患者做好解释、告知工作，询问二便情况及需求，注意保护骶尾部皮肤；③协助患者仰卧，左手掌侧向上置于托手板上，协助患者将袖子卷至肘关节以上，做好左侧桡动脉或肱动脉穿刺的准备；④充分暴露腹股沟，注意保护患者隐私部位，注意保暖；⑤妥善放置各种管道，连接心电监护仪，建立2条静脉通道。

用物准备：①物品准备，包括无菌手术包、穿刺针、刀片、手套、治疗巾、止血钳、纱布、注射器（5 ml、10 ml、30 ml）、双压力监测套件、无菌仪器套、弹力胶布及绷带、加压输液袋、消毒液若干、高压连接管、6F桡动脉鞘、6F黄金猪尾造影导管、260 cm泥鳅导丝、桡动脉压迫器、6F/9F/12F股动脉鞘、6F缝合器、加硬导丝、16F/20F扩张条、主动脉覆膜支架、髂动脉支架、大动脉内球囊扩张导管及压力泵，必要时准备冠状动脉造影用物；②药物准备，包括利多卡因、肝素钠稀释液（0.9%氯化钠溶液500 ml＋肝素钠3000 U）、抗生素、对比剂、间羟胺、阿托品及硝酸甘油，必要时准备地塞米松、鱼精蛋白、吗啡、咪达唑仑、硝普钠及万汶注射液；③仪器准备，包括心电监护仪、除颤仪、中心吸氧吸痰装置、血压血氧监测仪、简易呼吸器及恒速泵，必要时准备呼吸机和IVUS仪器。

术中配合

穿刺前：①严格执行术前三方核查并签字；②打开无菌手术包，合理摆放包内各种物品，倒入肝素钠稀释液；③协助术者穿手术衣，打开各种材料和物品依次递给术者；④协助术者分别消毒整个左上肢及双侧腹股沟，铺巾；⑤连接压力装置后，充分排气并校零；⑥协助准备对比剂、高压注射器及射线防护板；⑦必要时给予患者吸氧（2～3 L/min）并行血氧饱和度监测。

穿刺时：做好患者心理护理，观察生命体征变化，做好应急处理准备并及时记录。

术中：① 根据需要递送各种耗材；②随时观察静脉补液情况，防止滴空；③行主动脉造影时做好解释工作取得配合，并嘱咐患者屏气，造影完成后告知患者正常呼

吸；④严密监测患者生命体征变化，遵医嘱使用术中药物；⑤主动脉支架输送系统运送过程中易致股动脉入路疼痛，切口充分给予利多卡因麻醉后，必要时遵医嘱使用镇痛药；⑥血压过高者，遵医嘱使用降压药，并注意观察药物不良反应；⑦手术时间较长，常在床旁安抚患者，及时满足其需求；⑧注意出血量，及时补充血容量。

术毕：①手术结束拔除鞘管后，观察患者有无心率慢、血压低、面色苍白等迷走神经反射，有无出现对比剂过敏反应；②协助术者按压穿刺口 15～20 min 后加压包扎，必要时遵医嘱使用鱼精蛋白对抗术中肝素以止血，并注意推注鱼精蛋白前使用地塞米松防过敏；③整理患者衣物；④及时、准确书写手术护理记录单。

宣教

患者宣教：①卧床 24 h，术侧肢体制动 12 h；②饮食清淡、易消化，多喝水；③有下腹及腰背部胀痛等不适及时告知医务人员。

家属宣教：①协助患者卧床；②注意观察患者术侧肢体皮肤温度和颜色，穿刺口有无渗血、血肿，皮肤有无瘙痒、红疹，如有异常及时报告医务人员。

整理

患者整理：①协助患者妥善过床，检查止血器及弹力胶布有无移位、穿刺口有无渗血；②妥善放置 / 固定各种管道，注意保暖。

室间整理：①整理手术用物，分类处置各种垃圾；②整理手术间、手术床、仪器及设备，并做好终末处理；③湿式清洁并消毒手术间。

其他：①洗手，记录；②准确、及时收费。

补充说明

1．导管路径

（1）6F 桡动脉鞘：左侧桡动脉—肱动脉—锁骨下动脉—降主动脉（造影）。

（2）6F 股动脉鞘：股动脉—髂动脉—降主动脉（造影）。

（3）股动脉—髂动脉—腹主动脉—释放支架—髂动脉—释放支架。

2．对于全身麻醉的患者，入室后必要时做好受压处皮肤的防护护理。

3．因手术时间较长，做好充分的心理护理并取得患者配合是手术成功的关键。

4．术中控制患者血压，遵医嘱用药。注意出血量，及时补充血容量。

5．三方核查单严格按照手术时间节点执行。

评分标准

项目		扣分细则	扣分值	实际扣分	备注
操作前（20分）	操作者仪态（3分）	着装不规范（含未佩戴剂量仪）	−1		
		未洗手	−1		
		未戴口罩、帽子或佩戴不规范	−1		
	交接及评估（9分）	未与病房护士规范交接及核对患者信息	−2		
		未告知或未询问二便情况	−1		
		未评估患者病情、意识及合作程度、皮肤准备、带入管道、药物过敏史、CT检查情况	各−1		
	术前准备（8分）	物品准备缺漏	−1		
		未规范固定管道	−1		
		未监测生命体征	−2		
		未建立静脉通道	−2		
		未注意保护患者隐私部位	−2		
操作过程（65分）	安全及舒适（8分）	未注意患者安全，未保暖	−2		
		未做好心理护理及充分解释工作	−2		
		未按要求放置托手板或未按需摆放患者体位	−2		
		未规范执行三方核查	−2		
	无菌技术操作（15分）	未检查无菌包有效期	−1		
		打开无菌包不规范	−1		
		无菌持物桶、消毒液等未标明开启日期或日期书写不规范	−1		
		倒0.9%氯化钠溶液时未冲洗瓶口或液体溅出容器外	−2		
		打开一次性物品时未检查其有效期及气密性或打开方法错误	−2		
		药液抽取手法不规范	−1		
		协助穿手术衣或铺手术单时不规范或污染	−2		
		无菌物品过期或违反无菌原则	−5		
	术中护理配合及文书书写（30分）	未关注输液情况	−2		
		不了解手术进程或未根据手术进程及时递送手术耗材	−2		
		打开耗材时未查对有效期、未检查密闭性	−2		
		未关注患者血压及疼痛情况	各−3		

（待　续）

（续 表）

项目		扣分细则	扣分值	实际扣分	备注
操作过程（65分）	术中护理配合及文书书写（30分）	未叮嘱患者在造影时屏气及造影完成后正常呼吸	−4		
		未关注患者出血量、未及时补充血容量	各−3		
		术中未按规范执行口头医嘱	−3		
		未按要求进行耗材登记及条码粘贴不规范	−3		
		手术护理记录单书写不规范或缺漏	−2		
	术后患者安置及整理（12分）	未有效协助医生拔管止血	−2		
		未协助患者安全过床，未注意患者保暖	−2		
		未向患者及家属进行术后宣教或宣教不到位	−2		
		术后物品、耗材、仪器终末处置不规范	−2		
		垃圾未分类放置或处置不规范	−2		
		未及时进行室间清洁及消毒工作	−2		
综合评价（15分）	临床工作能力（11分）	手术操作流程不熟悉或应急处理配合不熟练	各−4		
		相关知识掌握不全	−3		
	态度及沟通（4分）	态度不认真、不严谨	−1		
		未关心患者或缺乏人文关怀	各−1		
		沟通不恰当	−1		
总分100分		扣分合计			
		最后得分			

十一、主动脉夹层腔内修复术护理配合流程及评分标准

流 程

准备

操作者准备： 洗手，着装整齐，佩戴口罩、帽子及剂量仪。

评估： 患者病情、意识、合作程度、皮肤准备及带入管道。

患者准备： ①与病房护士规范交接，核对患者身份和手术信息；②向患者做好解释、告知工作，询问二便情况及需求并注意保护骶尾部皮肤；③协助患者仰卧，左手掌侧向上置于托手板上，协助患者将袖子卷至肘关节以上，做好左侧桡动脉或肱动脉穿刺的准备；④裤子退至膝关节以下，充分暴露腹股沟，并注意保护患者隐私部位及保暖；⑤妥善放置各种管道，连接心电监护仪，建立 2 条静脉通道。

用物准备： ①物品准备，包括无菌手术包、穿刺针、刀片、手套、治疗巾、止血钳、纱布、注射器（5 ml、10 ml、30 ml）、双压力监测套件、无菌仪器套、弹力胶布及绷带、消毒液、6F 桡动脉鞘、6F PIG 造影导管、260 cm 泥鳅导丝、150 cm J 头导丝、桡动脉压迫器、6F/9F/12F 股动脉鞘、6F 缝合器、特硬导丝、临时起搏电极导管、16F/20F 扩张条及主动脉覆膜支架，必要时准备冠状动脉造影用物；②药物准备，包括利多卡因、肝素钠稀释液（0.9% 氯化钠溶液 500 ml＋肝素钠 3000 U）、抗生素、对比剂、间羟胺、阿托品及硝酸甘油，必要时准备地塞米松、鱼精蛋白、吗啡、咪达唑仑及硝普钠；③仪器准备，包括心电监护仪、除颤仪、临时心脏起搏器、中心吸氧吸痰装置、血压血氧监测仪、简易呼吸器及恒速泵，必要时准备呼吸机和 IVUS 仪器。

术中配合

穿刺前： ①严格执行术前三方核查并签字；②打开无菌手术包，合理摆放包内各种物品，按需向治疗盘内倒入肝素钠稀释液；③协助术者穿手术衣，打开各种材料和物品并依次递给术者；④协助术者分别消毒整个左上肢及双侧腹股沟，铺巾；⑤连接压力装置后充分排气并校零；⑥协助准备对比剂、高压注射器及射线防护板；⑦必要时给予患者吸氧（2～3 L/min）并行血氧饱和度监测。

穿刺时： 做好患者心理护理，做好应急处理准备并及时记录。

术中： ① 根据需要递送各种耗材；②随时观察静脉补液情况，防止滴空；③进行主动脉造影时做好解释工作，取得患者配合，并嘱咐患者屏气，造影完成后告知患

者正常呼吸；④严密监测患者生命体征变化，遵医嘱使用术中药物；⑤主动脉支架输送系统运送过程中易致股动脉入路疼痛，切口充分给予利多卡因麻醉后，必要时遵医嘱使用镇痛药；⑥支架释放时，听医生指令使用临时心脏起搏器行超速抑制心率，超速抑制前向患者做好解释工作并告知可能产生的不适感，嘱其勿移动身体以取得配合，支架释放成功后及时停用起搏器；⑦对于血压过高者，遵医嘱使用降压药，并注意观察药物不良反应。

术毕：①手术结束拔除鞘管后，观察患者有无心率慢、血压低、面色苍白等迷走神经反射及有无出现对比剂过敏反应；② 协助术者按压穿刺口 15～20 min 后加压包扎，必要时遵医嘱使用鱼精蛋白对抗术中肝素以止血，并注意推注鱼精蛋白前使用地塞米松防过敏；③整理患者衣物；④及时、准确书写手术护理记录单。

宣教

患者宣教：①嘱其卧床 24 h，尤其穿刺侧肢体制动 12 h，可平移，勿屈曲；②饮食清淡、易消化，多喝水，习惯床上大小便；③有下腹及腰背部胀痛等不适及时告知医务人员。

家属宣教：①协助患者卧床；②注意观察患者术侧肢体皮肤温度和颜色，以及穿刺口有无渗血、血肿，如有异常及时告知医务人员。

整理

患者整理：①协助患者妥善过床，检查止血器及弹力胶布有无移位、穿刺口是否渗血；②妥善放置 / 固定各种管道，注意保暖；③术后卧床 24 h，遵医嘱保持术侧肢体制动 12 h，并进行水化治疗。

室间整理：①整理手术用物，分类处置各种垃圾；②整理手术间、手术床、仪器及设备，并做好终末处理；③湿式清洁并消毒手术间。

其他：①洗手，记录；②准确、及时收费。

补充说明

1．导管路径

（1）6F 桡动脉鞘：左侧桡动脉—肱动脉—锁骨下动脉—主动脉弓—升主动脉（造影）。

（2）6F 股动脉鞘：股静脉—下腔静脉—右心房—右心室—临时心脏起搏器电极导管。

（3）股动脉—髂动脉—腹主动脉—降主动脉—主动脉弓—释放支架。

2．对于全身麻醉的患者，入室后必要时做好受压处皮肤的防护护理。

3．熟练操作临时心脏起搏器行超速抑制心率，协助释放支架。

4．术中控制患者血压，遵医嘱用药。做好充分的解释工作取得患者配合，重视患者主诉减轻疼痛。

5．三方核查单严格按照手术时间节点执行。

评分标准

项目		扣分细则	扣分值	实际扣分	备注
操作前（20分）	操作者仪态（3分）	着装不规范（含未佩戴剂量仪）	−1		
		未洗手	−1		
		未戴口罩、帽子或佩戴不规范	−1		
	交接及评估（9分）	未与病房护士规范交接及核对患者信息	−2		
		未告知或未询问二便情况	−1		
		未评估患者病情、意识及合作程度、皮肤准备、带入管道、药物过敏史、CT检查情况	各−1		
	术前准备（8分）	物品准备缺漏	−1		
		未规范固定管道	−1		
		未监测生命体征	−2		
		未建立静脉通道	−2		
		未注意保护患者隐私部位	−2		
操作过程（65分）	安全及舒适（8分）	未注意患者安全，未保暖	−2		
		未做好心理护理及充分的解释工作	−2		
		未按要求放置托手板或未按需摆放患者体位	−2		
		未规范执行三方核查	−2		
	无菌技术操作（15分）	未检查无菌包有效期	−1		
		打开无菌包不规范	−1		
		无菌持物桶、消毒液等未标明开启日期或日期书写不规范	−1		
		倒0.9%氯化钠溶液时未冲洗瓶口或液体溅出容器外	−2		
		打开一次性物品时未检查其有效期及气密性或打开方法错误	−2		
		药液抽取手法不规范	−1		
		协助穿手术衣或铺手术单时不规范或污染	−2		
		无菌物品过期或违反无菌原则	−5		
	术中护理配合及文书书写（30分）	未关注输液情况	−2		
		不了解手术进程或未根据手术进程及时递送手术耗材	−2		
		打开耗材时未查对有效期、未检查密闭性	−2		
		未关注患者血压及疼痛情况	各−3		

（待 续）

（续 表）

项目		扣分细则	扣分值	实际扣分	备注
操作过程（65分）	术中护理配合及文书书写（30分）	未叮嘱患者在造影时屏气及造影完成后正常呼吸	−4		
		未熟练操作临时心脏起搏器，支架释放完成后未及时停用起搏器	各−3		
		术中未按规范执行口头医嘱	−3		
		未按要求进行耗材登记及条码粘贴不规范	−3		
		手术护理记录单书写不规范或缺漏	−2		
	术后患者安置及整理（12分）	未有效协助医生拔管止血	−2		
		未协助患者安全过床，未注意患者保暖	−2		
		未向患者及家属进行术后宣教或宣教不到位	−2		
		术后物品、耗材、仪器终末处置不规范	−2		
		垃圾未分类放置或处置不规范	−2		
		未及时进行室间清洁及消毒工作	−2		
综合评价（15分）	临床工作能力（11分）	手术操作流程不熟悉或应急处理配合不熟练	各−4		
		相关知识掌握不全	−3		
	态度及沟通（4分）	态度不认真、不严谨	−1		
		未关心患者或缺乏人文关怀	各−1		
		沟通不恰当	−1		
总分100分		扣分合计			
		最后得分			

第十章　静　脉　类

一、经皮选择性静脉造影术护理配合流程及评分标准

流　程

准备

操作者准备：洗手，着装整齐，规范佩戴口罩、帽子及剂量仪。

评估：患者病情、意识、合作程度、皮肤准备、带入管道及药物过敏史。

患者准备：①与病房护士规范交接，核对患者身份和手术信息；②向患者做好解释、告知工作，询问二便情况及需求；③协助患者仰卧，四肢正常伸直，双手臂置于床边并用托手板妥善固定，注意保暖；④妥善放置各种管道，连接心电监护仪，吸氧。

用物准备：①物品准备，包括无菌手术包、造影导管、导丝、动脉鞘、连接管、三通开关及注射器（2 ml、5 ml、20 ml）；②药物准备，包括肝素钠稀释液（0.9%氯化钠溶液500 ml＋肝素钠3000 U）、利多卡因及对比剂，必要时准备地塞米松和阿托品；③仪器准备，包括心电监护仪，必要时准备除颤仪。

术中配合

穿刺前：①严格执行术前三方核查并签字；②打开无菌手术包，合理摆放包内各种物品，治疗盘内倒入肝素钠稀释液；③协助术者穿手术衣，打开各种材料及物品；④协助术者消毒、铺巾，协助准备对比剂、高压注射器及射线防护板。

穿刺时：观察患者生命体征变化，做好应急处理准备并及时记录。

术中：①根据需要递送各种耗材；②随时观察静脉补液情况，防止滴空；③协助处理患者需求，严密监测患者生命体征；④观察患者有无对比剂过敏等并发症并做好应急处理。

术毕：①手术完成拔除鞘管后，协助术者进行加压包扎，留置导管者需粘贴导管标识，并注明留置日期及外置长度；②观察患者是否出现迷走神经反射等并发症并给予应急处理；③整理患者衣物；④及时、准确书写手术护理记录单。

宣教

患者宣教：①术后卧床24 h，遵医嘱保持术侧肢体制动；②少量多次饮水，病情许可时，24 h内饮水量勿少于2000 ml，以促进对比剂排出。

家属宣教：①协助患者完成生活需求；②如发现穿刺口渗血、血肿，以及对比剂过敏等不适，及时告知医护人员。

整理

患者整理：①协助患者妥善过床，检查加压包扎绷带有无移位、穿刺口是否渗血；②妥善放置各种管道，注意保暖。

室间整理：①整理手术用物，分类处置各种垃圾；②整理手术间、手术床、仪器及设备，并做好终末处理；③湿式清洁并消毒手术间。

其他：①洗手，记录；②准确、及时收费。

补充说明

1. 导管路径：股静脉—靶静脉（选择性造影）—靶静脉（超选择性造影）。
2. 一般情况下，选择左上肢建立静脉通道；经左上肢动脉穿刺时，选择右上肢建立静脉通道。
3. 三方核查单严格按照手术时间节点执行。
4. 术中执行口头药物医嘱时，必须向手术医生复述药名、剂量及用法，确认准确无误后方可应用，并保留空安瓿以备术后再次核对，同时做好记录。

评分标准

项目		扣分细则	扣分值	实际扣分	备注
操作前（20分）	操作者仪态（3分）	着装不规范（含未佩戴剂量仪）	−1		
		未洗手	−1		
		未戴口罩、帽子或佩戴不规范	−1		
	交接及评估（9分）	未与病房护士规范交接及核对患者信息	−2		
		未告知或未询问二便情况	1		
		未评估患者病情、意识及合作程度、皮肤准备、带入管道、带入药物，以及药物过敏史	各−1		
	术前准备（8分）	物品准备缺漏	−1		
		管道处置不规范	−1		
		未监测生命体征或吸氧不规范	各−1		
		未建立静脉通道	−2		
		未注意保护患者隐私部位	−2		
操作过程（65分）	安全及舒适（8分）	未注意患者安全，未保暖	−2		
		未做好心理护理	−2		
		未按手术要求安置患者体位或未用托手板妥善固定双上肢	−2		
		未规范执行三方核查	−2		
	无菌技术操作（15分）	未检查无菌包有效期	−1		
		打开无菌包不规范	−1		
		无菌持物桶、消毒液等未标明开启日期或日期书写不规范	−1		
		倒0.9%氯化钠溶液时未冲洗瓶口或液体溅出容器外	−2		
		打开一次性物品时未检查其有效期及气密性或打开方法错误	−2		
		药液抽取手法不规范	−1		
		协助穿手术衣或铺手术单时不规范或污染	−2		
		无菌物品过期或违反无菌原则	−5		
	术中护理配合及文书书写（30分）	术中未能及时发现病情变化	−4		
		未根据手术进程及时递送手术耗材	−3		
		打开耗材时未查对效期，未检查密闭性	各−2		
		未及时发现对比剂过敏并应急处理	−4		
		未关注输液情况或未及时补充液体	各−2		
		未正确执行口头药物医嘱	−3		

（待 续）

（续 表）

<table>
<tr><th colspan="2">项目</th><th>扣分细则</th><th>扣分值</th><th>实际扣分</th><th>备注</th></tr>
<tr><td rowspan="9">操作过程
（65分）</td><td rowspan="3">术中护理配合及文书书写
（30分）</td><td>未遵医嘱正确配置药物</td><td>−3</td><td></td><td></td></tr>
<tr><td>未按要求进行耗材登记及条码粘贴不规范</td><td>−3</td><td></td><td></td></tr>
<tr><td>手术护理记录单书写不规范或缺漏</td><td>−2</td><td></td><td></td></tr>
<tr><td rowspan="6">术后患者安置及整理
（12分）</td><td>未有效协助医生进行加压包扎</td><td>−2</td><td></td><td></td></tr>
<tr><td>未协助患者安全过床，未注意患者保暖</td><td>−2</td><td></td><td></td></tr>
<tr><td>未向家属进行术后宣教或宣教不到位</td><td>−2</td><td></td><td></td></tr>
<tr><td>术后物品、耗材、仪器终末处置不规范</td><td>−2</td><td></td><td></td></tr>
<tr><td>垃圾未分类放置或处置不规范</td><td>−2</td><td></td><td></td></tr>
<tr><td>未及时进行室间清洁及消毒工作</td><td>−2</td><td></td><td></td></tr>
<tr><td rowspan="5">综合评价
（15分）</td><td rowspan="2">临床工作能力
（11分）</td><td>手术操作流程不熟悉或应急处理配合不熟练</td><td>各−4</td><td></td><td></td></tr>
<tr><td>相关知识掌握不全</td><td>−3</td><td></td><td></td></tr>
<tr><td rowspan="3">态度及沟通
（4分）</td><td>态度不认真、不严谨</td><td>−1</td><td></td><td></td></tr>
<tr><td>未关心患者或缺乏人文关怀</td><td>各−1</td><td></td><td></td></tr>
<tr><td>沟通不恰当</td><td>−1</td><td></td><td></td></tr>
<tr><td colspan="2" rowspan="2">总分100分</td><td>扣分合计</td><td></td><td></td><td></td></tr>
<tr><td>最后得分</td><td></td><td></td><td></td></tr>
</table>

二、经皮选择性静脉置管术护理配合流程及评分标准

流 程

准备

操作者准备：洗手，着装整齐，规范佩戴口罩、帽子及剂量仪。

评估：患者病情、意识、合作程度、皮肤准备、带入管道及药物过敏史。

患者准备：①与病房护士规范交接，核对患者身份和手术信息；②向患者做好解释、告知工作，询问二便情况及需求；③协助患者仰卧，四肢正常伸直，双手臂置于床边并用托手板妥善固定，注意保暖；④妥善放置各种管道，连接心电监护仪，吸氧。

用物准备：①物品准备，包括无菌手术包、造影导管、导丝、动脉鞘、连接管、三通开关及注射器（2 ml、5 ml、20 ml），必要时准备溶栓导管；②药物准备，包括肝素钠稀释液（0.9%氯化钠溶液500 ml＋肝素钠3000 U）、利多卡因及对比剂，必要时准备地塞米松和阿托品；③仪器准备，包括心电监护仪，必要时准备除颤仪。

术中配合

穿刺前：①严格执行术前三方核查并签字；②打开无菌手术包，合理摆放包内各种物品，治疗盘内倒入肝素钠稀释液；③协助术者穿手术衣，打开各种材料及物品；④协助术者消毒、铺巾，协助准备对比剂、高压注射器及射线防护板。

穿刺时：观察患者生命体征变化，做好应急处理准备并及时记录。

术中：①根据需要递送各种耗材；②随时观察静脉补液情况，防止滴空；③协助处理患者需求，严密监测患者生命体征；④观察患者有无对比剂过敏等并发症并做好应急处理。

术毕：①手术完成后协助术者固定好鞘管及留置导管，粘贴导管标识，注明留置日期及外置长度；②观察患者是否出现迷走神经反射等并发症并给予应急处理；③整理患者衣物；④及时、准确书写手术护理记录单。

宣教

患者宣教：①术后卧床24 h，遵医嘱保持术侧肢体制动；②留置导管期间，注意防止导管扭曲、折叠或脱出；③少量多次饮水，病情许可时，24 h内饮水量勿少于2000 ml，以促进对比剂排泄。

家属宣教：①协助患者完成生活需求；②如发现穿刺口渗血、血肿，以及对比剂过敏等不适，及时告知医护人员。

整理

患者整理：①协助患者妥善过床，检查加压包扎绷带有无移位、穿刺口是否渗血；②妥善放置各种管道，注意保暖。

室间整理：①整理手术用物，分类处置各种垃圾；②整理手术间、手术床、仪器及设备，并做好终末处理；③湿式清洁并消毒手术间。

其他：①洗手，记录；②准确、及时收费。

补充说明

1. 导管路径：股静脉—靶静脉（选择性造影）—靶静脉（超选择性造影）。
2. 一般情况下，选择左上肢建立静脉通道；经左上肢动脉穿刺时，选择右上肢建立静脉通道。
3. 术中执行口头药物医嘱时，必须向手术医生复述药名、剂量及用法，确保无误后方可应用，并保留空安瓿以备术后再次核对，同时做好记录。
4. 三方核查单严格按照手术时间节点执行。

评分标准

项目		扣分细则	扣分值	实际扣分	备注
操作前（20分）	操作者仪态（3分）	着装不规范（含未佩戴剂量仪）	−1		
		未洗手	−1		
		未戴口罩、帽子或佩戴不规范	−1		
	交接及评估（9分）	未与病房护士规范交接及核对患者信息	−2		
		未告知或未询问二便情况	−1		
		未评估患者病情、意识及合作程度、皮肤准备、带入管道、带入药物，以及药物过敏史	各−1		
	术前准备（8分）	物品准备缺漏	−1		
		管道处置不规范	−1		
		未监测生命体征或吸氧不规范	各−1		
		未建立静脉通道	−2		
		未注意保护患者隐私部位	−2		
操作过程（65分）	安全及舒适（8分）	未注意患者安全，未保暖	−2		
		未做好心理护理	−2		
		未按手术要求安置患者体位或未用托手板妥善固定双上肢	−2		
		未规范执行三方核查	−2		
	无菌技术操作（15分）	未检查无菌包有效期	−1		
		打开无菌包不规范	−1		
		无菌持物桶、消毒液等未标明开启日期或日期书写不规范	−1		
		倒0.9%氯化钠溶液时未冲洗瓶口或液体溅出容器外	−2		
		打开一次性物品时未检查其有效期及气密性或打开方法错误	−2		
		药液抽取手法不规范	−1		
		协助穿手术衣或铺手术单时不规范或污染	−2		
		无菌物品过期或违反无菌原则	−5		
	术中护理配合及文书书写（30分）	术中未能及时发现病情变化	−4		
		未根据手术进程及时递送手术耗材	−3		
		打开耗材时未查对效期，未检查密闭性	各−2		
		未及时发现对比剂过敏并应急处理	−4		
		未关注输液情况或未及时补充液体	各−2		
		未正确执行口头药物医嘱	−3		

（待 续）

（续 表）

项目		扣分细则	扣分值	实际扣分	备注
操作过程（65分）	术中护理配合及文书书写（30分）	未遵医嘱正确配制药物	−3		
		未按要求进行耗材登记及条码粘贴不规范	−3		
		手术护理记录单书写不规范或缺漏	−2		
	术后患者安置及整理（12分）	未协助医生妥善包扎、固定导管并标记	−2		
		未协助患者安全过床，未注意患者保暖	−2		
		未向家属进行术后宣教或宣教不到位	−2		
		术后物品、耗材、仪器终末处置不规范	−2		
		垃圾未分类放置或处置不规范	−2		
		未及时进行室间清洁及消毒工作	−2		
综合评价（15分）	临床工作能力（11分）	手术操作流程不熟悉或应急处理配合不熟练	各−4		
		相关知识掌握不全	−3		
	态度及沟通（4分）	态度不认真、不严谨	−1		
		未关心患者或缺乏人文关怀	各−1		
		沟通不恰当	−1		
总分100分		扣分合计			
		最后得分			

三、经皮静脉球囊扩张术护理配合流程及评分标准

流 程

准备

操作者准备：洗手，着装整齐，规范佩戴口罩、帽子及剂量仪。

评估：①患者病情、意识及合作程度；②双下肢周径、患肢皮肤肿胀状态及穿刺皮肤准备；③带入管道、带入药物及药物过敏史；④双下肢足背动脉搏动情况。

患者准备：①与病房护士规范交接，核对患者身份和手术信息；②向患者做好解释、告知工作，询问二便情况及需求；③协助患者仰卧，四肢正常伸直，双手臂置于床边并用托手板妥善固定，注意保暖；④妥善放置各种管道，连接心电监护仪，吸氧，建立或维持静脉通道并保持其绝对通畅（DVT患者患肢足背浅静脉置入造影用留置针）。

用物准备：①物品准备，包括无菌手术包、单弯导管、指引导管、球囊导管（各种规格）、压力泵、Y阀、导丝、动脉鞘、连接管、三通开关、注射器（5 ml、10 ml、20 ml）及橡胶止血带，必要时准备溶栓导管和微穿针；②药物准备，包括肝素钠稀释液（0.9%氯化钠溶液500 ml＋肝素钠3000 U）、利多卡因及对比剂，必要时准备地塞米松、阿托品、舒芬太尼、昂丹司琼及尿激酶；③仪器准备，包括心电监护仪，必要时准备ACT仪和除颤仪。

术中配合

穿刺前：①严格执行术前三方核查并签字；②打开无菌手术包，合理摆放包内各种物品，治疗盘内倒入肝素钠稀释液；③协助术者穿手术衣，打开各种材料及物品；④协助术者消毒、铺巾，协助准备对比剂、高压注射器及射线防护板；⑤必要时遵医嘱提前使用镇静、镇痛、止呕药物。

穿刺时：观察患者生命体征变化，做好应急处理准备并及时记录。

术中：①根据需要及时、准确递送各种耗材，使用后及时做好登记并粘贴标签；②必要时遵医嘱予患者全身肝素化并记录时间及用量，及时追加肝素；③协助处理患者需求，关注患者主诉，严密监测患者生命体征；④球囊扩张时警惕血管破裂、球囊破裂等并发症，做好应急处理；⑤观察有无对比剂过敏反应并做好应急处理。

术毕：①手术完成拔除鞘管后，协助术者进行加压包扎；②观察患者是否出现迷走神经反射等并发症并给予应急处理；③整理患者衣物；④及时、准确书写手术护理记录单。

宣教

患者宣教：①术后遵医嘱保持术侧肢体制动；②少量多次饮水，病情许可时，24 h内饮水量勿少于2000 ml，以促进对比剂排出；③指导患者床上进行踝泵和肌泵运动，以利于静脉回流，减轻患肢肿胀。

家属宣教：①协助患者完成生活需求；②如发现穿刺口渗血、血肿，以及对比剂过敏等不适，及时告知医护人员。

整理

患者整理：①协助患者妥善过床，检查加压包扎绷带有无移位、穿刺口是否渗血；②妥善放置各种管道，注意保暖。

室间整理：①整理手术用物，分类处置各种垃圾；②整理手术间、手术床、仪器及设备，并做好终末处理；③湿式清洁并消毒手术间。

其他：①洗手，记录；②准确、及时收费。

补充说明

1．导管路径

（1）深静脉组—股总静脉—股深静脉—股浅静脉—腘静脉—胫前静脉—胫后静脉—腓静脉—足部深静脉网。

（2）浅静脉组—大隐静脉—小隐静脉—交通静脉支。

2．一般情况下，选择左上肢建立静脉通道；经左上肢动脉穿刺时，选择右上肢建立静脉通道。

3．术中执行口头药物医嘱时，必须向手术医生复述药名、剂量及用法，确保无误后方可应用，并保留空安瓿以备术后再次核对，同时做好记录。

4．应用单纯球囊扩张治疗下肢DVT静脉血栓导致的狭窄相对较少，一般球囊扩张都伴随着持续溶栓以达到治疗目的，故护理时应更加注重溶栓时导管的固定和防脱管、溶栓药物配制及持续使用时间、凝血指标变化，以及出血倾向。

5．三方核查单严格按照手术时间节点执行。

评分标准

项目		扣分细则	扣分值	实际扣分	备注
操作前（20分）	操作者仪态（3分）	着装不规范（含未佩戴剂量仪）	−1		
		未洗手	−1		
		未戴口罩、帽子或佩戴不规范	−1		
	交接及评估（9分）	未与病房护士规范交接及核对患者信息	−2		
		未告知或未询问二便情况	−1		
		未评估患者病情、意识及合作程度、皮肤准备、带入管道/药物、药物过敏史及足背动脉搏动情况	各−1		
	术前准备（8分）	物品准备缺漏	−1		
		管道处置不规范	−1		
		未监测生命体征或吸氧不规范	各−1		
		未建立适当的静脉通道	−2		
		未注意保护患者隐私部位	−2		
操作过程（65分）	安全及舒适（8分）	未注意患者安全，未保暖	−2		
		未做好心理护理	−2		
		未按手术要求安置患者体位或未用托手板妥善固定双上肢	−2		
		未规范执行三方核查	−2		
	无菌技术操作（15分）	未检查无菌包有效期	−1		
		打开无菌包不规范	−1		
		无菌持物桶、消毒液等未标明开启日期或日期书写不规范	−1		
		倒0.9%氯化钠溶液时未冲洗瓶口或液体溅出容器外	−2		
		打开一次性物品时未检查其有效期及气密性或打开方法错误	−2		
		药液抽取手法不规范	−1		
		协助穿手术衣或铺手术单时不规范或污染	−2		
		无菌物品过期或违反无菌原则	−5		
	术中护理配合及文书书写（30分）	未根据手术进程及时、准确递送手术耗材	−2		
		打开耗材时未查对效期，未检查密闭性	−3		
		未记录肝素化时间、用量及按需追加肝素	各−2		
		未及时发现对比剂过敏并应急处理	−3		
		未关注输液情况或未及时补充液体	各−2		

（待　续）

（续 表）

项目		扣分细则	扣分值	实际扣分	备注
操作过程（65分）	术中护理配合及文书书写（30分）	未正确执行口头药物医嘱	−3		
		未及时发现血管破裂、球囊破裂或未有效配合应急处理	各−3		
		未按要求进行耗材登记及条码粘贴不规范	−3		
		手术护理记录单书写不规范或缺漏	−2		
	术后患者安置及整理（12分）	未有效协助医生进行加压包扎	−2		
		未协助患者安全过床，未注意患者保暖	−2		
		未向家属进行术后宣教或宣教不到位	−2		
		术后物品、耗材、仪器终末处置不规范	−2		
		垃圾未分类放置或处置不规范	−2		
		未及时进行室间清洁及消毒工作	−2		
综合评价（15分）	临床工作能力（11分）	手术操作流程不熟悉或应急处理配合不熟练	各−4		
		相关知识掌握不全	−3		
	态度及沟通（4分）	态度不认真、不严谨	−1		
		未关心患者或缺乏人文关怀	各−1		
		沟通不恰当	−1		
总分100分		扣分合计			
		最后得分			

四、经皮静脉内支架植入术护理配合流程及评分标准

流 程

准备

操作者准备：洗手，着装整齐，规范佩戴口罩、帽子及剂量仪。

评估：①患者病情、意识及合作程度；②双下肢周径、患肢皮肤肿胀状态及穿刺皮肤准备；③带入管道、带入药物及药物过敏史；④双下肢足背动脉搏动情况。

患者准备：①与病房护士规范交接，核对患者身份和手术信息；②向患者做好解释、告知工作，询问二便情况及需求；③协助患者仰卧，四肢正常伸直，双手臂置于床边并用托手板妥善固定，注意保暖；④妥善放置各种管道，连接心电监护仪，吸氧，建立或维持静脉通道并保持绝对通畅（DVT患者患肢足背浅静脉置入造影用留置针）。

用物准备：①无菌手术包、单弯导管、指引导管、球囊导管（各种规格）、压力泵、静脉支架系统（各种规格）、Y阀、导丝、动脉鞘、连接管、三通开关、注射器（5 ml、10 ml、20 ml）及橡胶止血带，必要时准备溶栓导管和微穿针；②药物准备，包括肝素钠稀释液（0.9%氯化钠溶液500 ml＋肝素钠3000 U）、利多卡因及对比剂，必要时准备地塞米松、阿托品及尿激酶；③仪器准备，包括心电监护仪，必要时准备ACT仪、除颤仪。

术中配合

穿刺前：①严格执行术前三方核查并签字；②打开无菌手术包，合理摆放包内各种物品，治疗盘内倒入肝素钠稀释液；③协助术者穿手术衣，打开各种材料及物品；④协助术者消毒、铺巾，协助准备对比剂、高压注射器及射线防护板。

穿刺时：观察患者生命体征变化，做好应急处理准备并及时记录。

术中：①根据需要及时、准确递送各种耗材，使用后及时做好登记并粘贴标签；②必要时遵医嘱予全身肝素化并记录时间及用量，及时追加肝素；③协助处理患者需求，关注患者主诉，严密监测患者生命体征；④协助术者测量血管病变段两端压力，球囊扩张时警惕血管破裂、球囊破裂等并发症，支架释放时警惕有无血管痉挛、支架移位、急性支架内血栓形成，做好应急处理；⑤观察有无对比剂过敏反应并做好应急处理。

术毕：①手术完成拔除鞘管后，协助术者进行加压包扎；②整理患者衣物；③及时、准确书写手术护理记录单。

宣教

患者宣教：①术后遵医嘱保持术侧肢体制动；②少量多次饮水，病情许可时，24 h内饮水量勿少于2000 ml，以促进对比剂排出；③指导患者床上进行踝泵和肌泵运动，以利于静脉回流，减轻患肢肿胀。

家属宣教：①协助患者完成生活需求；②如发现穿刺口渗血、血肿，以及对比剂过敏等不适，及时告知医护人员。

整理

患者整理：①协助患者妥善过床，检查加压包扎绷带有无移位、穿刺口是否渗血；②妥善放置各种管道，注意保暖。

室间整理：①整理手术用物，分类处置各种垃圾；②整理手术间、手术床、仪器及设备，并做好终末处理；③湿式清洁并消毒手术间。

其他：①洗手，记录；②准确、及时收费。

补充说明

1．导管路径

（1）深静脉组—股总静脉—股深静脉—股浅静脉—腘静脉—胫前静脉—胫后静脉—腓静脉—足部深静脉网。

（2）浅静脉组—大隐静脉—小隐静脉—交通静脉支。

2．一般情况下，选择左上肢建立静脉通道；经左上肢动脉穿刺时，选择右上肢建立静脉通道。

3．术中执行口头药物医嘱时，必须向手术医生复述药名、剂量及用法，确保无误后方可应用，并保留空安瓿以备术后再次核对，同时做好记录。

4．静脉支架植入往往伴随着球囊扩张和溶栓导管持续溶栓，根据不同阶段和诊疗策略，护理重点也会有所不同。

5．三方核查单严格按照手术时间节点执行。

评分标准

<table>
<tr><th colspan="2">项目</th><th>扣分细则</th><th>扣分值</th><th>实际扣分</th><th>备注</th></tr>
<tr><td rowspan="10">操作前
（20分）</td><td rowspan="3">操作者仪态
（3分）</td><td>着装不规范（含未佩戴剂量仪）</td><td>−1</td><td></td><td></td></tr>
<tr><td>未洗手</td><td>−1</td><td></td><td></td></tr>
<tr><td>未戴口罩、帽子或佩戴不规范</td><td>−1</td><td></td><td></td></tr>
<tr><td rowspan="3">交接及评估
（9分）</td><td>未与病房护士规范交接及核对患者信息</td><td>−2</td><td></td><td></td></tr>
<tr><td>未告知或未询问二便情况</td><td>−1</td><td></td><td></td></tr>
<tr><td>未评估患者病情、意识及合作程度、皮肤准备、带入管道、带入药物，以及药物过敏史</td><td>各−1</td><td></td><td></td></tr>
<tr><td rowspan="5">术前准备
（8分）</td><td>物品准备缺漏</td><td>−1</td><td></td><td></td></tr>
<tr><td>管道处置不规范</td><td>−1</td><td></td><td></td></tr>
<tr><td>未监测生命体征或吸氧不规范</td><td>各−1</td><td></td><td></td></tr>
<tr><td>未建立适当的静脉通道</td><td>−2</td><td></td><td></td></tr>
<tr><td>未注意保护患者隐私部位</td><td>−2</td><td></td><td></td></tr>
<tr><td rowspan="17">操作过程
（65分）</td><td rowspan="4">安全及舒适
（8分）</td><td>未注意患者安全，未保暖</td><td>−2</td><td></td><td></td></tr>
<tr><td>未做好心理护理</td><td>−2</td><td></td><td></td></tr>
<tr><td>未按手术要求安置患者体位或未用托手板妥善固定双上肢</td><td>−2</td><td></td><td></td></tr>
<tr><td>未规范执行三方核查</td><td>−2</td><td></td><td></td></tr>
<tr><td rowspan="8">无菌技术操作
（15分）</td><td>未检查无菌包有效期</td><td>−1</td><td></td><td></td></tr>
<tr><td>打开无菌包不规范</td><td>−1</td><td></td><td></td></tr>
<tr><td>无菌持物桶、消毒液等未标明开启日期或日期书写不规范</td><td>−1</td><td></td><td></td></tr>
<tr><td>倒0.9%氯化钠溶液时未冲洗瓶口或液体溅出容器外</td><td>−2</td><td></td><td></td></tr>
<tr><td>打开一次性物品时未检查其有效期及气密性或打开方法错误</td><td>−2</td><td></td><td></td></tr>
<tr><td>药液抽取手法不规范</td><td>−1</td><td></td><td></td></tr>
<tr><td>协助穿手术衣或铺手术单时不规范或污染</td><td>−2</td><td></td><td></td></tr>
<tr><td>无菌物品过期或违反无菌原则</td><td>−5</td><td></td><td></td></tr>
<tr><td rowspan="5">术中护理配合及文书书写
（30分）</td><td>未根据手术进程及时、准确递送手术耗材</td><td>−2</td><td></td><td></td></tr>
<tr><td>打开耗材时未查对效期，未检查密闭性</td><td>−3</td><td></td><td></td></tr>
<tr><td>未记录肝素化时间、用量及按需追加肝素</td><td>各−2</td><td></td><td></td></tr>
<tr><td>未及时发现对比剂过敏并应急处理</td><td>−3</td><td></td><td></td></tr>
<tr><td>未关注输液情况或未及时补充液体</td><td>各−2</td><td></td><td></td></tr>
</table>

（待 续）

（续 表）

项目		扣分细则	扣分值	实际扣分	备注
操作过程（65分）	术中护理配合及文书书写（30分）	未正确执行口头药物医嘱	−3		
		未及时发现血管破裂、球囊破裂、血管痉挛、支架移位、急性血栓形成等或未有效配合应急处理	各−3		
		未按要求进行耗材登记及条码粘贴不规范	−3		
		手术护理记录单书写不规范或缺漏	−2		
	术后患者安置及整理（12分）	未有效协助医生进行加压包扎	−2		
		未协助患者安全过床，未注意患者保暖	−2		
		未向家属进行术后宣教或宣教不到位	−2		
		术后物品、耗材、仪器终末处置不规范	−2		
		垃圾未分类放置或处置不规范	−2		
		未及时进行室间清洁及消毒工作	−2		
综合评价（15分）	临床工作能力（11分）	手术操作流程不熟悉或应急处理配合不熟练	各−4		
		相关知识掌握不全	−3		
	态度及沟通（4分）	态度不认真、不严谨	−1		
		未关心患者或缺乏人文关怀	各−1		
		沟通不恰当	−1		
总分100分		扣分合计			
		最后得分			

五、经皮静脉栓塞术护理配合流程及评分标准

流 程

准备

操作者准备：洗手，着装整齐，完善个人准备，洗手，佩戴剂量仪。

评估：①患者病情、意识及合作程度；②皮肤准备、带入管道、带入药物及药物过敏史；③术前医嘱执行情况。

患者准备：①与病房护士规范交接，核对患者身份和手术信息，患者无饰品及义齿；②向患者做好解释、告知工作，询问二便情况及需求；③协助患者仰卧，四肢正常伸直，双手臂置于床边并用托手板妥善固定，穿刺颈静脉时将头转向左侧，颈部稍垫高，注意保暖；④妥善放置各种管道，连接心电监护仪，吸氧。

用物准备：①物品准备，包括无菌手术包、造影导管（如单弯导管、猪尾导管、C2管、RH管等）、栓塞剂（明胶海绵、碘化油、无水乙醇、聚乙烯醇）、导丝、交换导丝、动脉鞘、连接管、三通开关及注射器（2 ml、5 ml、10 ml、20 ml）；②药物准备，包括肝素钠稀释液（0.9%氯化钠溶液500 ml＋肝素钠3000 U）、利多卡因及对比剂，必要时准备地塞米松、阿托品及吗啡；③仪器准备，包括心电监护仪，必要时准备除颤仪、负压吸引器及简易呼吸器。

术中配合

穿刺前：①严格执行术前三方核查并签字；②打开无菌手术包，合理摆放包内各种物品，治疗盘内倒入肝素钠稀释液（出血患者不加肝素）；③协助术者穿手术衣，打开各种材料及物品；④协助术者消毒、铺巾，协助准备对比剂、高压注射器及射线防护板。

穿刺时：观察患者生命体征变化，做好应急处理准备并及时记录。

术中：①根据需要及时、准确递送各种耗材，使用后及时做好登记并粘贴标签；②遵医嘱准备、配备栓塞剂；③协助处理患者需求，关注患者主诉，严密监测患者生命体征；④栓塞时，关注患者主诉，必要时遵医嘱给予止呕、镇痛药物；⑤观察有无对比剂过敏反应并做好应急处理。

术毕：①手术完成拔除鞘管后，协助术者进行加压包扎；②观察患者是否出现迷走神经反射等并发症并给予应急处理；③整理患者衣物；④及时、准确书写手术护理记录单。

宣教

患者宣教：①术后遵医嘱保持术侧肢体制动；②少量多次饮水，病情许可时，24 h内饮水量勿少于2000 ml，以促进对比剂排出。

家属宣教：①协助患者完成生活需求；②如发现穿刺口渗血、血肿，以及对比剂过敏等不适，及时告知医护人员。

整理

患者整理：①协助患者妥善过床，检查加压包扎绷带有无移位、穿刺口是否渗血；②妥善放置各种管道，注意保暖。

室间整理：①整理手术用物，分类处置各种垃圾；②整理手术间、手术床、仪器及设备，并做好终末处理；③湿式清洁并消毒手术间。

其他：①洗手，记录；②准确、及时收费。

补充说明

1．导管路径：股动脉—靶动脉（以经皮胃底静脉栓塞为例：颈静脉—上腔静脉—下腔静脉—肝静脉—门静脉—胃底静脉）。

2．一般情况下，选择左上肢建立静脉通道；经左上肢动脉穿刺时，选择右上肢建立静脉通道。

3．术中执行口头药物医嘱时，必须向手术医生复述药名、剂量及用法，确保无误后方可应用，并保留空安瓿以备术后再次核对，同时做好记录。

4．三方核查单严格按照手术时间节点执行。

评分标准

项目		扣分细则	扣分值	实际扣分	备注
操作前（20分）	操作者仪态（3分）	着装不规范（含未佩戴剂量仪）	−1		
		未洗手	−1		
		未戴口罩、帽子或佩戴不规范	−1		
	交接及评估（9分）	未与病房护士规范交接及核对患者信息	−2		
		未告知或未询问二便情况	−1		
		未评估患者病情、意识及合作程度、皮肤准备、带入管道、带入药物，以及药物过敏史	各−1		
	术前准备（8分）	物品准备缺漏	−1		
		管道处置不规范	−1		
		未监测生命体征或吸氧不规范	各−1		
		未建立静脉通道	−2		
		未注意保护患者隐私部位	−2		
操作过程（65分）	安全及舒适（8分）	未注意患者安全，未保暖	−2		
		未做好心理护理	−2		
		未按手术要求安置患者体位或未用托手板妥善固定双上肢	−2		
		未规范执行三方核查	−2		
	无菌技术操作（15分）	未检查无菌包有效期	−1		
		打开无菌包不规范	−1		
		无菌持物桶、消毒液等未标明开启日期或日期书写不规范	−1		
		倒0.9%氯化钠溶液时未冲洗瓶口或液体溅出容器外	−2		
		打开一次性物品时未检查其有效期及气密性或打开方法错误	−2		
		药液抽取手法不规范	−1		
		协助穿手术衣或铺手术单时不规范或污染	−2		
		无菌物品过期或违反无菌原则	−5		
	术中护理配合及文书书写（30分）	未根据手术进程及时、准确递送手术耗材	−2		
		打开耗材时未查对效期，未检查密闭性	各−2		
		未正确准备、配制各种栓塞剂	−3		
		未及时发现对比剂过敏并应急处理	−3		
		未关注输液情况或未及时补充液体	各−2		

（待 续）

（续 表）

项目		扣分细则	扣分值	实际扣分	备注
操作过程（65分）	术中护理配合及文书书写（30分）	未正确执行口头药物医嘱	−3		
		未及时发现患者疼痛、呕吐或未有效配合应急处理	各−3		
		未按要求进行耗材登记及条码粘贴不规范	−3		
		手术护理记录单书写不规范或缺漏	−2		
	术后患者安置及整理（12分）	未有效协助医生进行加压包扎	−2		
		未协助患者安全过床，未注意患者保暖	−2		
		未向家属进行术后宣教或宣教不到位	−2		
		术后物品、耗材、仪器终末处置不规范	−2		
		垃圾未分类放置或处置不规范	−2		
		未及时进行室间清洁及消毒工作	−2		
综合评价（15分）	临床工作能力（11分）	手术操作流程不熟悉或应急处理配合不熟练	各−4		
		相关知识掌握不全	−3		
	态度及沟通（4分）	态度不认真、不严谨	−1		
		未关心患者或缺乏人文关怀	各−1		
		沟通不恰当	−1		
总分100分		扣分合计			
		最后得分			

六、经皮静脉内溶栓术护理配合流程及评分标准

流 程

准备

操作者准备：洗手，着装整齐，规范佩戴口罩、帽子及剂量仪。

评估：①患者病情、意识及合作程度；②皮肤准备、带入管道、带入药物及药物过敏史；③术前医嘱执行情况。

患者准备：①与病房护士规范交接，核对患者身份和手术信息；②向患者做好解释、告知工作，询问二便情况及需求；③协助患者仰卧，四肢正常伸直，双手臂置于床边并用托手板妥善固定，并注意保暖；④妥善放置各种管道，连接心电监护仪，吸氧。

用物准备：①物品准备，包括无菌手术包、造影导管（如RH、YASHIRO等）、溶栓导管、导丝、动脉鞘、连接管、三通开关及注射器（2 ml、5 ml、10 ml、20 ml），必要时准备交换导丝、球囊扩张导管及压力泵；②药物准备，包括肝素钠稀释液（0.9%氯化钠溶液500 ml＋肝素钠3000 U）、利多卡因、对比剂及溶栓药物（尿激酶、爱通立），必要时准备地塞米松和阿托品；③仪器准备，包括心电监护仪，必要时准备除颤仪、负压吸引器及简易呼吸器。

术中配合

穿刺前：①严格执行术前三方核查并签字；②打开无菌手术包，合理摆放包内各种物品，治疗盘内倒入肝素钠稀释液；③协助术者穿手术衣，打开各种材料及物品；④协助术者消毒、铺巾，协助准备对比剂、高压注射器及射线防护板。

穿刺时：观察患者生命体征变化，做好应急处理准备并及时记录。

术中：①根据需要及时、准确递送各种耗材，使用后及时做好登记并粘贴标签；②遵医嘱准备、配备溶栓药物；③协助处理患者需求，关注患者主诉，严密监测患者生命体征；④溶栓开始后，需密切观察患者有无出血征兆，及时提醒医生暂停溶栓治疗；⑤观察有无对比剂过敏并做好应急处理。

术毕：①手术完成拔除鞘管后，协助术者进行加压包扎；②观察患者是否出现迷走神经反射等并发症并给予应急处理；③整理患者衣物；④及时、准确书写手术护理记录单。

宣教

患者宣教：①术后遵医嘱保持术侧肢体制动；②观察穿刺处、口腔、鼻腔有无出血，大小便颜色是否异常；③遵医嘱配合水化治疗。

家属宣教：①协助患者完成生活需求；②如发现穿刺口渗血、血肿，以及对比剂过敏等不适，及时告知医护人员。

整理

患者整理：①协助患者妥善过床，检查加压包扎绷带有无移位、穿刺口是否渗血；②妥善放置各种管道，注意保暖。

室间整理：①整理手术用物，分类处置各种垃圾；②整理手术间、手术床、仪器及设备，并做好终末处理；③湿式清洁并消毒手术间。

其他：①洗手，记录；②准确、及时收费。

补充说明

1．导管路径：股静脉—靶静脉。

2．一般情况下，选择左上肢建立静脉通道；经左上肢动脉穿刺时，选择右上肢建立静脉通道。

3．术中执行口头药物医嘱时，必须向手术医生复述药名、剂量及用法，确保无误后方可应用，并保留空安瓿以备术后再次核对，同时做好记录。

4．三方核查单严格按照手术时间节点执行。

评分标准

项目		扣分细则	扣分值	实际扣分	备注
操作前（20分）	操作者仪态（3分）	着装不规范（含未佩戴剂量仪）	−1		
		未洗手	−1		
		未戴口罩、帽子或佩戴不规范	−1		
	交接及评估（9分）	未与病房护士规范交接及核对患者信息	−2		
		未告知或未询问二便情况	−1		
		未评估患者病情、意识及合作程度、皮肤准备、带入管道、带入药物，以及药物过敏史	各−1		
	术前准备（8分）	物品准备缺漏	−1		
		管道处置不规范	−1		
		未监测生命体征或吸氧不规范	各−1		
		未建立静脉通道	−2		
		未注意保护患者隐私部位	−2		
操作过程（65分）	安全及舒适（8分）	未注意患者安全，未保暖	−2		
		未做好心理护理	−2		
		未按手术要求安置患者体位或未用托手板妥善固定双上肢	−2		
		未规范执行三方核查	−2		
	无菌技术操作（15分）	未检查无菌包有效期	−1		
		打开无菌包不规范	−1		
		无菌持物桶、消毒液等未标明开启日期或日期书写不规范	−1		
		倒0.9%氯化钠溶液时未冲洗瓶口或液体溅出容器外	−2		
		打开一次性物品时未检查其有效期及气密性或打开方法错误	−2		
		药液抽取手法不规范	−1		
		协助穿手术衣或铺手术单时不规范或污染	−2		
		无菌物品过期或违反无菌原则	−5		
	术中护理配合及文书书写（30分）	未根据手术进程及时、准确递送手术耗材	−2		
		打开耗材时未查对效期，未检查密闭性	各−2		
		未正确准备、配制各种溶栓药物	−3		
		未及时发现对比剂过敏并应急处理	−3		
		未关注输液情况或未及时补充液体	各−2		

（待 续）

（续 表）

项目		扣分细则	扣分值	实际扣分	备注
操作过程（65分）	术中护理配合及文书书写（30分）	未正确执行口头药物医嘱	−3		
		未及时观察患者有无出血征兆或未有效配合应急处理	各−3		
		未按要求进行耗材登记及条码粘贴不规范	−3		
		手术护理记录单书写不规范或缺漏	−2		
	术后患者安置及整理（12分）	未有效协助医生进行加压包扎	−2		
		未协助患者安全过床，未注意患者保暖	−2		
		未向家属进行术后宣教或宣教不到位	−2		
		术后物品、耗材、仪器终末处置不规范	−2		
		垃圾未分类放置或处置不规范	−2		
		未及时进行室间清洁及消毒工作	−2		
综合评价（15分）	临床工作能力（11分）	手术操作流程不熟悉或应急处理配合不熟练	各−4		
		相关知识掌握不全	−3		
	态度及沟通（4分）	态度不认真、不严谨	−1		
		未关心患者或缺乏人文关怀	各−1		
		沟通不恰当	−1		
总分100分		扣分合计			
		最后得分			

七、经皮静脉内超声血栓消融术护理配合流程及评分标准

流 程

准备

操作者准备：洗手，着装整齐，规范佩戴口罩、帽子及剂量仪。

评估：①患者病情、意识及合作程度；②皮肤准备、带入管道、带入药物及药物过敏史；③术前医嘱执行情况。

患者准备：①与病房护士规范交接，核对患者身份和手术信息，患者无饰品及义齿；②向患者做好解释、告知工作，询问二便情况及需求；③协助患者仰卧，四肢正常伸直，强调术中保持肢体制动的重要性，注意保暖；④妥善放置各种管道，连接心电监护仪，吸氧。

用物准备：①物品准备，包括无菌手术包、多功能导管、超声消融导管、导丝、动脉鞘、连接管、三通开关、注射器（1 ml、5 ml、10 ml、20 ml）、各型号指引导管、中间导管、微导管、微导丝、球囊、支架、溶栓导管、可回收静脉滤器、输液器及加压输液袋；②药物准备，包括肝素钠稀释液（0.9%氯化钠溶液500 ml＋肝素钠3000 U）、利多卡因及对比剂，必要时准备地塞米松、阿托品及溶栓剂；③仪器准备，包括心电监护仪和超声仪，必要时准备除颤仪。

术中配合

穿刺前：①严格执行术前三方核查并签字；②打开无菌手术包，合理摆放包内各种物品，治疗盘内倒入肝素钠稀释液；③协助术者穿手术衣，打开各种材料及物品；④协助术者消毒、铺巾，连接加压滴注装置并排气。

穿刺时：观察患者生命体征变化，做好应急处理准备并及时记录。

术中：①根据需要及时、准确递送各种耗材，使用后及时做好登记并粘贴标签；②协助术者连接消融导管及0.9%氯化钠溶液500 ml（循环冷却消融导管）并调节消融仪挡位及时间；③协助处理患者需求，关注患者主诉，如患者有不适，应立即告知医生停止操作，严密监测患者生命体征；④启动超声消融仪时每隔10 s提醒医生一次，避免消融时间过长可能灼坏导管和和烧伤血管内壁；⑤观察加压输液袋的压力和静脉补液情况，防止滴空；⑥遵医嘱按手术进度调节消融仪挡位及时间；⑦遵医嘱进行全身肝素化并及时记录时间和用量。

术毕： ①手术完成后，留置溶栓导管患者，妥善固定；拔除鞘管或封堵患者，协助术者进行加压包扎；②观察患者是否出现迷走神经反射等并发症并给予应急处理；③整理患者衣物；④及时、准确书写手术护理记录单。

宣教

患者宣教： ①留置导管患者，患侧严格制动，防止脱管；②拔出鞘管患者卧床24 h，遵医嘱保持术侧肢体制动及水化治疗；③指导患者进行踝泵运动。

家属宣教： ①协助患者完成生活需求；②如发现穿刺口渗血、血肿，以及对比剂过敏等不适，及时告知医护人员。

整理

患者整理： ①协助患者妥善过床，检查加压包扎绷带有无移位、穿刺口是否渗血；②妥善放置各种管道，注意保暖。

室间整理： ①整理手术用物，分类处置各种垃圾；②整理手术间、手术床、仪器及设备，并做好终末处理；③湿式清洁并消毒手术间。

其他： ①洗手，记录；②准确、及时收费。

补充说明

1．导管路径：股静脉—髂外静脉—髂总静脉—下腔静脉—对侧髂总静脉。①髂内静脉；②髂外静脉—股静脉—腓静脉；③髂外静脉—股静脉—胫前静脉；④髂外静脉—股静脉—胫后静脉；⑤髂外静脉—股深静脉；⑥髂外静脉—大隐静脉。

2．一般情况下，选择左上肢建立静脉通道；经左上肢动脉穿刺时，选择右上肢建立静脉通道。

3．三方核查单严格按照手术时间节点执行。

评分标准

<table>
<tr><th colspan="2">项目</th><th>扣分细则</th><th>扣分值</th><th>实际扣分</th><th>备注</th></tr>
<tr><td rowspan="13">操作前
（20分）</td><td rowspan="3">操作者仪态
（3分）</td><td>着装不规范（含未佩戴剂量仪）</td><td>−1</td><td></td><td></td></tr>
<tr><td>未洗手</td><td>−1</td><td></td><td></td></tr>
<tr><td>未戴口罩、帽子或佩戴不规范</td><td>−1</td><td></td><td></td></tr>
<tr><td rowspan="3">交接及评估
（9分）</td><td>未与病房护士规范交接及核对患者信息</td><td>−2</td><td></td><td></td></tr>
<tr><td>未告知或未询问二便情况</td><td>−1</td><td></td><td></td></tr>
<tr><td>未评估患者病情、意识及合作程度、皮肤准备、带入管道、带入药物，以及药物过敏史</td><td>各−1</td><td></td><td></td></tr>
<tr><td rowspan="5">术前准备
（8分）</td><td>物品准备缺漏</td><td>−1</td><td></td><td></td></tr>
<tr><td>管道处置不规范</td><td>−1</td><td></td><td></td></tr>
<tr><td>未监测生命体征或吸氧不规范</td><td>各−1</td><td></td><td></td></tr>
<tr><td>未建立静脉通道</td><td>−2</td><td></td><td></td></tr>
<tr><td>未注意保护患者隐私部位</td><td>−2</td><td></td><td></td></tr>
<tr><td rowspan="17">操作过程
（65分）</td><td rowspan="4">安全及舒适
（8分）</td><td>未注意患者安全，未保暖</td><td>−2</td><td></td><td></td></tr>
<tr><td>未做好心理护理</td><td>−2</td><td></td><td></td></tr>
<tr><td>未按手术要求安置患者体位或未向患者强调肢体制动的重要性</td><td>−2</td><td></td><td></td></tr>
<tr><td>未规范执行三方核查</td><td>−2</td><td></td><td></td></tr>
<tr><td rowspan="8">无菌技术操作
（15分）</td><td>未检查无菌包有效期</td><td>−1</td><td></td><td></td></tr>
<tr><td>打开无菌包不规范</td><td>−1</td><td></td><td></td></tr>
<tr><td>无菌持物桶、消毒液等未标明开启日期或日期书写不规范</td><td>−1</td><td></td><td></td></tr>
<tr><td>倒0.9%氯化钠溶液时未冲洗瓶口或液体溅出容器外</td><td>−2</td><td></td><td></td></tr>
<tr><td>打开一次性物品时未检查其有效期及气密性或打开方法错误</td><td>−2</td><td></td><td></td></tr>
<tr><td>药液抽取手法不规范</td><td>−1</td><td></td><td></td></tr>
<tr><td>协助穿手术衣或铺手术单时不规范或污染</td><td>−2</td><td></td><td></td></tr>
<tr><td>无菌物品过期或违反无菌原则</td><td>−5</td><td></td><td></td></tr>
<tr><td rowspan="5">术中护理配合及文书书写
（30分）</td><td>未根据手术进程及时、准确递送手术耗材</td><td>−2</td><td></td><td></td></tr>
<tr><td>打开耗材时未查对效期，未检查密闭性</td><td>各−2</td><td></td><td></td></tr>
<tr><td>未协助术者连接消融导管及0.9%氯化钠溶液</td><td>−2</td><td></td><td></td></tr>
<tr><td>启动超声消融仪后未每隔10 s提醒医生一次</td><td>−2</td><td></td><td></td></tr>
<tr><td>未关注加压输液及补液情况，未及时补充液体，未及时记录肝素用量</td><td>各−2</td><td></td><td></td></tr>
</table>

（待 续）

（续 表）

<table>
<tr><th colspan="2">项目</th><th>扣分细则</th><th>扣分值</th><th>实际扣分</th><th>备注</th></tr>
<tr><td rowspan="10">操作过程
（65分）</td><td rowspan="4">术中护理配合及文书书写
（30分）</td><td>未遵医嘱调节消融仪挡位及时间</td><td>−3</td><td></td><td></td></tr>
<tr><td>未及时发现患者疼痛、呕吐或未有效配合应急处理</td><td>各−3</td><td></td><td></td></tr>
<tr><td>未按要求进行耗材登记及条码粘贴不规范</td><td>−3</td><td></td><td></td></tr>
<tr><td>手术护理记录单书写不规范或缺漏</td><td>−2</td><td></td><td></td></tr>
<tr><td rowspan="6">术后患者安置及整理
（12分）</td><td>未有效协助医生进行加压包扎</td><td>−2</td><td></td><td></td></tr>
<tr><td>未协助患者安全过床，未注意患者保暖</td><td>−2</td><td></td><td></td></tr>
<tr><td>未向家属进行术后宣教或宣教不到位</td><td>−2</td><td></td><td></td></tr>
<tr><td>术后物品、耗材、仪器终末处置不规范</td><td>−2</td><td></td><td></td></tr>
<tr><td>垃圾未分类放置或处置不规范</td><td>−2</td><td></td><td></td></tr>
<tr><td>未及时进行室间清洁及消毒工作</td><td>−2</td><td></td><td></td></tr>
<tr><td rowspan="5">综合评价
（15分）</td><td rowspan="2">临床工作能力
（11分）</td><td>手术操作流程不熟悉或应急处理配合不熟练</td><td>各−4</td><td></td><td></td></tr>
<tr><td>相关知识掌握不全</td><td>−3</td><td></td><td></td></tr>
<tr><td rowspan="3">态度及沟通
（4分）</td><td>态度不认真、不严谨</td><td>−1</td><td></td><td></td></tr>
<tr><td>未关心患者或缺乏人文关怀</td><td>各−1</td><td></td><td></td></tr>
<tr><td>沟通不恰当</td><td>−1</td><td></td><td></td></tr>
<tr><td colspan="2" rowspan="2">总分100分</td><td>扣分合计</td><td></td><td></td><td></td></tr>
<tr><td>最后得分</td><td></td><td></td><td></td></tr>
</table>

八、经皮静脉内斑块旋切术护理配合流程及评分标准

流 程

准备

操作者准备：洗手，着装整齐，规范佩戴口罩、帽子及剂量仪。

评估：①患者病情、意识及合作程度；②皮肤准备、带入管道、带入药物及药物过敏史；③术前医嘱执行情况。

患者准备：①与病房护士规范交接，核对患者身份和手术信息，患者无饰品及义齿；②向患者做好解释、告知工作，询问二便情况及需求；③协助患者仰卧，四肢正常伸直，强调术中保持肢体制动的重要性并注意保暖；④妥善放置各种管道，连接心电监护仪，吸氧。

用物准备：①物品准备，包括无菌手术包、旋切器刀头、吸引管、管线保护套、大血垫、小血垫、灯柄套、尖刀片、1号/4号/7号丝线及中角针；②药物准备，包括肝素钠稀释液（0.9%氯化钠溶液500 ml＋肝素钠3000 U）、利多卡因及对比剂，必要时准备地塞米松、阿托品及罂粟碱；③仪器准备，包括心电监护仪、旋切仪及负压吸引装置，必要时准备除颤仪。

术中配合

穿刺前：①严格执行术前三方核查并签字；②打开无菌手术包，合理摆放包内各种物品，治疗盘内倒入肝素钠稀释液；③协助术者穿手术衣，打开各种材料及物品；④协助术者消毒、铺巾，将术肢膝部屈曲、外展30°。

穿刺时：观察患者生命体征变化，做好应急处理准备并及时记录。

术中：①根据需要及时、准确递送各种耗材，使用后及时做好登记并粘贴标签；②协助正确连接旋切器，协助绷紧旋切部位皮肤，根据手术要求正确连接仪器，调节吸引器和旋切系统的输出参数，测试装置性能；③必要时遵医嘱进行全身肝素化并按时追加肝素；④严密监测患者生命体征；⑤斑块旋切时勿移动患肢，必要时进行适当约束。

术毕：①手术完成后协助术者挤压术肢肿胀的皮下组织，充分将皮下淤血挤出后进行加压包扎；②整理患者衣物；③及时、准确书写手术护理记录单。

宣教

患者宣教：①术后卧床24 h，卧床期间抬高床尾20°～30°，以利于静脉回流；②术后6 h内指导患者行双下肢踝泵运动，每次3～10 min，每天练习5～8次。

家属宣教：协助患者完成生活需求，如发现伤口渗血、血肿时，及时告知医护人员。

整理

患者整理：①协助患者妥善过床，检查加压包扎绷带有无移位、穿刺口是否渗血；②妥善放置各种管道，注意保暖。

室间整理：①整理手术用物，分类处置各种垃圾；②整理手术间、手术床、仪器及设备，并做好终末处理；③湿式清洁并消毒手术间。

其他：①洗手，记录；②准确、及时收费。

补充说明

1．手术路径：在曲张静脉周围取一切口，把旋切刀头从切口插入至曲张静脉团进行旋切和吸出。

2．一般情况下，选择左上肢建立静脉通道；经左上肢动脉穿刺时，选择右上肢建立静脉通道。

3．三方核查单严格按照手术时间节点执行。

评分标准

项目		扣分细则	扣分值	实际扣分	备注
操作前（20分）	操作者仪态（3分）	着装不规范（含未佩戴剂量仪）	−1		
		未洗手	−1		
		未戴口罩、帽子或佩戴不规范	−1		
	交接及评估（9分）	未与病房护士规范交接及核对患者信息	−2		
		未告知或未询问二便情况	1		
		未评估患者病情、意识及合作程度、皮肤准备、患肢远端皮肤情况、带入管道、药物过敏史	各−1		
	术前准备（8分）	物品准备缺漏	−1		
		管道处置不规范	−1		
		未监测生命体征或吸氧不规范	各−1		
		未建立静脉通道	−2		
		未注意保护患者隐私部位	−2		
操作过程（65分）	安全及舒适（8分）	未注意患者安全，未保暖	−2		
		未做好心理护理	−2		
		未按手术要求安置患者体位或未向患者强调肢体制动的重要性	−2		
		未规范执行三方核查	−2		
	无菌技术操作（15分）	未检查无菌包有效期	−1		
		打开无菌包不规范	−1		
		无菌持物桶、消毒液等未标明开启日期或日期书写不规范	−1		
		倒0.9%氯化钠溶液时未冲洗瓶口或液体溅出容器外	−2		
		打开一次性物品时未检查其有效期及气密性或打开方法错误	−2		
		药液抽取手法不规范	1		
		协助穿手术衣或铺手术单时不规范或污染	−2		
		无菌物品过期或违反无菌原则	−5		
	术中护理配合及文书书写（30分）	未根据手术进程及时、准确递送手术耗材	−2		
		打开耗材时未查对效期，未检查密闭性	各−2		
		未连接旋切仪并测试性能	−2		
		斑块旋切时移动患肢，未进行适当约束	−3		
		未关注加压输液及补液情况，未及时补充液体	各−3		

（待 续）

（续 表）

项目		扣分细则	扣分值	实际扣分	备注
操作过程（65分）	术中护理配合及文书书写（30分）	未注意观察有无远端血管闭塞、出血并发症或未及时处理	各−2		
		未及时发现病情变化，未关注下肢皮温、皮色、疼痛情况	各−2		
		未按要求进行耗材登记及条码粘贴不规范	−3		
		手术护理记录单书写不规范或缺漏	−2		
	术后患者安置及整理（12分）	未有效协助医生进行加压包扎	−2		
		未协助患者安全过床，未注意患者保暖	−2		
		未向家属进行术后宣教或宣教不到位	−2		
		术后物品、耗材、仪器终末处置不规范	−2		
		垃圾未分类放置或处置不规范	−2		
		未及时进行室间清洁及消毒工作	−2		
综合评价（15分）	临床工作能力（11分）	手术操作流程不熟悉或应急处理配合不熟练	各−4		
		相关知识掌握不全	−3		
	态度及沟通（4分）	态度不认真、不严谨	−1		
		未关心患者或缺乏人文关怀	各−1		
		沟通不恰当	−1		
总分100分		扣分合计			
		最后得分			

九、经皮静脉内血栓抽吸术护理配合流程及评分标准

流　程

准备

操作者准备： 洗手，着装整齐，规范佩戴口罩、帽子及剂量仪。

评估： ①患者病情、意识及合作程度；②皮肤准备，特别关注患者彩超和CT结果，评估静脉血栓部位远端动脉搏动、皮温、皮色、周径、疼痛等情况，以及全身有无出血倾向表现；③带入管道、带入药物及药物过敏史；④术前医嘱执行情况。

患者准备： ①与病房护士规范交接，核对患者身份和手术信息，患者无饰品及义齿；②向患者做好解释、告知工作，询问二便情况及需求；③协助患者仰卧，四肢正常伸直，强调术中保持肢体制动的重要性，注意保暖；④妥善放置各种管道，连接心电监护仪，吸氧。

用物准备： ①物品准备，包括无菌手术包、无菌剪刀、无菌卵圆钳或弯钳、超声保护套、导丝、动脉鞘、连接管、三通开关、注射器（5 ml、10 ml、30 ml、50 ml）、血栓抽吸导管、260 cm加硬导丝、4F多功能管及6F/8F MPD外周指引导管；②药物准备，包括肝素钠稀释液（0.9%氯化钠溶液500 ml＋肝素钠3000 U）、利多卡因、尿激酶、碳酸氢钠注射液及对比剂，必要时准备地塞米松和阿托品；③仪器准备，包括心电监护仪和血栓抽吸装置，必要时准备除颤仪和超声仪。

术中配合

穿刺前： ①严格执行术前三方核查并签字；②打开无菌手术包，合理摆放包内各种物品，治疗盘内倒入肝素钠稀释液；③协助术者穿手术衣，打开各种材料及物品；④协助术者消毒、铺巾，连接加压滴注装置并排气。

穿刺时： 观察患者生命体征变化，做好应急处理准备并及时记录。

术中： ①根据需要及时、准确递送各种耗材，使用后及时做好登记并粘贴标签；②连接血栓抽吸仪并测试装置性能；③进行全身肝素化并按时追加肝素；④持续进行水化，必要时滴注碳酸氢钠注射液碱化尿液；⑤注意观察患者有无胸闷、胸痛症状，以及咯血、心律变化和血氧饱和度变化情况，及时发现并给予应急处理；⑥抽吸过程中保持负压恒定，每次抽吸失血量不超过200 ml；⑦协助妥善放置抽出血栓。

术毕： ①手术完成后协助术者进行加压包扎；②观察患者是否出现迷走神经反射等并发症并给予应急处理；③整理患者衣物；④及时、准确书写手术护理记录单。

宣教

患者宣教: ①术后平卧，保持伤口敷料干燥、清洁，术侧肢体避免过大幅度活动；②每天进行肢体功能锻炼，患肢不予热敷或按摩，抬高患肢高于心脏水平面20～30 cm；③保持排便通畅，戒烟酒；④术后持续穿着弹力袜3～6个月。

家属宣教: ①协助患者完成生活需求，如发现穿刺口渗血、血肿，以及下肢肿胀、疼痛等过度灌注症状，及时告知医护人员；②告知术后出现血红蛋白尿常为一过性，一般2～3天后可自行缓解。

整理

患者整理: ①协助患者妥善过床，检查加压包扎绷带有无移位、穿刺口是否渗血；②妥善放置各种管道，注意保暖。

室间整理: ①整理手术用物，分类处置各种垃圾；②整理手术间、手术床、仪器及设备，并做好终末处理；③湿式清洁并消毒手术间。

其他: ①洗手，记录；②准确、及时收费。

补充说明

1．导管路径：腘静脉—股静脉—髂外静脉—髂总静脉—靶静脉。

2．一般情况下，选择左上肢建立静脉通道；经左上肢动脉穿刺时，选择右上肢建立静脉通道。

3．三方核查单严格按照手术时间节点执行。

评分标准

项目		扣分细则	扣分值	实际扣分	备注
操作前（20分）	操作者仪态（3分）	着装不规范（含未佩戴剂量仪）	－1		
		未洗手	－1		
		未戴口罩、帽子或佩戴不规范	－1		
	交接及评估（9分）	未与病房护士规范交接及核对患者信息	－2		
		未告知或未询问二便情况	－1		
		未评估患者病情、意识及合作程度、皮肤准备、患肢远端皮肤情况、带入管道、药物过敏史	各－1		
	术前准备（8分）	物品准备缺漏	－1		
		管道处置不规范	－1		
		未监测生命体征或吸氧不规范	各－1		
		未建立静脉通道	－2		
		未注意保护患者隐私部位	－2		
操作过程（65分）	安全及舒适（8分）	未注意患者安全，未保暖	－2		
		未做好心理护理	－2		
		未按手术要求安置患者体位或未向患者强调肢体制动的重要性	－2		
		未规范执行三方核查	－2		
	无菌技术操作（15分）	未检查无菌包有效期	－1		
		打开无菌包不规范	－1		
		无菌持物桶、消毒液等未标明开启日期或日期书写不规范	－1		
		倒0.9%氯化钠溶液时未冲洗瓶口或液体溅出容器外	－2		
		打开一次性物品时未检查其有效期及气密性或打开方法错误	－2		
		药液抽取手法不规范	－1		
		协助穿手术衣或铺手术单时不规范或污染	－2		
		无菌物品过期或违反无菌原则	－5		
	术中护理配合及文书书写（30分）	未根据手术进程及时、准确递送手术耗材	－2		
		打开耗材时未查对效期，未检查密闭性	各－2		
		未连接血栓抽吸仪并测试性能	－3		
		斑块旋切时移动患肢，未进行适当约束	－2		
		未关注加压输液及补液情况，未及时补充液体，未及时记录肝素用量	各－2		

（待　续）

（续 表）

项目		扣分细则	扣分值	实际扣分	备注
操作过程（65分）	术中护理配合及文书书写（30分）	未注意观察患者胸闷、胸痛症状、咯血、心律变化和血氧饱和度变化情况	−2		
		未保持抽吸过程中负压恒定、每次抽吸失血量不超过200 ml或未妥善放置抽出血栓	各−3		
		未按要求进行耗材登记及条码粘贴不规范	−3		
		手术护理记录单书写不规范或缺漏	−2		
	术后患者安置及整理（12分）	未有效协助医生进行加压包扎	−2		
		未协助患者安全过床，未注意患者保暖	−2		
		未向家属进行术后宣教或宣教不到位	−2		
		术后物品、耗材、仪器、血栓终末处置不规范	−2		
		垃圾未分类放置或处置不规范	−2		
		未及时进行室间清洁及消毒工作	−2		
综合评价（15分）	临床工作能力（11分）	手术操作流程不熟悉或应急处理配合不熟练	各−4		
		相关知识掌握不全	−3		
	态度及沟通（4分）	态度不认真、不严谨	−1		
		未关心患者或缺乏人文关怀	各−1		
		沟通不恰当	−1		
总分100分		扣分合计			
		最后得分			

十、经皮静脉内滤网置入术护理配合流程及评分标准

流 程

准备

操作者准备：洗手，着装整齐，规范佩戴口罩、帽子及剂量仪。

评估：患者病情、意识、合作程度、皮肤准备、带入管道、带入药物及过敏史，以及术前医嘱执行情况。

患者准备：①与病房护士规范交接，核对患者身份和手术信息，患者无饰品及义齿；②向患者做好解释、告知工作，询问二便情况及需求；③协助患者仰卧，四肢伸直，穿刺颈静脉时要将头转向左侧，颈部稍垫高，并注意保暖；④妥善放置各种管道，连接心电监护仪，吸氧。

用物准备：①物品准备，包括无菌手术包、导丝、动脉鞘、连接管、三通开关、注射器（5 ml、10 ml、30 ml、50 ml）、腔静脉滤器及输送装置及血管套件（Y阀）；②药物准备，包括肝素钠稀释液（0.9%氯化钠溶液500 ml+肝素钠3000 U）、利多卡因及对比剂，必要时准备地塞米松、阿托品及尿激酶；③仪器准备，包括心电监护仪，必要时准备除颤仪。

术中配合

穿刺前：①严格执行术前三方核查并签字；②打开无菌手术包，合理摆放包内各种物品，治疗盘内倒入肝素钠稀释液；③协助术者穿手术衣，打开各种材料及物品；④协助术者消毒、铺巾，协助准备对比剂、高压注射器及射线防护板。

穿刺时：观察患者生命体征变化，做好应急处理准备并及时记录。

术中：①根据需要及时、准确递送各种耗材，使用后及时做好登记并粘贴标签；②必要时进行全身肝素化并按时追加肝素；③协助处理患者需求，关注患者主诉，严密监测患者生命体征；④滤器释放时警惕血管痉挛、滤器移位、急性血栓形成，做好应急处理；⑤观察有无对比剂过敏反应并做好应急处理。

术毕：①手术完成后协助术者进行加压包扎；②观察患者是否出现迷走神经反射等并发症并给予应急处理；③整理患者衣物；④及时、准确书写手术护理记录单。

宣教

患者宣教：①术后遵医嘱保持术侧肢体制动；②少量多次饮水，病情许可时，24 h内饮水量勿少于2000 ml，以促进对比剂排出；③遵医嘱按时、按剂量服用抗凝药物。

家属宣教：①协助患者完成生活需求；②如发现穿刺口渗血、血肿，以及对比剂过敏等不适，及时告知医护人员。

整理

患者整理：①协助患者妥善过床，检查加压包扎绷带有无移位、穿刺口是否渗血；②妥善放置各种管道，注意保暖。

室间整理：①整理手术用物，分类处置各种垃圾；②整理手术间、手术床、仪器及设备，并做好终末处理；③湿式清洁并消毒手术间。

其他：①洗手，记录；②准确、及时收费。

补充说明

1．导管路径

（1）经颈静脉滤网：颈内静脉—上腔静脉—右心房—下腔静脉。

（2）经股静脉滤网：股静脉—髂静脉—下腔静脉。

2．一般情况下，选择左上肢建立静脉通道；经左上肢动脉穿刺时，选择右上肢建立静脉通道。

3．三方核查单严格按照手术时间节点执行。

4．穿刺颈静脉者，注意告知患者颈部伤口按压的力度适宜，避免因按压力度或受力面积过大，影响颈动脉血流造成脑供血不足。

评分标准

项目		扣分细则	扣分值	实际扣分	备注
操作前（20分）	操作者仪态（3分）	着装不规范（含未佩戴剂量仪）	−1		
		未洗手	−1		
		未戴口罩、帽子或佩戴不规范	−1		
	交接及评估（9分）	未与病房护士规范交接及核对患者信息	−2		
		未告知或未询问二便情况	1		
		未评估患者病情、意识及合作程度、皮肤准备、带入管道、带入药物，以及药物过敏史	各−1		
	术前准备（8分）	物品准备缺漏	−1		
		管道处置不规范	−1		
		未监测生命体征或吸氧不规范	各−1		
		未建立静脉通道	2		
		未注意保护患者隐私部位	−2		
操作过程（65分）	安全及舒适（8分）	未注意患者安全，未保暖	−2		
		未做好心理护理	−2		
		未按手术要求安置患者体位或未予患者舒适的体位	−2		
		未规范执行三方核查	−2		
	无菌技术操作（15分）	未检查无菌包有效期	−1		
		打开无菌包不规范	−1		
		无菌持物桶、消毒液等未标明开启日期或日期书写不规范	−1		
		倒0.9%氯化钠溶液时未冲洗瓶口或液体溅出容器外	−2		
		打开一次性物品时未检查其有效期及气密性或打开方法错误	−2		
		药液抽取手法不规范	−1		
		协助穿手术衣或铺手术单时不规范或污染	−2		
		无菌物品过期或违反无菌原则	−5		
	术中护理配合及文书书写（30分）	未根据手术进程及时、准确递送手术耗材	−2		
		打开耗材时未查对效期，未检查密闭性	各−2		
		未及时发现对比剂过敏并应急处理	−2		
		未叮嘱患者在滤器释放时勿移动患肢及必要时进行适当约束	−2		
		未关注加压输液及补液情况，未及时补充液体	各−3		

（待 续）

（续 表）

项目		扣分细则	扣分值	实际扣分	备注
操作过程（65分）	术中护理配合及文书书写（30分）	未注意观察滤器释放时可能的血管痉挛、滤器移位，未注意急性血栓形成并给予应急处理	各－3		
		未记录肝素化时间、用量及按需追加肝素	－3		
		未按要求进行耗材登记及条码粘贴不规范	－3		
		手术护理记录单书写不规范或缺漏	－2		
	术后患者安置及整理（12分）	未有效协助医生进行加压包扎	－2		
		未协助患者安全过床，未注意患者保暖	－2		
		未向家属进行术后宣教或宣教不到位	－2		
		术后物品、耗材、仪器终末处置不规范	－2		
		垃圾未分类放置或处置不规范	－2		
		未及时进行室间清洁及消毒工作	－2		
综合评价（15分）	临床工作能力（11分）	手术操作流程不熟悉或应急处理配合不熟练	各－4		
		相关知识掌握不全	－3		
	态度及沟通（4分）	态度不认真、不严谨	－1		
		未关心患者或缺乏人文关怀	各－1		
		沟通不恰当	－1		
总分100分		扣分合计			
		最后得分			

十一、经皮静脉内滤网取出术护理配合流程及评分标准

流　程

准备

操作者准备：洗手，着装整齐，规范佩戴口罩、帽子及剂量仪。

评估：①患者病情、意识及合作程度；②皮肤准备、带入管道、带入药物及药物过敏史；③术前医嘱执行情况。

患者准备：①与病房护士规范交接，核对患者身份和手术信息，患者无饰品及义齿；②向患者做好解释、告知工作，询问二便情况及需求；③协助患者仰卧，四肢伸直，穿刺颈静脉时要将头转向左侧，颈部稍垫高，并注意保暖；④妥善放置各种管道，连接心电监护仪，吸氧。

用物准备：①物品准备，包括无菌手术包、导丝、动脉鞘、连接管、三通开关、注射器（5 ml、10 ml、30 ml、50 ml）、滤器回收装置及血管套件（Y阀），必要时准备圈套器；②药物准备，包括肝素钠稀释液（0.9%氯化钠溶液500 ml＋肝素钠3000 U）、利多卡因及对比剂，必要时准备地塞米松和阿托品；③仪器准备，包括心电监护仪，必要时准备除颤仪。

术中配合

穿刺前：①严格执行术前三方核查并签字；②打开无菌手术包，合理摆放包内各种物品，治疗盘内倒入肝素钠稀释液；③协助术者穿手术衣，打开各种材料及物品；④协助术者消毒、铺巾，协助准备对比剂、高压注射器及射线防护板。

穿刺时：观察患者生命体征变化，做好应急处理准备并及时记录。

术中：①根据需要及时、准确递送各种耗材，使用后及时做好登记并粘贴标签；②观察静脉补液情况，防止滴空；③协助处理患者需求，关注患者主诉，严密监测患者生命体征；④滤器释放时警惕血管痉挛、滤器移位、急性血栓形成，做好应急处理；⑤观察有无对比剂过敏反应并做好应急处理。

术毕：①手术完成后协助术者进行加压包扎；②观察患者是否出现迷走神经反射等并发症并给予应急处理；③整理患者衣物及床单位；④及时、准确书写手术护理记录单。

宣教

患者宣教：①术后遵医嘱保持术侧肢体制动，颈静脉穿刺者颈部伤口按压2～3 h；②少量多次饮水，病情许可时，24 h内饮水量勿少于2000 ml，以促进对比剂排出。

家属宣教：①协助患者完成生活需求；②如发现穿刺口渗血、血肿，以及对比剂过敏等不适，及时告知医护人员。

整理

患者整理：①整理患者衣物；②协助患者妥善过床，检查加压包扎绷带有无移位、穿刺口是否渗血；③妥善放置各种管道，注意保暖。

室间整理：①整理手术用物，分类处置各种垃圾；②整理手术间、手术床、仪器及设备，并做好终末处理；③湿式清洁并消毒手术间。

其他：①洗手，记录；②准确、及时收费。

补充说明

1．导管路径

（1）经颈静脉滤网：颈内静脉—上腔静脉—右心房—下腔静脉。

（2）经股静脉滤网：股静脉—髂静脉—下腔静脉。

2．一般情况下，选择左上肢建立静脉通道；经左上肢动脉穿刺时，选择右上肢建立静脉通道。

3．对于穿刺颈静脉者，注意告知患者颈部伤口按压的力度应适宜，避免因按压力度或受力面积过大，影响颈动脉血流造成脑供血不足。

4．三方核查单严格按照手术时间节点执行。

评分标准

项目		扣分细则	扣分值	实际扣分	备注
操作前（20分）	操作者仪态（3分）	着装不规范（含未佩戴剂量仪）	−1		
		未洗手	−1		
		未戴口罩、帽子或佩戴不规范	−1		
	交接及评估（9分）	未与病房护士规范交接及核对患者信息	−2		
		未告知或未询问二便情况	−1		
		未评估患者病情、意识及合作程度、皮肤准备、带入管道、带入药物、药物过敏史	各−1		
	术前准备（8分）	物品准备缺漏	−1		
		管道处置不规范	−1		
		未监测生命体征或吸氧不规范	各−1		
		未建立静脉通道	−2		
		未注意保护患者隐私部位	−2		
操作过程（65分）	安全及舒适（8分）	未注意患者安全，未保暖	−2		
		未做好心理护理	−2		
		未按手术要求安置患者体位或未予患者舒适的体位	−2		
		未规范执行三方核查	−2		
	无菌技术操作（15分）	未检查无菌包有效期	−1		
		打开无菌包不规范	−1		
		无菌持物桶、消毒液等未标明开启日期或日期书写不规范	−1		
		倒0.9%氯化钠溶液时未冲洗瓶口或液体溅出容器外	−2		
		打开一次性物品时未检查其有效期及气密性或打开方法错误	−2		
		药液抽取手法不规范	−1		
		协助穿手术衣或铺手术单时不规范或污染	−2		
		无菌物品过期或违反无菌原则	−5		
	术中护理配合及文书书写（30分）	未根据手术进程及时、准确递送手术耗材	−2		
		打开耗材时未查对效期，未检查密闭性	各−2		
		未及时发现对比剂过敏反应并应急处理	−2		
		未叮嘱患者在滤器回收时勿移动患肢，未在必要时进行适当约束	−3		
		未关注补液情况，未及时补充液体	各−3		

（待 续）

（续 表）

<table>
<tr><th colspan="2">项目</th><th>扣分细则</th><th>扣分值</th><th>实际扣分</th><th>备注</th></tr>
<tr><td rowspan="10">操作过程
（65分）</td><td rowspan="4">术中护理配合及文书书写
（30分）</td><td>未注意观察滤器回收时可能的血管痉挛和滤器卡顿，或未给予应急处理</td><td>各−3</td><td></td><td></td></tr>
<tr><td>未遵医嘱正确使用药物</td><td>−2</td><td></td><td></td></tr>
<tr><td>未按要求进行耗材登记及条码粘贴不规范</td><td>−3</td><td></td><td></td></tr>
<tr><td>手术护理记录单书写不规范或缺漏</td><td>−2</td><td></td><td></td></tr>
<tr><td rowspan="6">术后患者安置及整理
（12分）</td><td>未有效协助医生进行加压包扎</td><td>−2</td><td></td><td></td></tr>
<tr><td>未协助患者安全过床，未注意患者保暖</td><td>−2</td><td></td><td></td></tr>
<tr><td>未向家属进行术后宣教或宣教不到位</td><td>−2</td><td></td><td></td></tr>
<tr><td>术后物品、耗材、仪器终末处置不规范</td><td>−2</td><td></td><td></td></tr>
<tr><td>垃圾未分类放置或处置不规范</td><td>−2</td><td></td><td></td></tr>
<tr><td>未及时进行室间清洁及消毒工作</td><td>−2</td><td></td><td></td></tr>
<tr><td rowspan="5">综合评价
（15分）</td><td rowspan="2">临床工作能力
（11分）</td><td>手术操作流程不熟悉或应急处理配合不熟练</td><td>各−4</td><td></td><td></td></tr>
<tr><td>相关知识掌握不全</td><td>−3</td><td></td><td></td></tr>
<tr><td rowspan="3">态度及沟通
（4分）</td><td>态度不认真、不严谨</td><td>−1</td><td></td><td></td></tr>
<tr><td>未关心患者或缺乏人文关怀</td><td>各−1</td><td></td><td></td></tr>
<tr><td>沟通不恰当</td><td>−1</td><td></td><td></td></tr>
<tr><td colspan="2" rowspan="2">总分100分</td><td>扣分合计</td><td></td><td></td><td></td></tr>
<tr><td>最后得分</td><td></td><td></td><td></td></tr>
</table>

十二、经皮穿刺选择性肾上腺静脉取血术护理配合流程及评分标准

流　程

准备

操作者准备： 洗手，着装整齐，规范佩戴口罩、帽子及剂量仪。

评估： ①患者病情、意识及合作程度；②皮肤准备、带入管道、带入药物及药物过敏史；③术前医嘱执行情况；④带入采血试管标签及数量。

患者准备： ①与病房护士规范交接，核对患者身份和手术信息，患者无饰品及义齿；②向患者做好解释、告知工作，询问二便情况及需求；③协助患者仰卧，四肢伸直，注意保暖；④妥善放置各种管道，连接心电监护仪，吸氧。

用物准备： ①物品准备，包括无菌手术包、导丝、动脉鞘、造影导管、采血试管及注射器（5 ml、10 ml）；②药物准备，包括肝素钠稀释液（0.9%氯化钠溶液500 ml+肝素钠3000 U）、利多卡因及对比剂，必要时准备地塞米松和阿托品；③仪器准备，包括心电监护仪，必要时准备除颤仪。

术中配合

穿刺前： ①严格执行术前三方核查并签字；②打开无菌手术包，合理摆放包内各种物品，治疗盘内倒入肝素钠稀释液；③协助术者穿手术衣，打开各种材料及物品；④协助术者消毒、铺巾，协助准备对比剂、高压注射器及射线防护板。

穿刺时： 观察患者生命体征变化，做好应急处理准备并及时记录。

术中： ①根据需要及时、准确递送各种耗材，使用后及时做好登记并粘贴标签；②观察静脉补液情况，防止滴空；③协助处理患者需求，关注患者主诉，严密监测患者生命体征；④采血完成时及时递送试管协助取血并按需摇匀试管；⑤观察有无对比剂过敏反应并做好应急处理。

术毕： ①手术完成后协助术者进行加压包扎；②观察患者是否出现迷走神经反射等并发症并给予应急处理；③整理患者衣物；④及时、准确书写手术护理记录单。

宣教

患者宣教： ①术后遵医嘱保持术侧肢体制动12 h；②少量多次饮水，病情许可时，24 h内饮水量勿少于2000 ml，以促进对比剂排出。

家属宣教：①协助患者完成生活需求；②如发现穿刺口渗血、血肿，以及对比剂过敏等不适，及时告知医护人员。

整理

患者整理：①协助患者妥善过床，检查加压包扎绷带有无移位、穿刺口是否渗血；②妥善放置各种管道，注意保暖。

室间整理：①整理手术用物，分类处置各种垃圾；②整理手术间、手术床、仪器及设备，并做好终末处理；③湿式清洁并消毒手术间。

其他：①洗手，记录；②准确、及时收费。

补充说明

1. 导管路径：右侧股总静脉—右侧髂外静脉—髂总静脉—下腔静脉—左侧肾静脉—左侧肾上腺静脉—右侧肾静脉—右侧肾上腺静脉。

2. 一般情况下，选择左上肢建立静脉通道；经左上肢动脉穿刺时，选择右上肢建立静脉通道。

3. 三方核查单严格按照手术时间节点执行。

评分标准

项目		扣分细则	扣分值	实际扣分	备注
操作前（20分）	操作者仪态（3分）	着装不规范（含未佩戴剂量仪）	−1		
		未洗手	−1		
		未戴口罩、帽子或佩戴不规范	−1		
	交接及评估（9分）	未与病房护士规范交接及核对患者信息	−2		
		未告知或未询问二便情况	1		
		未评估患者病情、意识及合作程度、皮肤准备、带入管道、药物过敏史，需采血的试管情况	各−1		
	术前准备（8分）	物品准备缺漏	−1		
		管道处置不规范	−1		
		未监测生命体征或吸氧不规范	各−1		
		未建立静脉通道	−2		
		未注意保护患者隐私部位	−2		
操作过程（65分）	安全及舒适（8分）	未注意患者安全，未保暖	−2		
		未做好心理护理	−2		
		未按手术要求安置患者体位或未予患者舒适的体位	−2		
		未规范执行三方核查	−2		
	无菌技术操作（15分）	未检查无菌包有效期	−1		
		打开无菌包不规范	−1		
		无菌持物桶、消毒液等未标明开启日期或日期书写不规范	−1		
		倒0.9%氯化钠溶液时未冲洗瓶口或液体溅出容器外	−2		
		打开一次性物品时未检查其有效期及气密性或打开方法错误	−2		
		药液抽取手法不规范	1		
		协助穿手术衣或铺手术单时不规范或污染	−2		
		无菌物品过期或违反无菌原则	−5		
	术中护理配合及文书书写（30分）	未根据手术进程及时、准确递送手术耗材	−2		
		打开耗材时未查对效期，未检查密闭性	各−2		
		未及时发现对比剂过敏并应急处理	−2		
		未标记采血试管及未摇匀含有抗凝剂试管	−3		
		未关注补液情况，未及时补充液体	各−3		

（待 续）

（续 表）

<table>
<tr><th colspan="2">项目</th><th>扣分细则</th><th>扣分值</th><th>实际扣分</th><th>备注</th></tr>
<tr><td rowspan="10">操作过程
（65分）</td><td rowspan="4">术中护理配合及文书书写
（30分）</td><td>未监测患者生命体征，未注意观察取血时可能的血管痉挛并给予应急处理</td><td>各−3</td><td></td><td></td></tr>
<tr><td>未遵医嘱正确使用药物</td><td>−2</td><td></td><td></td></tr>
<tr><td>未按要求进行耗材登记及条码粘贴不规范</td><td>−3</td><td></td><td></td></tr>
<tr><td>手术护理记录单书写不规范或缺漏</td><td>−2</td><td></td><td></td></tr>
<tr><td rowspan="6">术后患者安置及整理
（12分）</td><td>未有效协助医生进行加压包扎</td><td>−2</td><td></td><td></td></tr>
<tr><td>未协助患者安全过床，未注意患者保暖</td><td>−2</td><td></td><td></td></tr>
<tr><td>未向家属进行术后宣教或宣教不到位</td><td>−2</td><td></td><td></td></tr>
<tr><td>术后物品、耗材、仪器终末处置不规范</td><td>−2</td><td></td><td></td></tr>
<tr><td>垃圾未分类放置或处置不规范</td><td>−2</td><td></td><td></td></tr>
<tr><td>未及时进行室间清洁及消毒工作</td><td>−2</td><td></td><td></td></tr>
<tr><td rowspan="5">综合评价
（15分）</td><td rowspan="2">临床工作能力
（11分）</td><td>手术操作流程不熟悉或应急处理配合不熟练</td><td>各−4</td><td></td><td></td></tr>
<tr><td>相关知识掌握不全</td><td>−3</td><td></td><td></td></tr>
<tr><td rowspan="3">态度及沟通
（4分）</td><td>态度不认真、不严谨</td><td>−1</td><td></td><td></td></tr>
<tr><td>未关心患者或缺乏人文关怀</td><td>各−1</td><td></td><td></td></tr>
<tr><td>沟通不恰当</td><td>−1</td><td></td><td></td></tr>
<tr><td colspan="2" rowspan="2">总分100分</td><td>扣分合计</td><td></td><td></td><td></td></tr>
<tr><td>最后得分</td><td></td><td></td><td></td></tr>
</table>

十三、经皮静脉腔内硬化术护理配合流程及评分标准

流 程

准备

操作者准备：洗手，着装整齐，规范佩戴口罩、帽子及剂量仪。

评估：患者病情、意识、合作程度、皮肤准备、带入管道、带入药物及药物过敏史，以及术前医嘱执行情况。

患者准备：①与病房护士规范交接，核对患者身份和手术信息；②向患者做好解释、告知工作，询问二便情况及需求；③协助患者仰卧，四肢伸直，注意保暖；④妥善放置各种管道，连接心电监护仪，吸氧，建立静脉通道。

用物准备：①物品准备，包括无菌手术包、三通开关、一次性使用输液针（5.5号、7号）及注射器（1 ml、5 ml）；②药物准备，包括0.9%氯化钠溶液、硬化剂（聚桂醇或者聚多卡醇）及利多卡因，必要时准备地塞米松和阿托品；③仪器准备，包括心电监护仪，必要时准备除颤仪。

术中配合

穿刺前：①严格执行术前三方核查并签字；②打开无菌手术包，合理摆放包内各种物品；③协助术者穿手术衣，打开各种材料及物品；④协助术者消毒、铺巾，协助准备射线防护板。

穿刺时：观察患者生命体征变化，做好应急处理准备并及时记录。

术中：①协助术者配制硬化剂；②观察静脉补液情况，防止滴空；③协助处理患者需求，关注患者主诉，严密监测患者生命体征；④及时发现硬化剂过敏反应或反流并做好应急处理。

术毕：①手术完成后协助术者对患侧肢体进行加压包扎；②整理患者衣物；③及时、准确书写手术护理记录单。

宣教

患者宣教：①术后卧床6 h，遵医嘱保持术侧肢体制动；②告知患者术后1～2周出现红肿和硬结是正常炎症反应。

家属宣教：协助患者完成生活需求。

整理

患者整理：①协助患者妥善过床；②妥善放置各种管道，注意保暖。

室间整理：①整理手术用物，分类处置各种垃圾；②整理手术间、手术床、仪器及设备，并做好终末处理；③湿式清洁并消毒手术间。

其他：①洗手，记录；②准确、及时收费。

补充说明

1．手术路径：经皮穿刺靶静脉血管腔内。

2．一般情况下，选择左上肢建立静脉通道；经左上肢动脉穿刺时，选择右上肢建立静脉通道。

3．三方核查单严格按照手术时间节点执行。

评分标准

项目		扣分细则	扣分值	实际扣分	备注
操作前（20分）	操作者仪态（3分）	着装不规范	−1		
		未洗手	−1		
		未戴口罩、帽子或佩戴不规范	−1		
	交接及评估（9分）	未与病房护士规范交接及核对患者信息	−2		
		未告知或未询问二便情况	1		
		未评估患者病情、意识及合作程度、皮肤准备、带入管道、药物过敏史、病灶情况	各−1		
	术前准备（8分）	物品准备缺漏	−1		
		管道处置不规范	−1		
		未监测生命体征或吸氧不规范	各−1		
		未建立静脉通道	−2		
		未注意保护患者隐私部位	−2		
操作过程（65分）	安全及舒适（8分）	未注意患者安全，未保暖	−2		
		未做好心理护理	−2		
		未按手术要求安置患者体位或未予患者舒适的体位	−2		
		未规范执行三方核查	−2		
	无菌技术操作（15分）	未检查无菌包有效期	−1		
		打开无菌包不规范	−1		
		无菌持物桶、消毒液等未标明开启日期或日期书写不规范	−1		
		倒0.9%氯化钠溶液时未冲洗瓶口或液体溅出容器外	−2		
		打开一次性物品时未检查其有效期及气密性或打开方法错误	−2		
		药液抽取手法不规范	−1		
		协助穿手术衣或铺手术单时不规范或污染	−2		
		无菌物品过期或违反无菌原则	−5		
	术中配合及文书书写（30分）	未根据手术进程及时、准确递送手术耗材	−2		
		打开耗材时未查对效期，未检查密闭性	各−2		
		未按规范配制硬化剂	−3		
		未及时发现硬化剂过敏反应、反流，或未应急处理	各−3		

（待　续）

（续 表）

项目		扣分细则	扣分值	实际扣分	备注
操作过程（65分）	术中配合及文书书写（30分）	未关注补液情况，未及时补充液体	各−2		
		未监测患者生命体征，未及时发现异常生命体征情况并给予应急处理	各−3		
		未按要求进行耗材登记及条码粘贴不规范	−3		
		手术护理记录单书写不规范或缺漏	−2		
	术后患者安置及整理（12分）	未有效协助医生进行加压包扎	−2		
		未协助患者安全过床，未注意患者保暖	−2		
		未向家属进行术后宣教或宣教不到位	−2		
		术后物品、耗材、仪器终末处置不规范	−2		
		垃圾未分类放置或处置不规范	−2		
		未及时进行室间清洁及消毒工作	−2		
综合评价（15分）	临床工作能力（11分）	手术操作流程不熟悉或应急处理配合不熟练	各−4		
		相关知识掌握不全	−3		
	态度及沟通（4分）	态度不认真、不严谨	−1		
		未关心患者或缺乏人文关怀	各−1		
		沟通不恰当	−1		
总分100分		扣分合计			
		最后得分			

第十一章 动静脉类

一、经皮动静脉瘘栓塞术护理配合流程及评分标准

流 程

准备

操作者准备：洗手，着装整齐，规范佩戴口罩、帽子及剂量仪。

评估：患者病情、意识、合作程度、皮肤准备、带入管道、带入药物及药物过敏史，以及术前医嘱执行情况。

患者准备：①与病房护士规范交接，核对患者身份和手术信息，患者无饰品及义齿；②向患者做好解释、告知工作，询问二便情况及需求；③协助患者仰卧，四肢伸直，注意保暖；④妥善放置各种管道，连接心电监护仪，吸氧，建立静脉通道。

用物准备：①物品准备，包括无菌手术包、导丝、动脉鞘、4F/5F单弯导管、6～8F翻山鞘、注射器（1 ml、5 ml、10 ml、20 ml）及栓塞材料（如弹簧圈、可控弹簧圈、Onyx液态栓塞剂等），必要时准备Y阀、加压输液袋、加硬导丝、微导管、微导丝、外周覆膜支架及血管闭合装置；②药物准备，包括利多卡因、肝素钠稀释液（0.9%氯化钠溶液500 ml＋肝素钠3000 U）及对比剂，必要时准备地塞米松、阿托品及罂粟碱；③仪器准备，包括心电监护仪，必要时准备除颤仪。

术中配合

穿刺前：①严格执行术前三方核查并签字；②打开无菌手术包，合理摆放包内各种物品，治疗盘内倒入肝素钠稀释液；③协助术者穿手术衣，打开各种材料及物品，必要时连接加压滴注装置并排气；④协助术者消毒、铺巾，协助准备对比剂、高压注射器及射线防护板；⑤使用Onyx液态栓塞剂时要提前震荡半小时。

穿刺时：观察患者生命体征变化，做好应急处理准备并及时记录。

术中：①根据需要及时、准确递送各种耗材，使用后及时做好登记并粘贴标签；②观察加压滴注和静脉补液情况，防止滴空；③协助处理患者需求，关注患者主诉，严密监测患者生命体征；④栓塞时注意观察有无肺栓塞、肢体远端缺血及深静

脉血栓形成并协助术者做好应急处理；⑤观察有无对比剂过敏反应并做好应急处理。
术毕：①手术完成后协助术者进行加压包扎；②观察患者是否出现迷走神经反射等并发症并给予应急处理；③整理患者衣物；④及时、准确书写手术护理记录单。

宣教

患者宣教：①术后遵医嘱保持术侧肢体制动；②少量多次饮水，病情许可时，24 h内饮水量勿少于2000 ml，以促进对比剂排出。
家属宣教：①协助患者完成生活需求；②如发现穿刺口渗血、血肿，以及对比剂过敏等不适，及时告知医护人员。

整理

患者整理：①协助患者妥善过床，检查加压包扎绷带有无移位、穿刺口是否渗血；②妥善放置各种管道，注意保暖。
室间整理：①整理手术用物，分类处置各种垃圾；②整理手术间、手术床、仪器及设备，并做好终末处理；③湿式清洁并消毒手术间。
其他：①洗手，记录；②准确、及时收费。

补充说明

1．导管路径
以下肢动静脉瘘为例：股动脉—髂外动脉—髂总动脉—腹主动脉—对侧髂总动脉—髂外动脉—股动脉—病变部位。
2．一般情况下，选择左上肢建立静脉通道；经左上肢动脉穿刺时，选择右上肢建立静脉通道。
3．三方核查单严格按照手术时间节点执行。

评分标准

项目		扣分细则	扣分值	实际扣分	备注
操作前（20分）	操作者仪态（3分）	着装不规范（含未佩戴剂量仪）	−1		
		未洗手	−1		
		未戴口罩、帽子或佩戴不规范	−1		
	交接及评估（9分）	未与病房护士规范交接及核对患者信息	−2		
		未告知或未询问二便情况	−1		
		未评估患者病情、意识及合作程度、皮肤准备、带入管道、带入药物、药物过敏史	各−1		
	术前准备（8分）	物品准备缺漏	−1		
		管道处置不规范	−1		
		未监测生命体征或吸氧不规范	各−1		
		未建立静脉通道，Onyx液态栓塞剂未震荡	各−1		
		未注意保护患者隐私部位	−2		
操作过程（65分）	安全及舒适（8分）	未注意患者安全，未保暖	−2		
		未做好心理护理	−2		
		未按手术要求安置患者体位或未予患者舒适的体位	−2		
		未规范执行三方核查	−2		
	无菌技术操作（15分）	未检查无菌包有效期	−1		
		打开无菌包不规范	−1		
		无菌持物桶、消毒液等未标明开启日期或日期书写不规范	−1		
		倒0.9%氯化钠溶液时未冲洗瓶口或液体溅出容器外	−2		
		打开一次性物品时未检查其有效期及气密性或打开方法错误	−2		
		药液抽取手法不规范	−1		
		协助穿手术衣或铺手术单时不规范或污染	−2		
		无菌物品过期或违反无菌原则	−5		
	术中护理配合及文书书写（30分）	未根据手术进程及时、准确递送手术耗材	−2		
		打开耗材时未查对效期，未检查密闭性	各−2		
		未及时发现对比剂过敏并应急处理	−2		
		未监测患者生命体征并及时发现异常	−3		
		未关注加压滴注及补液情况，未及时补充液体	各−3		
		未注意观察有无肺栓塞、肢体远端缺血及深静脉血栓形成，或未给予应急处理	各−3		

（待 续）

（续 表）

项目		扣分细则	扣分值	实际扣分	备注
操作过程（65分）	术中护理配合及文书书写（30分）	未遵医嘱正确使用药物	−2		
		未按要求进行耗材登记及条码粘贴不规范	−3		
		手术护理记录单书写不规范或缺漏	−2		
	术后患者安置及整理（12分）	未有效协助医生进行加压包扎	−2		
		未协助患者安全过床，未注意患者保暖	−2		
		未向家属进行术后宣教或宣教不到位	−2		
		术后物品、耗材、仪器终末处置不规范	−2		
		垃圾未分类放置或处置不规范	−2		
		未及时进行室间清洁及消毒工作	−2		
综合评价（15分）	临床工作能力（11分）	手术操作流程不熟悉或应急处理配合不熟练	各−4		
		相关知识掌握不全	−3		
	态度及沟通（4分）	态度不认真、不严谨	−1		
		未关心患者或缺乏人文关怀	各−1		
		沟通不恰当	−1		
总分100分		扣分合计			
		最后得分			

二、透析通道血管成形术及支架植入术护理配合流程及评分标准

流　程

准备

操作者准备： 洗手，着装整齐，规范佩戴口罩、帽子及剂量仪。

评估： 患者病情、意识、合作程度、皮肤准备、带入管道、带入药物及药物过敏史，以及术前医嘱执行情况。

患者准备： ①与病房护士规范交接，核对患者身份和手术信息；②向患者做好解释、告知工作，询问二便情况及需求；③协助患者仰卧，术侧上肢外展，掌心向上，注意保暖；④妥善放置各种管道，连接心电监护仪，吸氧，建立静脉通道。

用物准备： ①物品准备，包括无菌手术包、导丝、动脉鞘、COBRA管或单弯导管、球囊导管（各种规格）、压力泵、连接管、三通开关、注射器（1 ml、5 ml、10 ml）及外周覆膜支架；②药物准备，包括肝素钠稀释液（0.9%氯化钠溶液500 ml+肝素钠3000 U）、利多卡因及对比剂，必要时准备地塞米松、阿托品及罂粟碱；③仪器准备，包括心电监护仪，必要时准备除颤仪。

术中配合

穿刺前： ①严格执行术前三方核查并签字；②打开无菌手术包，合理摆放包内各种物品，治疗盘内倒入肝素钠稀释液；③协助术者穿手术衣，打开各种材料及物品；④协助术者消毒、铺巾，协助准备对比剂、高压注射器及射线防护板。

穿刺时： 观察患者生命体征变化，做好应急处理准备并及时记录。

术中： ①根据需要及时、准确递送各种耗材，使用后及时做好登记并粘贴标签；②观察静脉补液情况，防止滴空；③协助处理患者需求，关注患者主诉，严密监测患者生命体征；④球囊扩张时警惕吻合口破裂、球囊破裂等并发症，支架释放时警惕有无血管痉挛、支架移位、急性支架内血栓形成，做好应急处理；⑤观察有无对比剂过敏反应并做好应急处理。

术毕： ①手术完成后协助术者进行加压包扎；②观察患者是否出现迷走神经反射等并发症并给予应急处理；③整理患者衣物；④及时、准确书写手术护理记录单。

宣教

患者宣教： ①术后卧床休息，患肢抬高20°～30°，以利于静脉回流，减轻水肿；②床边站立时用三角巾托起手臂，手腕超过心界；③少量多次饮水，病情许可时，24 h内饮水量勿少于2000 ml，以促进对比剂排出。

家属宣教： ①协助患者完成生活需求；②如发现穿刺口渗血、血肿，以及对比剂过敏等不适，及时告知医护人员。

整理

患者整理： ①协助患者妥善过床，检查加压包扎绷带有无移位、穿刺口是否渗血；②妥善放置各种管道，注意保暖。

室间整理： ①整理手术用物，分类处置各种垃圾；②整理手术间、手术床、仪器及设备，并做好终末处理；③湿式清洁并消毒手术间。

其他： ①洗手，记录；②准确、及时收费。

补充说明

1. 导管路径：肱动脉—桡动脉—动静脉吻合口。
2. 一般情况下，选择左上肢建立静脉通道；经左上肢动脉穿刺时，选择右上肢建立静脉通道。
3. 三方核查单严格按照手术时间节点执行。

评分标准

项目		扣分细则	扣分值	实际扣分	备注
操作前 （20分）	操作者仪态 （3分）	着装不规范（含未佩戴剂量仪）	−1		
		未洗手	−1		
		未戴口罩、帽子或佩戴不规范	−1		
	交接及评估 （9分）	未与病房护士规范交接及核对患者信息	−2		
		未告知或未询问二便情况	−1		
		未评估患者病情、意识及合作程度、皮肤准备、带入管道、带入药物、药物过敏史	各−1		
	术前准备 （8分）	物品准备缺漏	−1		
		管道处置不规范	−1		
		未监测生命体征或吸氧不规范	各−1		
		未建立静脉通道	−2		
		未注意保护患者隐私部位	−2		
操作过程 （65分）	安全及舒适 （8分）	未注意患者安全，未保暖	−2		
		未做好心理护理	−2		
		未外展术侧上肢或未掌心向上	2		
		未规范执行三方核查	−2		
	无菌技术操作 （15分）	未检查无菌包有效期	−1		
		打开无菌包不规范	−1		
		无菌持物桶、消毒液等未标明开启日期或日期书写不规范	−1		
		倒0.9%氯化钠溶液时未冲洗瓶口或液体溅出容器外	−2		
		打开一次性物品时未检查其有效期及气密性或打开方法错误	−2		
		药液抽取手法不规范	−1		
		协助穿手术衣或铺手术单时不规范或污染	−2		
		无菌物品过期或违反无菌原则	−5		
	术中护理配合及文书书写 （30分）	未根据手术进程及时、准确递送手术耗材	−2		
		打开耗材时未查对效期，未检查密闭性	各−2		
		未及时发现对比剂过敏并应急处理	−3		
		未监测患者生命体征并及时发现异常	−2		
		未关注补液情况，未及时补充液体	各−3		

（待 续）

（续 表）

项目		扣分细则	扣分值	实际扣分	备注
操作过程（65分）	术中护理配合及文书书写（30分）	未注意观察术中吻合口破裂、球囊破裂、血管痉挛、支架移位、急性支架内血栓形成，或未给予应急处理	各−3		
		未遵医嘱正确使用药物	−2		
		未按要求进行耗材登记及条码粘贴不规范	−3		
		手术护理记录单书写不规范或缺漏	−2		
	术后患者安置及整理（12分）	未有效协助医生进行加压包扎	−2		
		未协助患者安全过床，未注意患者保暖	−2		
		未向家属进行术后宣教或宣教不到位	−2		
		术后物品、耗材、仪器终末处置不规范	−2		
		垃圾未分类放置或处置不规范	−2		
		未及时进行室间清洁及消毒工作	−2		
综合评价（15分）	临床工作能力（11分）	手术操作流程不熟悉或应急处理配合不熟练	各−4		
		相关知识掌握不全	−3		
	态度及沟通（4分）	态度不认真、不严谨	−1		
		未关心患者或缺乏人文关怀	各−1		
		沟通不恰当	−1		
总分100分		扣分合计			
		最后得分			

三、血管内异物取出术护理配合流程及评分标准

流　程

准备

操作者准备：洗手，着装整齐，规范佩戴口罩、帽子及剂量仪。

评估：患者病情、意识、合作程度、皮肤准备、带入管道、带入药物及药物过敏史，以及术前医嘱执行情况。

患者准备：①与病房护士规范交接，核对患者身份和手术信息；②向患者做好解释、告知工作，询问二便情况及需求；③协助患者仰卧，四肢正常伸直，静脉内异物穿刺颈静脉时要将头转向左侧，颈部稍垫高，注意保暖；④妥善放置各种管道，连接心电监护仪，吸氧，建立静脉通道。

用物准备：①物品准备，包括无菌手术包、导丝、动脉鞘、抓捕器、连接管、三通开关及注射器（5 ml、10 ml）；②药物准备，包括肝素钠稀释液（0.9%氯化钠溶液500 ml＋肝素钠3000 U）、利多卡因及对比剂，必要时准备地塞米松和阿托品；③仪器准备，包括心电监护仪，必要时准备除颤仪。

术中配合

穿刺前：①严格执行术前三方核查并签字；②打开无菌手术包，合理摆放包内各种物品，治疗盘内倒入肝素钠稀释液；③协助术者穿手术衣，打开各种材料及物品；④协助术者消毒、铺巾，协助准备对比剂、高压注射器及射线防护板。

穿刺时：观察患者生命体征变化，做好应急处理准备并及时记录。

术中：①根据需要及时、准确递送各种耗材，使用后及时做好登记并粘贴标签；②观察静脉补液情况，防止滴空；③协助处理患者需求，关注患者主诉，严密监测患者生命体征；④抓取异物时注意观察有无血管痉挛、栓子脱落并做好应急处理；⑤观察有无对比剂过敏反应并做好应急处理。

术毕：①手术完成后协助术者进行加压包扎；②观察患者是否出现迷走神经反射等并发症并给予应急处理；③整理患者衣物；④及时、准确书写手术护理记录单。

宣教

患者宣教：①术后遵医嘱保持术侧肢体制动，颈静脉穿刺者颈部伤口按压2～3 h；②少量多次饮水，病情许可时，24 h内饮水量勿少于2000 ml，以促进对比剂排出。

家属宣教：①协助患者完成生活需求；②如发现穿刺口渗血、血肿，以及对比剂过敏等不适，及时告知医护人员。

整理

患者整理：①协助患者妥善过床，检查加压包扎绷带有无移位、穿刺口是否渗血；②妥善放置各种管道，注意保暖。

室间整理：①整理手术用物，分类处置各种垃圾；②整理手术间、手术床、仪器及设备，并做好终末处理；③湿式清洁并消毒手术间。

其他：①洗手，记录；②准确、及时收费。

补充说明

1．导管路径

（1）动脉内异物：右桡动脉—右肱动脉—右腋动脉—右锁骨下动脉—右头臂干—靶血管。

（2）静脉内异物：颈内静脉—锁骨下静脉—头臂静脉—上腔静脉—右心房——下腔静脉—靶静脉。

2．一般情况下，选择左上肢建立静脉通道；经左上肢动脉穿刺时，选择右上肢建立静脉通道。

3．三方核查单严格按照手术时间节点执行。

评分标准

项目		扣分细则	扣分值	实际扣分	备注
操作前（20分）	操作者仪态（3分）	着装不规范（含未佩戴剂量仪）	－1		
		未洗手	－1		
		未戴口罩、帽子或佩戴不规范	－1		
	交接及评估（9分）	未与病房护士规范交接及核对患者信息	－2		
		未告知或未询问二便情况	－1		
		未评估患者病情、意识及合作程度、皮肤准备、带入管道、带入药物、药物过敏史	各－1		
	术前准备（8分）	物品准备缺漏	－1		
		管道处置不规范	－1		
		未监测生命体征或吸氧不规范	各－1		
		未建立静脉通道	2		
		未注意保护患者隐私部位	－2		
操作过程（65分）	安全及舒适（8分）	未注意患者安全，未保暖	－2		
		未做好心理护理	－2		
		未按手术要求安置患者体位或未予患者舒适的体位	－2		
		未规范执行三方核查	－2		
	无菌技术操作（15分）	未检查无菌包有效期	－1		
		打开无菌包不规范	－1		
		无菌持物桶、消毒液等未标明开启日期或日期书写不规范	－1		
		倒0.9%氯化钠溶液时未冲洗瓶口或液体溅出容器外	－2		
		打开一次性物品时未检查其有效期及气密性或打开方法错误	－2		
		药液抽取手法不规范	－1		
		协助穿手术衣或铺手术单时不规范或污染	－2		
		无菌物品过期或违反无菌原则	－5		
	术中护理配合及文书书写（30分）	未根据手术进程及时、准确递送手术耗材	－2		
		打开耗材时未查对效期，未检查密闭性	各－2		
		未及时发现对比剂过敏并应急处理	－2		
		未叮嘱患者在滤器回收时勿移动患肢，未在必要时进行适当约束	－3		
		未关注补液情况，未及时补充液体	各－3		

（待　续）

（续 表）

<table>
<tr><th colspan="2">项目</th><th>扣分细则</th><th>扣分值</th><th>实际扣分</th><th>备注</th></tr>
<tr><td rowspan="10">操作过程
（65分）</td><td rowspan="4">术中护理配合及文书书写
（30分）</td><td>未注意观察抓取异物时有无血管痉挛及栓子脱落，或未做好应急处理</td><td>各－3</td><td></td><td></td></tr>
<tr><td>未遵医嘱正确使用药物</td><td>－2</td><td></td><td></td></tr>
<tr><td>未按要求进行耗材登记及条码粘贴不规范</td><td>－3</td><td></td><td></td></tr>
<tr><td>手术护理记录单书写不规范或缺漏</td><td>－2</td><td></td><td></td></tr>
<tr><td rowspan="6">术后患者安置及整理
（12分）</td><td>未有效协助医生进行加压包扎</td><td>－2</td><td></td><td></td></tr>
<tr><td>未协助患者安全过床，未注意患者保暖</td><td>－2</td><td></td><td></td></tr>
<tr><td>未向家属进行术后宣教或宣教不到位</td><td>－2</td><td></td><td></td></tr>
<tr><td>术后物品、耗材、仪器终末处置不规范</td><td>－2</td><td></td><td></td></tr>
<tr><td>垃圾未分类放置或处置不规范</td><td>－2</td><td></td><td></td></tr>
<tr><td>未及时进行室间清洁及消毒工作</td><td>－2</td><td></td><td></td></tr>
<tr><td rowspan="5">综合评价
（15分）</td><td rowspan="2">临床工作能力
（11分）</td><td>手术操作流程不熟悉或应急处理配合不熟练</td><td>各－4</td><td></td><td></td></tr>
<tr><td>相关知识掌握不全</td><td>－3</td><td></td><td></td></tr>
<tr><td rowspan="3">态度及沟通
（4分）</td><td>态度不认真、不严谨</td><td>－1</td><td></td><td></td></tr>
<tr><td>未关心患者或缺乏人文关怀</td><td>各－1</td><td></td><td></td></tr>
<tr><td>沟通不恰当</td><td>－1</td><td></td><td></td></tr>
<tr><td colspan="2" rowspan="2">总分100分</td><td>扣分合计</td><td></td><td></td><td></td></tr>
<tr><td>最后得分</td><td></td><td></td><td></td></tr>
</table>

四、经皮血管畸形栓塞术护理配合流程及评分标准

流　程

准备

操作者准备：洗手，着装整齐，规范佩戴口罩、帽子及剂量仪。

评估：患者病情、意识、合作程度、皮肤准备、带入管道、带入药物及药物过敏史、病灶情况，以及术前医嘱执行情况。

患者准备：①与病房护士规范交接，核对患者身份和手术信息；②向患者做好解释、告知工作，询问二便情况及需求；③协助患者仰卧，四肢正常伸直，双手臂置于床边并用托手板妥善固定，注意保暖；④妥善放置各种管道，连接心电监护仪，吸氧。

用物准备：①物品准备，包括无菌手术包、造影导管、液体栓塞剂（Onyx液态栓塞剂需提前放入摇胶器内摇匀备用）、导丝、交换导丝、动脉鞘、连接管、三通开关及注射器（1 ml、5 ml、10 ml）；②药物准备，包括肝素钠稀释液（0.9%氯化钠溶液500 ml＋肝素钠3000 U）、利多卡因及对比剂，必要时准备地塞米松、阿托品及曲马多；③仪器准备，包括心电监护仪，必要时准备除颤仪。

术中配合

穿刺前：①严格执行术前三方核查并签字；②打开无菌手术包，合理摆放包内各种物品，治疗盘内倒入肝素钠稀释液；③协助术者穿手术衣，打开各种材料及物品；④协助术者消毒、铺巾，协助准备对比剂、高压注射器及射线防护板。

穿刺时：观察患者生命体征变化，做好应急处理准备并及时记录。

术中：①根据需要及时、准确递送各种耗材，使用后及时做好登记并粘贴标签；②遵医嘱准备、配备栓塞剂；③协助处理患者需求，关注患者主诉，严密监测患者生命体征；④栓塞时，关注患者主诉，及时发现疼痛、异位栓塞并给予应急处理；⑤观察有无对比剂过敏反应并做好应急处理。

术毕：①手术完成拔除鞘管后，协助术者进行加压包扎；②观察患者是否出现迷走神经反射等并发症并给予应急处理；③整理患者衣物；④及时、准确书写手术护理记录单。

宣教

患者宣教：①术后遵医嘱保持术侧肢体制动6 h；②少量多次饮水，病情许可时，24 h内饮水量勿少于2000 ml，以促进对比剂排出。

家属宣教：①协助患者完成生活需求；②如发现穿刺口渗血、血肿，以及对比剂过敏等不适，及时告知医护人员。

整理

患者整理：①协助患者妥善过床，检查加压包扎绷带有无移位、穿刺口是否渗血；②妥善放置各种管道，注意保暖。

室间整理：①整理手术用物，分类处置各种垃圾；②整理手术间、手术床、仪器及设备，并做好终末处理；③湿式清洁并消毒手术间。

其他：①洗手，记录；②准确、及时收费。

补充说明

1．导管路径：血管畸形病变部位不同，导管路径也不同。
2．一般情况下，选择左上肢建立静脉通道；经左上肢动脉穿刺时，选择右上肢建立静脉通道。
3．三方核查单严格按照手术时间节点执行。

评分标准

<table>
<tr><th colspan="2">项目</th><th>扣分细则</th><th>扣分值</th><th>实际扣分</th><th>备注</th></tr>
<tr><td rowspan="13">操作前
（20分）</td><td rowspan="3">操作者仪态
（3分）</td><td>着装不规范（含未佩戴剂量仪）</td><td>－1</td><td></td><td></td></tr>
<tr><td>未洗手</td><td>－1</td><td></td><td></td></tr>
<tr><td>未戴口罩、帽子或佩戴不规范</td><td>－1</td><td></td><td></td></tr>
<tr><td rowspan="3">交接及评估
（9分）</td><td>未与病房护士规范交接及核对患者信息</td><td>－2</td><td></td><td></td></tr>
<tr><td>未告知或未询问二便情况</td><td>－1</td><td></td><td></td></tr>
<tr><td>未评估患者病情、意识及合作程度、皮肤准备、带入管道、带入药物及药物过敏史、病灶情况</td><td>各－1</td><td></td><td></td></tr>
<tr><td rowspan="5">术前准备
（8分）</td><td>物品准备缺漏</td><td>－1</td><td></td><td></td></tr>
<tr><td>管道处置不规范</td><td>－1</td><td></td><td></td></tr>
<tr><td>未监测生命体征或吸氧不规范</td><td>各－1</td><td></td><td></td></tr>
<tr><td>未建立静脉通道</td><td>－2</td><td></td><td></td></tr>
<tr><td>未注意保护患者隐私部位</td><td>－2</td><td></td><td></td></tr>
<tr><td rowspan="17">操作过程
（65分）</td><td rowspan="4">安全及舒适
（8分）</td><td>未注意患者安全，未保暖</td><td>－2</td><td></td><td></td></tr>
<tr><td>未做好心理护理</td><td>－2</td><td></td><td></td></tr>
<tr><td>未按手术要求安置患者体位或未用托手板妥善固定双上肢</td><td>－2</td><td></td><td></td></tr>
<tr><td>未规范执行三方核查</td><td>－2</td><td></td><td></td></tr>
<tr><td rowspan="8">无菌技术操作
（15分）</td><td>未检查无菌包有效期</td><td>－1</td><td></td><td></td></tr>
<tr><td>打开无菌包不规范</td><td>－1</td><td></td><td></td></tr>
<tr><td>无菌持物桶、消毒液等未标明开启日期或日期书写不规范</td><td>－1</td><td></td><td></td></tr>
<tr><td>倒0.9%氯化钠溶液时未冲洗瓶口或液体溅出容器外</td><td>－2</td><td></td><td></td></tr>
<tr><td>打开一次性物品时未检查其有效期及气密性或打开方法错误</td><td>－2</td><td></td><td></td></tr>
<tr><td>药液抽取手法不规范</td><td>－1</td><td></td><td></td></tr>
<tr><td>协助穿手术衣或铺手术单时不规范或污染</td><td>－2</td><td></td><td></td></tr>
<tr><td>无菌物品过期或违反无菌原则</td><td>－5</td><td></td><td></td></tr>
<tr><td rowspan="5">术中护理配合及文书书写
（30分）</td><td>未根据手术进程及时、准确递送手术耗材</td><td>－2</td><td></td><td></td></tr>
<tr><td>打开耗材时未查对效期，未检查密闭性</td><td>各－2</td><td></td><td></td></tr>
<tr><td>未正确准备、配制各种栓塞剂</td><td>－3</td><td></td><td></td></tr>
<tr><td>未及时发现对比剂过敏并应急处理</td><td>－3</td><td></td><td></td></tr>
<tr><td>未关注输液情况或未及时补充液体</td><td>各－2</td><td></td><td></td></tr>
</table>

（待　续）

（续 表）

项目		扣分细则	扣分值	实际扣分	备注
操作过程（65分）	术中护理配合及文书书写（30分）	未正确执行口头药物医嘱	−3		
		未关注患者主诉和及时发现疼痛、异位栓塞或未有效配合应急处理	各−3		
		未按要求进行耗材登记及条码粘贴不规范	−3		
		手术护理记录单书写不规范或缺漏	−2		
	术后患者安置及整理（12分）	未有效协助医生进行加压包扎	−2		
		未协助患者安全过床，未注意患者保暖	−2		
		未向家属进行术后宣教或宣教不到位	−2		
		术后物品、耗材、仪器终末处置不规范	−2		
		垃圾未分类放置或处置不规范	−2		
		未及时进行室间清洁及消毒工作	−2		
综合评价（15分）	临床工作能力（11分）	手术操作流程不熟悉或应急处理配合不熟练	各−4		
		相关知识掌握不全	−3		
	态度及沟通（4分）	态度不认真、不严谨	−1		
		未关心患者或缺乏人文关怀	各−1		
		沟通不恰当	−1		
总分100分		扣分合计			
		最后得分			

第四篇

肿瘤疾病

第十二章　肿瘤血管类

一、经皮动脉瘤腔内药物灌注术护理配合流程及评分标准

流　程

准备

操作者准备： 洗手，着装整齐，规范佩戴口罩、帽子及剂量仪。

评估： 患者病情、意识、合作程度、皮肤准备、带入管道、带入药物及药物过敏史、术前医嘱执行情况，以及带入采血试管标签和数量。

患者准备： ①与病房护士规范交接，核对患者身份和手术信息；②向患者做好解释、告知工作，询问二便情况及需求；③协助患者仰卧，四肢伸直，注意保暖；④妥善放置各种管道，连接心电监护仪，吸氧，建立静脉通道。

用物准备： ①物品准备，包括无菌手术包、动脉鞘、超声引导支架套件包（B超保护套）、三通开关及注射器（5 ml、10 ml、20 ml）；②药物准备，包括0.9%氯化钠溶液、利多卡因及需灌注的药液，必要时准备地塞米松、阿托品及托烷司琼；③仪器准备，包括心电监护仪，必要时准备除颤仪。

术中配合

穿刺前： ①严格执行术前三方核查并签字；②打开无菌手术包，合理摆放包内各种物品；③协助术者穿手术衣，打开各种材料及物品；④协助术者消毒、铺巾，协助戴超声引导支架套件包（B超保护套）。

穿刺时： 观察患者生命体征变化，做好应急处理准备并及时记录。

术中： ①协助术者配制灌注的药液；②观察静脉补液情况，防止滴空；③协助处理患者需求，关注患者主诉，严密监测患者生命体征；④及时发现灌药过程中出现的恶心、呕吐情况并做好应急处理。

术毕： ①手术完成后协助术者对患侧肢体进行加压包扎；②整理患者衣物；③及时、准确书写手术护理记录单。

宣教

患者宣教：①术后卧床1～2 h，穿刺侧上肢在24 h内严禁加压；②如手指出现颜色发紫或苍白、麻木等异常现象，及时报告医生。

家属宣教：协助患者完成生活需求。

整理

患者整理：①协助患者妥善过床；②妥善放置各种管道，注意保暖。

室间整理：①整理手术用物，分类处置各种垃圾；②整理手术间、手术床、仪器及设备，并做好终末处理；③湿式清洁并消毒手术间。

其他：①洗手，记录；②准确、及时收费。

补充说明

1. 手术路径：经皮穿刺靶血管瘤腔内。
2. 一般情况下，选择左上肢建立静脉通道；经左上肢动脉穿刺时，选择右上肢建立静脉通道。
3. 三方核查单严格按照手术时间节点执行。

评分标准

项目		扣分细则	扣分值	实际扣分	备注
操作前（20分）	操作者仪态（3分）	着装不规范	−1		
		未洗手	−1		
		未戴口罩、帽子或佩戴不规范	−1		
	交接及评估（9分）	未与病房护士规范交接及核对患者信息	−2		
		未告知或未询问二便情况	−1		
		未评估患者病情、意识及合作程度、皮肤准备、带入管道、带入药物、药物过敏史	各−1		
	术前准备（8分）	物品准备缺漏	−1		
		管道处置不规范	−1		
		未监测生命体征或吸氧不规范	各−1		
		未建立静脉通道	−2		
		未注意保护患者隐私部位	−2		
操作过程（65分）	安全及舒适（8分）	未注意患者安全，未保暖	−2		
		未做好心理护理	−2		
		未按手术要求安置患者体位或未予患者舒适的体位	−2		
		未规范执行三方核查	−2		
	无菌技术操作（15分）	未检查无菌包有效期	−1		
		打开无菌包不规范	−1		
		无菌持物桶、消毒液等未标明开启日期或日期书写不规范	−1		
		倒0.9%氯化钠溶液时未冲洗瓶口或液体溅出容器外	−2		
		打开一次性物品时未检查其有效期及气密性或打开方法错误	−2		
		药液抽取手法不规范	−1		
		协助穿手术衣或铺手术单时不规范或污染	−2		
		无菌物品过期或违反无菌原则	−5		
	术中配合及文书书写（30分）	未根据手术进程及时、准确递送手术耗材	−2		
		打开耗材时未查对效期，未检查密闭性	各−2		
		未及时发现对比剂过敏并应急处理	−2		
		未按规范配制灌注药物	−3		
		未关注患者主诉或未及时发现恶心、呕吐并应急处理	各−2		

（待　续）

（续　表）

项目		扣分细则	扣分值	实际扣分	备注
操作过程（65分）	术中配合及文书书写（30分）	未关注补液情况，未及时补充液体	各－2		
		未监测患者生命体征，未及时发现异常生命体征情况并给予应急处理	各－3		
		未遵医嘱正确使用药物	－2		
		手术护理记录单书写不规范或缺漏	－3		
	术后患者安置及整理（12分）	未有效协助医生进行加压包扎	－2		
		未协助患者安全过床，未注意患者保暖	－2		
		未向家属进行术后宣教或宣教不到位	－2		
		术后物品、耗材、仪器终末处置不规范	－2		
		垃圾未分类放置或处置不规范	－2		
		未及时进行室间清洁及消毒工作	－2		
综合评价（15分）	临床工作能力（11分）	手术操作流程不熟悉或应急处理配合不熟练	各－4		
		相关知识掌握不全	－3		
	态度及沟通（4分）	态度不认真、不严谨	－1		
		未关心患者或缺乏人文关怀	各－1		
		沟通不恰当	－1		
总分100分		扣分合计			
		最后得分			

二、经皮动脉瘤栓塞术护理配合流程及评分标准

流 程

准备

操作者准备：洗手，着装整齐，规范佩戴口罩、帽子及剂量仪。

评估：患者病情、意识、合作程度、皮肤准备、带入管道、带入药物及药物过敏史，以及术前医嘱执行情况。

患者准备：①与病房护士规范交接，核对患者身份和手术信息；②向患者做好解释、告知工作，询问二便情况及需求；③协助患者仰卧，四肢正常伸直，双手臂置于床边并用托手板妥善固定，注意保暖；④妥善放置各种管道，连接心电监护仪，吸氧。

用物准备：①物品准备，包括无菌手术包、造影导管（如RH、单弯导管、猪尾导管、C2管等）、栓塞材料（如PVA、弹簧圈、微粒球）、导丝、动脉鞘、连接管、三通开关及注射器（2 ml、5 ml、10 ml、20 ml）；②药物准备，包括肝素钠稀释液（0.9%氯化钠溶液500 ml＋肝素钠3000 U）、利多卡因及对比剂，必要时准备地塞米松、阿托品、托烷司琼及曲马多；③仪器准备，包括心电监护仪，必要时准备除颤仪、负压吸引器及简易呼吸器。

术中配合

穿刺前：①严格执行术前三方核查并签字；②打开无菌手术包，合理摆放包内各种物品，治疗盘内倒入肝素钠稀释液；③协助术者穿手术衣，打开各种材料及物品；④协助术者消毒、铺巾，协助准备对比剂、高压注射器及射线防护板。

穿刺时：观察患者生命体征变化，做好应急处理准备并及时记录。

术中：①根据需要及时、准确递送各种耗材，使用后及时做好登记并粘贴标签；②协助处理患者需求，关注患者主诉，严密监测患者生命体征；③关注患者疼痛、恶心呕吐情况，必要时遵医嘱给予止呕、镇痛药物；④观察有无对比剂过敏反应并做好应急处理。

术毕：①手术完成拔除鞘管后，协助术者进行加压包扎；②观察患者是否出现迷走神经反射等并发症并给予应急处理；③整理患者衣物；④及时、准确书写手术护理记录单。

宣教

患者宣教：①术后遵医嘱保持术侧肢体制动；②少量多次饮水，病情许可时，24 h 内饮水量勿少于2000 ml，以促进对比剂排出。

家属宣教：①协助患者完成生活需求；②如发现穿刺口渗血、血肿，以及对比剂过敏等不适，及时告知医护人员。

整理

患者整理：①协助患者妥善过床，检查加压包扎绷带有无移位、穿刺口是否渗血；②妥善放置各种管道，注意保暖。

室间整理：①整理手术用物，分类处置各种垃圾；②整理手术间、手术床、仪器及设备，并做好终末处理；③湿式清洁并消毒手术间。

其他：①洗手，记录；②准确、及时收费。

补充说明

1．导管路径：股动脉—髂外动脉—髂总动脉—腹主动脉—靶动脉。

2．一般情况下，选择左上肢建立静脉通道；经左上肢动脉穿刺时，选择右上肢建立静脉通道。

3．术中执行口头药物医嘱时，必须向手术医生复述药名、剂量及用法，确保无误后方可应用，并保留空安瓿以备术后再次核对，同时做好记录。

4．三方核查单严格按照手术时间节点执行。

评分标准

项目		扣分细则	扣分值	实际扣分	备注
操作前（20分）	操作者仪态（3分）	着装不规范（含未佩戴剂量仪）	－1		
		未洗手	－1		
		未戴口罩、帽子或佩戴不规范	－1		
	交接及评估（9分）	未与病房护士规范交接及核对患者信息	－2		
		未告知或未询问二便情况	－1		
		未评估患者病情、意识及合作程度、皮肤准备、带入管道、带入药物，以及药物过敏史	各－1		
	术前准备（8分）	物品准备缺漏	－1		
		管道处置不规范	－1		
		未监测生命体征或吸氧不规范	各－1		
		未建立静脉通道	－2		
		未注意保护患者隐私部位	－2		
操作过程（65分）	安全及舒适（10分）	未注意患者安全，未保暖	－2		
		未做好心理护理	－2		
		未按手术要求安置患者体位或未用托手板妥善固定双上肢	－2		
		未规范执行三方核查	－2		
	无菌技术操作（15分）	未检查无菌包有效期	－1		
		打开无菌包不规范	－1		
		无菌持物桶、消毒液等未标明开启日期或日期书写不规范	－1		
		倒0.9%氯化钠溶液时未冲洗瓶口或液体溅出容器外	－2		
		打开一次性物品时未检查其有效期及气密性或打开方法错误	－2		
		药液抽取手法不规范	－1		
		协助穿手术衣或铺手术单时不规范或污染	－2		
		无菌物品过期或违反无菌原则	－5		
	术中护理配合及文书书写（30分）	未根据手术进程及时、准确递送手术耗材	－2		
		打开耗材时未查对效期，未检查密闭性	各－2		
		未正确准备、配制各种栓塞材料	－3		
		未及时发现对比剂过敏并应急处理	－3		
		未关注输液情况或未及时补充液体	各－2		
		未正确执行口头药物医嘱	－3		

（待　续）

（续　表）

项目		扣分细则	扣分值	实际扣分	备注
操作过程（65分）	术中护理配合及文书书写（30分）	未关注患者疼痛、恶心呕吐情况，必要时遵医嘱给予止呕、镇痛药物	各－3		
		未按要求进行耗材登记及条码粘贴不规范	－3		
		手术护理记录单书写不规范或缺漏	－2		
	术后患者安置及整理（12分）	未有效协助医生进行加压包扎	－2		
		未协助患者安全过床，未注意患者保暖	－2		
		未向家属进行术后宣教或宣教不到位	－2		
		术后物品、耗材、仪器终末处置不规范	－2		
		垃圾未分类放置或处置不规范	－2		
		未及时进行室间清洁及消毒工作	－2		
综合评价（15分）	临床工作能力（11分）	手术操作流程不熟悉或应急处理配合不熟练	各－4		
		相关知识掌握不全	－3		
	态度及沟通（4分）	态度不认真、不严谨	－1		
		未关心患者或缺乏人文关怀	各－1		
		沟通不恰当	－1		
总分100分		扣分合计			
		最后得分			

三、经皮肿瘤栓塞术护理配合流程及评分标准

流 程

准备

操作者准备: 洗手，着装整齐，规范佩戴口罩、帽子及剂量仪。

评估: 患者病情、意识、合作程度、皮肤准备、带入管道、带入药物及药物过敏史，以及术前医嘱执行情况。

患者准备: ①与病房护士规范交接，核对患者身份和手术信息；②向患者做好解释、告知工作，询问二便情况及需求；③协助患者仰卧，双手臂置于床边并用托手板妥善固定，注意保暖；④妥善放置各种管道，连接心电监护仪，吸氧，建立静脉通道。

用物准备: ①物品准备，包括无菌手术包、造影导管（如RH、YASHIRO导管、C2管等）、栓塞材料（碘化油、明胶海绵、PVA、弹簧圈、微粒球）、导丝、动脉鞘、连接管、三通开关及注射器（2 ml、5 ml、10 ml、20 ml）；②药物准备，包括肝素钠稀释液（0.9%氯化钠溶液500 ml＋肝素钠3000 U）、利多卡因及对比剂，必要时准备地塞米松、阿托品、托烷司琼及吗啡；③仪器准备，包括心电监护仪，必要时准备除颤仪、负压吸引器及简易呼吸器。

术中配合

穿刺前: ①严格执行术前三方核查并签字；②打开无菌手术包，合理摆放包内各种物品，治疗盘内倒入肝素钠稀释液；③协助术者穿手术衣，打开各种材料及物品；④协助术者消毒、铺巾，协助准备对比剂、高压注射器及射线防护板。

穿刺时: 观察患者生命体征变化，做好应急处理准备并及时记录。

术中: ①根据需要及时、准确递送各种耗材，使用后及时做好登记并粘贴标签；②协助处理患者需求，关注患者主诉，严密监测患者生命体征；③观察栓塞责任血管后患者有无疼痛、恶心、呕吐等症状，必要时遵医嘱给予止呕、镇痛药物；④观察有无对比剂过敏反应并做好应急处理。

术毕: ①手术完成拔除鞘管后，协助术者进行加压包扎；②观察患者是否出现迷走神经反射等并发症并给予应急处理；③整理患者衣物；④及时、准确书写手术护理记录单。

宣教

患者宣教：①术后遵医嘱保持术侧肢体制动；②少量多次饮水，病情许可时，24 h内饮水量勿少于2000 ml，以促进对比剂排出。

家属宣教：①协助患者完成生活需求；②如发现穿刺口渗血、血肿，以及对比剂过敏、恶心、呕吐和疼痛等不适，及时告知医护人员。

整理

患者整理：①协助患者妥善过床，检查加压包扎绷带有无移位、穿刺口是否渗血；②妥善放置各种管道，注意保暖。

室间整理：①整理手术用物，分类处置各种垃圾；②整理手术间、手术床、仪器及设备，并做好终末处理；③湿式清洁并消毒手术间。

其他：①洗手，记录；②准确、及时收费。

补充说明

1．导管路径

以肝脏肿瘤栓塞术为例：股动脉—髂外动脉—髂总动脉—腹主动脉—腹腔干动脉—肝固有动脉—靶动脉。

2．一般情况下，选择左上肢建立静脉通道；经左上肢动脉穿刺时，选择右上肢建立静脉通道。

3．三方核查单严格按照手术时间节点执行。

4．术中执行口头药物医嘱时，必须向手术医生复述药名、剂量及用法，确保无误后方可应用，并保留空安瓿以备术后再次核对，同时做好记录。

评分标准

项目		扣分细则	扣分值	实际扣分	备注
操作前（20分）	操作者仪态（3分）	着装不规范（含未佩戴剂量仪）	−1		
		未洗手	−1		
		未戴口罩、帽子或佩戴不规范	−1		
	交接及评估（9分）	未与病房护士规范交接及核对患者信息	−2		
		未告知或未询问二便情况	−1		
		未评估患者病情、意识及合作程度、皮肤准备、带入管道、带入药物，以及药物过敏史	各−1		
	术前准备（8分）	物品准备缺漏	−1		
		管道处置不规范	−1		
		未监测生命体征或吸氧不规范	各−1		
		未建立静脉通道	−2		
		未注意保护患者隐私部位	−2		
操作过程（65分）	安全及舒适（8分）	未注意患者安全，未保暖	−2		
		未做好心理护理	−2		
		未按手术要求安置患者体位或未用托手板妥善固定双上肢	−2		
		未规范执行三方核查	−2		
	无菌技术操作（15分）	未检查无菌包有效期	−1		
		打开无菌包不规范	−1		
		无菌持物桶、消毒液等未标明开启日期或日期书写不规范	−1		
		倒0.9%氯化钠溶液时未冲洗瓶口或液体溅出容器外	−2		
		打开一次性物品时未检查其有效期及气密性或打开方法错误	−2		
		药液抽取手法不规范	−1		
		协助穿手术衣或铺手术单时不规范或污染	−2		
		无菌物品过期或违反无菌原则	−5		
	术中护理配合及文书书写（30分）	未根据手术进程及时、准确递送手术耗材	−2		
		打开耗材时未查对效期，未检查密闭性	各−2		
		未正确准备、配制各种栓塞材料	−3		
		未及时发现对比剂过敏并应急处理	−3		
		未关注输液情况或未及时补充液体	各−2		
		未正确执行口头药物医嘱	−3		

（待　续）

（续　表）

项目		扣分细则	扣分值	实际扣分	备注
操作过程（65分）	术中护理配合及文书书写（30分）	未观察栓塞责任血管后患者有无疼痛、恶心及呕吐，必要时未遵医嘱给予镇痛、止呕药物	各－3		
		未按要求进行耗材登记及条码粘贴不规范	－3		
		手术护理记录单书写不规范或缺漏	－2		
	术后患者安置及整理（12分）	未有效协助医生进行加压包扎	－2		
		未协助患者安全过床，未注意患者保暖	－2		
		未向家属进行术后宣教或宣教不到位	－2		
		术后物品、耗材、仪器终末处置不规范	－2		
		垃圾未分类放置或处置不规范	－2		
		未及时进行室间清洁及消毒工作	－2		
综合评价（15分）	临床工作能力（11分）	手术操作流程不熟悉或应急处理配合不熟练	各－4		
		相关知识掌握不全	－3		
	态度及沟通（4分）	态度不认真、不严谨	－1		
		未关心患者或缺乏人文关怀	各－1		
		沟通不恰当	－1		
总分100分		扣分合计			
		最后得分			

四、肝动脉灌注化疗（HAIC）护理配合流程及评分标准

流 程

准备

操作者准备：洗手，着装整齐，规范佩戴口罩、帽子及剂量仪。

评估：患者病情、意识、合作程度、皮肤准备、带入管道、带入药物及药物过敏史，以及术前医嘱执行情况。

患者准备：①与病房护士规范交接，核对患者身份和手术信息；②向患者做好解释、告知工作，询问二便情况及需求；③协助患者仰卧，双手臂置于床边并用托手板妥善固定，注意保暖；④妥善放置各种管道，连接心电监护仪，吸氧，建立静脉通道。

用物准备：①物品准备，包括无菌手术包、造影导管（如RH、YASHIRO导管）、导丝、动脉鞘、连接管、三通开关及注射器（5 ml、10 ml、20 ml、50 ml），必要时准备微导管和微导丝；②药物准备，包括肝素钠稀释液（0.9%氯化钠溶液500 ml＋肝素钠3000 U）、利多卡因、灌注化疗药物及对比剂，必要时准备地塞米松、阿托品、托烷司琼、吗啡及罂粟碱；③仪器准备，包括心电监护仪，必要时准备除颤仪、负压吸引器及简易呼吸器。

术中配合

穿刺前：①严格执行术前三方核查并签字；②打开无菌手术包，合理摆放包内各种物品，治疗盘内倒入肝素钠稀释液；③协助术者穿手术衣，打开各种材料及物品；④协助术者消毒、铺巾，协助准备对比剂、高压注射器及射线防护板。

穿刺时：观察患者生命体征变化，做好应急处理准备并及时记录。

术中：①根据需要及时、准确递送各种耗材，使用后及时做好登记并粘贴标签；②遵医嘱配制所需灌注化疗药物，随时观察患者静脉补液情况；③协助处理患者需求，关注患者主诉，严密监测患者生命体征；④观察患者疼痛、呕吐、动脉痉挛等症状，必要时遵医嘱给予止呕、镇痛药物；⑤观察有无对比剂过敏反应并做好应急处理。

术毕：①手术完成拔除鞘管后，协助术者进行加压包扎；②观察患者是否出现迷走神经反射等并发症并给予应急处理；③整理患者衣物；④及时、准确书写手术护理记录单。

宣教

患者宣教：①术后遵医嘱保持术侧肢体制动；②少量多次饮水，病情许可时，24 h内饮水量勿少于2000 ml，以促进对比剂排出。

家属宣教：①协助患者完成生活需求；②指导家属按摩患者肢体，如发现穿刺口渗血、血肿，以及对比剂过敏、恶心、呕吐、发热和疼痛等不适，及时告知医护人员。

整理

患者整理：①整理患者衣物；②协助患者妥善过床，检查加压包扎绷带有无移位、穿刺口是否渗血；③妥善放置各种管道，注意保暖。

室间整理：①整理手术用物，分类处置各种垃圾；②整理手术间、手术床、仪器及设备，并做好终末处理；③湿式清洁并消毒手术间。

其他：①洗手，记录；②准确、及时收费。

补充说明

1．导管路径

以肝脏肿瘤栓塞术为例：股动脉—髂外动脉—髂总动脉—腹主动脉—腹腔干动脉—肝固有动脉—靶动脉。

2．一般情况下，选择左上肢建立静脉通道；经左上肢动脉穿刺时，选择右上肢建立静脉通道。

3．三方核查单严格按照手术时间节点执行。

评分标准

项目		扣分细则	扣分值	实际扣分	备注
操作前（20分）	操作者仪态（3分）	着装不规范（含未佩戴剂量仪）	−1		
		未洗手	−1		
		未戴口罩、帽子或佩戴不规范	−1		
	交接及评估（9分）	未与病房护士规范交接及核对患者信息	−2		
		未告知或未询问二便情况	−1		
		未评估患者病情、意识及合作程度、皮肤准备、带入管道、带入药物，以及药物过敏史	各−1		
	术前准备（8分）	物品准备缺漏	−1		
		管道处置不规范	−1		
		未监测生命体征或吸氧不规范	各−1		
		未建立静脉通道	−2		
		未注意保护患者隐私部位	−2		
操作过程（65分）	安全及舒适（8分）	未注意患者安全，未保暖	−2		
		未做好心理护理	−2		
		未按手术要求安置患者体位或未用托手板妥善固定双上肢	−2		
		未规范执行三方核查	−2		
	无菌技术操作（15分）	未检查无菌包有效期	−1		
		打开无菌包不规范	−1		
		无菌持物桶、消毒液等未标明开启日期或日期书写不规范	−1		
		倒0.9%氯化钠溶液时未冲洗瓶口或液体溅出容器外	−2		
		打开一次性物品时未检查其有效期及气密性或打开方法错误	−2		
		药液抽取手法不规范	−1		
		协助穿手术衣或铺手术单时不规范或污染	−2		
		无菌物品过期或违反无菌原则	−5		
	术中护理配合及文书书写（30分）	未根据手术进程及时、准确递送手术耗材	−2		
		打开耗材时未查对效期，未检查密闭性	各−2		
		未正确准备、配制各种灌注化疗药物	−3		
		未及时发现对比剂过敏并应急处理	−3		
		未关注输液情况或未及时补充液体	各−2		

（待　续）

（续 表）

<table>
<tr><th colspan="2">项目</th><th>扣分细则</th><th>扣分值</th><th>实际扣分</th><th>备注</th></tr>
<tr><td rowspan="10">操作过程（65分）</td><td rowspan="4">术中护理配合及文书书写（30分）</td><td>未正确执行口头药物医嘱</td><td>−3</td><td></td><td></td></tr>
<tr><td>未观察患者有无疼痛、恶心、呕吐和动脉痉挛，必要时未遵医嘱给予镇痛、止呕药物</td><td>各−3</td><td></td><td></td></tr>
<tr><td>未按要求进行耗材登记及条码粘贴不规范</td><td>−3</td><td></td><td></td></tr>
<tr><td>手术护理记录单书写不规范或缺漏</td><td>−2</td><td></td><td></td></tr>
<tr><td rowspan="6">术后患者安置及整理（12分）</td><td>未有效协助医生进行加压包扎</td><td>−2</td><td></td><td></td></tr>
<tr><td>未协助患者安全过床，未注意患者保暖</td><td>−2</td><td></td><td></td></tr>
<tr><td>未向家属进行术后宣教或宣教不到位</td><td>−2</td><td></td><td></td></tr>
<tr><td>术后物品、耗材、仪器终末处置不规范</td><td>−2</td><td></td><td></td></tr>
<tr><td>垃圾未分类放置或处置不规范</td><td>−2</td><td></td><td></td></tr>
<tr><td>未及时进行室间清洁及消毒工作</td><td>−2</td><td></td><td></td></tr>
<tr><td rowspan="5">综合评价（15分）</td><td rowspan="2">临床工作能力（11分）</td><td>手术操作流程不熟悉或应急处理配合不熟练</td><td>各−4</td><td></td><td></td></tr>
<tr><td>相关知识掌握不全</td><td>−3</td><td></td><td></td></tr>
<tr><td rowspan="3">态度及沟通（4分）</td><td>态度不认真、不严谨</td><td>−1</td><td></td><td></td></tr>
<tr><td>未关心患者或缺乏人文关怀</td><td>各−1</td><td></td><td></td></tr>
<tr><td>沟通不恰当</td><td>−1</td><td></td><td></td></tr>
<tr><td colspan="2" rowspan="2">总分100分</td><td>扣分合计</td><td></td><td></td><td></td></tr>
<tr><td>最后得分</td><td></td><td></td><td></td></tr>
</table>

五、经肝动脉化疗栓塞术（TACE）护理配合流程及评分标准

流 程

准备

操作者准备： 洗手，着装整齐，规范佩戴口罩、帽子及剂量仪。

评估： 患者病情、意识、合作程度、皮肤准备、带入管道、带入药物及药物过敏史，以及术前医嘱执行情况。

患者准备： ①与病房护士规范交接，核对患者身份和手术信息；②向患者做好解释、告知工作，询问二便情况及需求；③协助患者仰卧，双手臂置于床边并用托手板妥善固定，注意保暖；④妥善放置各种管道，连接心电监护仪，吸氧，建立静脉通道。

用物准备： ①物品准备，包括无菌手术包、造影导管（如RH、YASHIRO导管）、栓塞材料、微导管、微导丝、导丝、动脉鞘、连接管、三通开关及注射器（5 ml、10 ml、20 ml、50 ml）；②药物准备，包括肝素钠稀释液（0.9%氯化钠溶液500 ml+肝素钠3000 U）、利多卡因、灌注化疗药物及对比剂，必要时准备地塞米松、阿托品、托烷司琼、吗啡及罂粟碱；③仪器准备，包括心电监护仪，必要时准备除颤仪、负压吸引器、简易呼吸器。

术中配合

穿刺前： ①严格执行术前三方核查并签字；②打开无菌手术包，合理摆放包内各种物品，治疗盘内倒入肝素钠稀释液；③协助术者穿手术衣，打开各种材料及物品；④协助术者消毒、铺巾，协助准备对比剂、高压注射器及射线防护板。

穿刺时： 观察患者生命体征变化，做好应急处理准备并及时记录。

术中： ①根据需要及时、准确递送各种耗材，使用后及时做好登记并粘贴标签；②遵医嘱配制所需栓塞、灌注药物，随时观察患者静脉补液情况；③协助处理患者需求，关注患者主诉，严密监测患者生命体征；④观察患者疼痛、恶心、呕吐、动脉痉挛等症状，必要时遵医嘱给予止呕、镇痛药物；⑤观察有无对比剂过敏反应并做好应急处理。

术毕： ①手术完成拔除鞘管后，协助术者进行加压包扎；②观察患者是否出现迷走神经反射等并发症并给予应急处理；③整理患者衣物；④及时、准确书写手术护理记录单。

宣教

患者宣教：①术后遵医嘱保持术侧肢体制动；②少量多次饮水，病情许可时，24 h内饮水量勿少于2000 ml，以促进对比剂排出。

家属宣教：①协助患者完成生活需求；②指导家属按摩患者肢体，如发现穿刺口渗血、血肿，以及对比剂过敏、恶心、呕吐、发热和疼痛等不适，及时告知医护人员。

整理

患者整理：①协助患者妥善过床，检查加压包扎绷带有无移位、穿刺口是否渗血；②妥善放置各种管道，注意保暖。

室间整理：①整理手术用物，分类处置各种垃圾；②整理手术间、手术床、仪器及设备，并做好终末处理；③湿式清洁并消毒手术间。

其他：①洗手，记录；②准确、及时收费。

补充说明

1. 导管路径：股动脉—髂外动脉—髂总动脉—腹主动脉—腹腔干动脉—肝固有动脉—肝右动脉/肝左动脉。

2. 一般情况下，选择左上肢建立静脉通道；经左上肢动脉穿刺时，选择右上肢建立静脉通道。

3. 三方核查单严格按照手术时间节点执行。

4. 术中执行口头药物医嘱时，必须向手术医生复述药名、剂量及用法，确保无误后方可应用，并保留空安瓿以备术后再次核对，同时做好记录。

评分标准

<table>
<tr><th colspan="2">项目</th><th>扣分细则</th><th>扣分值</th><th>实际扣分</th><th>备注</th></tr>
<tr><td rowspan="11">操作前
（20分）</td><td rowspan="3">操作者仪态
（3分）</td><td>着装不规范（含未佩戴剂量仪）</td><td>−1</td><td></td><td></td></tr>
<tr><td>未洗手</td><td>−1</td><td></td><td></td></tr>
<tr><td>未戴口罩、帽子或佩戴不规范</td><td>−1</td><td></td><td></td></tr>
<tr><td rowspan="3">交接及评估
（9分）</td><td>未与病房护士规范交接及核对患者信息</td><td>−2</td><td></td><td></td></tr>
<tr><td>未告知或未询问二便情况</td><td>−1</td><td></td><td></td></tr>
<tr><td>未评估患者病情、意识及合作程度、皮肤准备、带入管道、带入药物，以及药物过敏史</td><td>各−1</td><td></td><td></td></tr>
<tr><td rowspan="5">术前准备
（8分）</td><td>物品准备缺漏</td><td>−1</td><td></td><td></td></tr>
<tr><td>管道处置不规范</td><td>−1</td><td></td><td></td></tr>
<tr><td>未监测生命体征或吸氧不规范</td><td>各−1</td><td></td><td></td></tr>
<tr><td>未建立静脉通道</td><td>−2</td><td></td><td></td></tr>
<tr><td>未注意保护患者隐私部位</td><td>−2</td><td></td><td></td></tr>
<tr><td rowspan="18">操作过程
（65分）</td><td rowspan="4">安全及舒适
（8分）</td><td>未注意患者安全，未保暖</td><td>−2</td><td></td><td></td></tr>
<tr><td>未做好心理护理</td><td>−2</td><td></td><td></td></tr>
<tr><td>未按手术要求安置患者体位或未用托手板妥善固定双上肢</td><td>−2</td><td></td><td></td></tr>
<tr><td>未规范执行三方核查</td><td>−2</td><td></td><td></td></tr>
<tr><td rowspan="8">无菌技术操作
（15分）</td><td>未检查无菌包有效期</td><td>−1</td><td></td><td></td></tr>
<tr><td>打开无菌包不规范</td><td>−1</td><td></td><td></td></tr>
<tr><td>无菌持物桶、消毒液等未标明开启日期或日期书写不规范</td><td>−1</td><td></td><td></td></tr>
<tr><td>倒0.9%氯化钠溶液时未冲洗瓶口或液体溅出容器外</td><td>−2</td><td></td><td></td></tr>
<tr><td>打开一次性物品时未检查其有效期及气密性或打开方法错误</td><td>−2</td><td></td><td></td></tr>
<tr><td>药液抽取手法不规范</td><td>−1</td><td></td><td></td></tr>
<tr><td>协助穿手术衣或铺手术单时不规范或污染</td><td>−2</td><td></td><td></td></tr>
<tr><td>无菌物品过期或违反无菌原则</td><td>−5</td><td></td><td></td></tr>
<tr><td rowspan="6">术中护理配合及文书书写（30分）</td><td>未根据手术进程及时、准确递送手术耗材</td><td>−2</td><td></td><td></td></tr>
<tr><td>打开耗材时未查对效期，未检查密闭性</td><td>各−2</td><td></td><td></td></tr>
<tr><td>未正确准备、配制各种栓塞、灌注药物</td><td>−3</td><td></td><td></td></tr>
<tr><td>未及时发现对比剂过敏反应并应急处理</td><td>−3</td><td></td><td></td></tr>
<tr><td>未关注输液情况或未及时补充液体</td><td>各−2</td><td></td><td></td></tr>
<tr><td>未正确执行口头药物医嘱</td><td>−3</td><td></td><td></td></tr>
</table>

（待　续）

（续　表）

项目		扣分细则	扣分值	实际扣分	备注
操作过程（65分）	术中护理配合及文书书写（30分）	未观察患者有无疼痛、恶心、呕吐和动脉痉挛，必要时未遵医嘱给予镇痛、止呕药物	各－3		
		未按要求进行耗材登记及条码粘贴不规范	－3		
		手术护理记录单书写不规范或缺漏	－2		
	术后患者安置及整理（12分）	未有效协助医生进行加压包扎	－2		
		未协助患者安全过床，未注意患者保暖	－2		
		未向家属进行术后宣教或宣教不到位	－2		
		术后物品、耗材、仪器终末处置不规范	－2		
		垃圾未分类放置或处置不规范	－2		
		未及时进行室间清洁及消毒工作	－2		
综合评价（15分）	临床工作能力（11分）	手术操作流程不熟悉或应急处理配合不熟练	各－4		
		相关知识掌握不全	－3		
	态度及沟通（4分）	态度不认真、不严谨	－1		
		未关心患者或缺乏人文关怀	各－1		
		沟通不恰当	－1		
总分100分		扣分合计			
		最后得分			

六、经静脉球囊闭塞逆行栓塞术（BRTO）护理配合流程及评分标准

流 程

准备

操作者准备： 洗手，着装整齐，规范佩戴口罩、帽子及剂量仪。

评估： 患者病情、意识、合作程度、皮肤准备、带入管道（包括三腔二囊管）、带入药物及药物过敏史，以及术前医嘱执行情况。

患者准备： ①与病房护士规范交接，核对患者身份和手术信息；②向患者做好解释、告知工作，询问二便情况及需求；③协助患者仰卧，双手臂置于床边并用托手板妥善固定，注意保暖；④妥善放置各种管道，连接心电监护仪，吸氧，建立静脉通道。

用物准备： ①物品准备，包括无菌手术包、无菌刀片、导丝、动脉鞘、连接管、导引长鞘、260 cm超硬导丝、交换导丝、Cobra导管、Fogarty双腔球囊导管、栓塞材料（如聚桂醇）、弹簧圈栓塞系统、超液态碘化油、医用胶（栓塞型）、明胶海绵颗粒、三通开关及注射器（5 ml、10 ml、20 ml）；②药物准备，包括0.9%氯化钠溶液、利多卡因及对比剂，必要时准备肝素钠稀释液、地塞米松、阿托品、托烷司琼、吗啡、肾上腺素及多巴胺；③仪器准备，包括心电监护仪，必要时准备除颤仪、负压吸引器及简易呼吸器。

术中配合

穿刺前： ①严格执行术前三方核查并签字；②打开无菌手术包，合理摆放包内各种物品；③协助术者穿手术衣，打开各种材料及物品；④协助术者消毒、铺巾，协助准备对比剂、高压注射器及射线防护板。

穿刺时： 观察患者生命体征变化，做好应急处理准备并及时记录。

术中： ①根据需要及时、准确递送各种耗材，使用后及时做好登记并粘贴标签；②随时观察患者静脉补液情况；③协助处理患者需求，关注患者主诉，严密监测患者生命体征；④行球囊闭塞和静脉栓塞时，观察患者有无出现咳嗽、胸闷、烦躁、晕厥及血氧饱和度下降等急性肺栓塞的症状体征，必要时遵医嘱给予止呕、镇痛药物和抢救措施；⑤观察有无对比剂过敏反应并做好应急处理。

术毕： ①手术完成拔除鞘管后，协助术者进行加压包扎；②观察患者是否出现迷走神经反射等并发症并给予应急处理；③整理患者衣物；④及时、准确书写手术护理记录单。

宣教

患者宣教：①术后遵医嘱保持术侧肢体制动；②少量多次饮水，病情许可时，24 h内饮水量勿少于2000 ml，以促进对比剂排出。

家属宣教：①协助患者完成生活需求；②指导家属按摩患者肢体，如发现穿刺口渗血、血肿，以及对比剂过敏、恶心、呕吐、发热和疼痛等不适，及时告知医护人员。

整理

患者整理：①协助患者妥善过床，检查穿刺部位敷料及留置鞘管、导管固定情况；②妥善放置各种管道，注意保暖。

室间整理：①整理手术用物，分类处置各种垃圾；②整理手术间、手术床、仪器及设备，并做好终末处理；③湿式清洁并消毒手术间。

其他：①洗手，记录；②准确、及时收费。

补充说明

1. 导管路径：股静脉—下腔静脉—肾静脉—脾-肾/肾（胃-肾）分流静脉。

2. 一般情况下，选择左上肢建立静脉通道；经左上肢动脉穿刺时，选择右上肢建立静脉通道。

3. 三方核查单严格按照手术时间节点执行。

4. 术中执行口头药物医嘱时，必须向手术医生复述药名、剂量及用法，确保无误后方可应用，并保留空安瓿以备术后再次核对，同时做好记录。

评分标准

<table>
<tr><th colspan="2">项目</th><th>扣分细则</th><th>扣分值</th><th>实际扣分</th><th>备注</th></tr>
<tr><td rowspan="11">操作前
（20分）</td><td rowspan="3">操作者仪态
（3分）</td><td>着装不规范（含未佩戴剂量仪）</td><td>−1</td><td></td><td></td></tr>
<tr><td>未洗手</td><td>−1</td><td></td><td></td></tr>
<tr><td>未戴口罩、帽子或佩戴不规范</td><td>−1</td><td></td><td></td></tr>
<tr><td rowspan="3">交接及评估
（9分）</td><td>未与病房护士规范交接及核对患者信息</td><td>−2</td><td></td><td></td></tr>
<tr><td>未告知或未询问二便情况</td><td>−1</td><td></td><td></td></tr>
<tr><td>未评估患者病情、意识及合作程度、皮肤准备、带入管道、带入药物，以及药物过敏史</td><td>各−1</td><td></td><td></td></tr>
<tr><td rowspan="5">术前准备
（8分）</td><td>物品准备缺漏</td><td>−1</td><td></td><td></td></tr>
<tr><td>管道处置不规范</td><td>−1</td><td></td><td></td></tr>
<tr><td>未监测生命体征或吸氧不规范</td><td>各−1</td><td></td><td></td></tr>
<tr><td>未建立静脉通道</td><td>−2</td><td></td><td></td></tr>
<tr><td>未注意保护患者隐私部位</td><td>−2</td><td></td><td></td></tr>
<tr><td rowspan="17">操作过程
（65分）</td><td rowspan="4">安全及舒适
（8分）</td><td>未注意患者安全，未保暖</td><td>−2</td><td></td><td></td></tr>
<tr><td>未做好心理护理</td><td>−2</td><td></td><td></td></tr>
<tr><td>未按手术要求安置患者体位或未用托手板妥善固定双上肢</td><td>−2</td><td></td><td></td></tr>
<tr><td>未规范执行三方核查</td><td>−2</td><td></td><td></td></tr>
<tr><td rowspan="8">无菌技术操作
（15分）</td><td>未检查无菌包有效期</td><td>−1</td><td></td><td></td></tr>
<tr><td>打开无菌包不规范</td><td>−1</td><td></td><td></td></tr>
<tr><td>无菌持物桶、消毒液等未标明开启日期或日期书写不规范</td><td>−1</td><td></td><td></td></tr>
<tr><td>倒0.9%氯化钠溶液时未冲洗瓶口或液体溅出容器外</td><td>−2</td><td></td><td></td></tr>
<tr><td>打开一次性物品时未检查其有效期及气密性或打开方法错误</td><td>−2</td><td></td><td></td></tr>
<tr><td>药液抽取手法不规范</td><td>−1</td><td></td><td></td></tr>
<tr><td>协助穿手术衣或铺手术单时不规范或污染</td><td>−2</td><td></td><td></td></tr>
<tr><td>无菌物品过期或违反无菌原则</td><td>−5</td><td></td><td></td></tr>
<tr><td rowspan="5">术中护理配合及文书书写
（30分）</td><td>未根据手术进程及时、准确递送手术耗材</td><td>−2</td><td></td><td></td></tr>
<tr><td>打开耗材时未查对效期，未检查密闭性</td><td>各−2</td><td></td><td></td></tr>
<tr><td>未正确准备、配制各种栓塞材料</td><td>−3</td><td></td><td></td></tr>
<tr><td>未及时发现对比剂过敏反应并应急处理</td><td>−3</td><td></td><td></td></tr>
<tr><td>未关注输液情况或未及时补充液体</td><td>各−2</td><td></td><td></td></tr>
</table>

（待 续）

（续 表）

项目		扣分细则	扣分值	实际扣分	备注
操作过程（65分）	术中护理配合及文书书写（30分）	未正确执行口头药物医嘱	−3		
		未观察患者有无咳嗽、胸闷、烦躁、晕厥及血氧饱和度下降等急性肺栓塞的症状体征，必要时未遵医嘱给予镇痛、止呕药物和抢救措施	各−3		
		未按要求进行耗材登记及条码粘贴不规范	−3		
		手术护理记录单书写不规范或缺漏	−2		
	术后患者安置及整理（12分）	未有效协助医生进行加压包扎	−2		
		未协助患者安全过床，未注意患者保暖	−2		
		未向家属进行术后宣教或宣教不到位	−2		
		术后物品、耗材、仪器终末处置不规范	−2		
		垃圾未分类放置或处置不规范	−2		
		未及时进行室间清洁及消毒工作	−2		
综合评价（15分）	临床工作能力（11分）	手术操作流程不熟悉或应急处理配合不熟练	各−4		
		相关知识掌握不全	−3		
	态度及沟通（4分）	态度不认真、不严谨	−1		
		未关心患者或缺乏人文关怀	各−1		
		沟通不恰当	−1		
总分100分		扣分合计			
		最后得分			

七、经皮经门静脉胃冠状静脉栓塞术（PTO）护理配合流程及评分标准

流　程

准备

操作者准备： 洗手，着装整齐，规范佩戴口罩、帽子及剂量仪。

评估： 患者病情、意识、合作程度、皮肤准备、带入管道（包括三腔二囊管）、带入药物及药物过敏史，以及术前医嘱执行情况。

患者准备： ①与病房护士规范交接，核对患者身份和手术信息；②向患者做好解释、告知工作，询问二便情况及需求；③协助患者仰卧，头偏向左侧，颈部稍垫高，充分暴露颈内静脉穿刺区域，注意保暖；④妥善放置各种管道，连接心电监护仪，吸氧，建立静脉通道。

用物准备： ①物品准备，包括无菌手术包、无菌刀片、导丝、动脉鞘、连接管、21-22G穿刺针、经皮经颈静脉穿刺套件、Cobra导管、PIG导管、微导管系统、栓塞材料如弹簧圈栓塞系统、超液态碘化油、医用胶（栓塞型）、三通开关及注射器（5 ml、10 ml、20 ml）；②药物准备，包括0.9%氯化钠溶液、利多卡因、5%葡萄糖及对比剂，必要时准备肝素钠稀释液、地塞米松、阿托品、托烷司琼、吗啡、肾上腺素及多巴胺；③仪器准备，包括心电监护仪，必要时准备除颤仪、负压吸引器及简易呼吸器。

术中配合

穿刺前： ①严格执行术前三方核查并签字；②打开无菌手术包，合理摆放包内各种物品；③协助术者穿手术衣，打开各种材料及物品；④充分暴露穿刺区域，协助术者消毒、铺巾，协助准备对比剂、高压注射器及射线防护板。

穿刺时： ①嘱患者穿刺时配合屏气，穿刺成功后平稳呼吸；②穿刺过程中注意观察颈部有无出血、血肿；③观察患者生命体征变化，做好应急处理准备并及时记录。

术中： ①根据需要及时、准确递送各种耗材，使用后及时做好登记并粘贴标签；②正确准备、配制栓塞材料，随时观察患者静脉补液情况；③协助处理患者需求，关注患者主诉，严密监测患者生命体征；④行球囊闭塞和静脉栓塞时，观察患者有无血气胸，异位栓塞如肺栓塞、门静脉栓塞的症状体征，必要时配合医生积极抢救；⑤观察有无对比剂过敏反应并做好应急处理。

术毕：①协助术者妥善固定静脉鞘管及导管，完善留置导管标识；②整理患者衣物；③及时、准确书写手术护理记录单。

宣教

患者宣教：①勿随意移动或拔除留置鞘管及导管；②少量多次饮水，病情许可时，24 h内饮水量勿少于2000 ml，以促进对比剂排出。

家属宣教：①协助患者完成生活需求；②指导家属按摩患者肢体，如发现穿刺口渗血、血肿，以及对比剂过敏、呼吸不畅和疼痛等不适，及时告知医护人员。

整理

患者整理：①协助患者妥善过床，检查穿刺部位敷料及留置鞘管、导管固定情况；②妥善放置各种管道，注意保暖。

室间整理：①整理手术用物，分类处置各种垃圾；②整理手术间、手术床、仪器及设备，并做好终末处理；③湿式清洁并消毒手术间。

其他：①洗手，记录；②准确、及时收费。

补充说明

1．导管路径：颈内静脉—上腔静脉—下腔静脉—肝静脉—门静脉—胃冠状静脉。

2．对活动性出血患者，需做好相关护理。协助患者头偏一侧，及时排出口腔内血液、呕吐物及分泌物，必要时给予负压吸引，保持呼吸道通畅，防止窒息或误吸。

3．三方核查单严格按照手术时间节点执行。

4．留置“三腔二囊管”的患者，给予妥善固定，避免污染手术区域。行胃底食管静脉栓塞时及时遵医嘱解除气囊压迫，使曲张静脉充分显影，便于评估栓塞效果。

评分标准

项目		扣分细则	扣分值	实际扣分	备注
操作前（20分）	操作者仪态（3分）	着装不规范（含未佩戴剂量仪）	−1		
		未洗手	−1		
		未戴口罩、帽子或佩戴不规范	−1		
	交接及评估（9分）	未与病房护士规范交接及核对患者信息	−2		
		未告知或未询问二便情况	−1		
		未评估患者病情、意识及合作程度、皮肤准备、带入管道、带入血制品、带入药物及药物过敏史	各−1		
	术前准备（8分）	物品准备缺漏	−1		
		管道处置不规范或“三腔二囊管”未妥善固定	各−1		
		未监测生命体征或吸氧不规范	各−1		
		未建立静脉通道	−1		
		未注意保护患者隐私部位	−2		
操作过程（65分）	安全及舒适（8分）	未注意患者安全，未保暖	−2		
		未做好心理护理	−2		
		未按手术要求安置患者体位或未充分暴露颈部穿刺区域	−2		
		未规范执行三方核查	−2		
	无菌技术操作（15分）	未检查无菌包有效期	−1		
		打开无菌包不规范	−1		
		无菌持物桶、消毒液等未标明开启日期或日期书写不规范	−1		
		倒0.9%氯化钠溶液时未冲洗瓶口或液体溅出容器外	−2		
		打开一次性物品时未检查其有效期及气密性或打开方法错误	−2		
		药液抽取手法不规范	−1		
		协助穿手术衣或铺手术单时不规范或污染	−2		
		无菌物品过期或违反无菌原则	−5		
	术中护理配合及文书书写（30分）	未根据手术进程及时、准确递送手术耗材	−2		
		打开耗材时未查对效期，未检查密闭性	各−2		
		未正确准备、配制各种栓塞材料	−3		
		未及时发现对比剂过敏反应并应急处理	−3		
		未关注输液情况或未及时补充液体	各−2		

（待　续）

（续　表）

项目		扣分细则	扣分值	实际扣分	备注
操作过程（65分）	术中护理配合及文书书写（30分）	未正确执行口头药物医嘱	−3		
		未观察患者有无血气胸，以及异位栓塞如肺栓塞、门静脉栓塞的症状体征，未配合医生积极抢救	各−3		
		未按要求进行耗材登记及条码粘贴不规范	−3		
		手术护理记录单书写不规范或缺漏	−2		
	术后患者安置及整理（12分）	未有效协助医生进行加压包扎	−2		
		未协助患者安全过床，未注意患者保暖	−2		
		未向家属进行术后宣教或宣教不到位	−2		
		术后物品、耗材、仪器终末处置不规范	−2		
		垃圾未分类放置或处置不规范	−2		
		未及时进行室间清洁及消毒工作	−2		
综合评价（15分）	临床工作能力（11分）	手术操作流程不熟悉或应急处理配合不熟练	各−4		
		相关知识掌握不全	−3		
	态度及沟通（4分）	态度不认真、不严谨	−1		
		未关心患者或缺乏人文关怀	各−1		
		沟通不恰当	−1		
总分100分		扣分合计			
		最后得分			

八、经皮肝穿刺肝静脉扩张术护理配合流程及评分标准

流 程

准备

操作者准备：洗手，着装整齐，规范佩戴口罩、帽子及剂量仪。

评估：患者病情、意识、合作程度、皮肤准备、带入管道、带入药物及药物过敏史，以及术前医嘱执行情况。

患者准备：①与病房护士规范交接，核对患者身份和手术信息；②向患者做好解释、告知工作，询问二便情况及需求；③协助患者仰卧，充分暴露肝区穿刺区域，注意保暖；④妥善放置各种管道，连接心电监护仪，吸氧，建立静脉通道。

用物准备：①物品准备，包括无菌手术包、无菌刀片、导丝、动脉鞘、连接管、21-22G穿刺针、经皮经肝穿刺导管鞘套件、单弯导管、PTA球囊扩张导管、压力泵、三通开关及注射器（5 ml、10 ml、20 ml）；②药物准备，包括0.9%氯化钠溶液、利多卡因及对比剂，必要时准备肝素钠稀释液、地塞米松、阿托品、托烷司琼、吗啡、肾上腺素及多巴胺；③仪器准备，包括心电监护仪，必要时准备除颤仪、负压吸引器及简易呼吸器。

术中配合

穿刺前：①严格执行术前三方核查并签字；②打开无菌手术包，合理摆放包内各种物品；③协助术者穿手术衣，打开各种材料及物品；④充分暴露穿刺区域，协助术者消毒、铺巾，协助准备对比剂、高压注射器及射线防护板。

穿刺时：①嘱患者穿刺时配合屏气，穿刺成功后平稳呼吸；②穿刺过程中注意观察颈部有无出血、血肿；③观察患者生命体征变化，做好应急处理准备并及时记录。

术中：①根据需要及时、准确递送各种耗材，使用后及时做好登记并粘贴标签；②随时观察患者静脉补液情况；③协助处理患者需求，关注患者主诉，严密监测患者生命体征；④行球囊扩张时，观察患者有无胸闷、胸痛、呼吸困难等肺栓塞表现，有无脉搏细速、口唇苍白、四肢湿冷等右心衰竭表现，积极配合医生采取抢救措施；⑤观察有无对比剂过敏反应并做好应急处理。

术毕：①协助术者妥善固定静脉鞘管及导管，完善留置导管标识；②整理患者衣物；③及时、准确书写手术护理记录单。

宣教

患者宣教：①勿随意移动或拔除留置鞘管及导管；②少量多次饮水，病情许可时，24 h内饮水量勿少于2000 ml，以促进对比剂排出。

家属宣教：①协助患者完成生活需求；②指导家属按摩患者肢体，如发现穿刺口渗血、血肿，以及对比剂过敏、呼吸不畅和疼痛等不适，及时告知医护人员。

整理

患者整理：①协助患者妥善过床，检查穿刺部位敷料及留置鞘管、导管固定情况；②妥善放置各种管道，注意保暖。

室间整理：①整理手术用物，分类处置各种垃圾；②整理手术间、手术床、仪器及设备，并做好终末处理；③湿式清洁并消毒手术间。

其他：①洗手，记录；②准确、及时收费。

补充说明

1. 导管路径：肝静脉—下腔静脉。

2. 对活动性出血患者，需做好相关护理。协助患者头偏一侧，及时排出口腔内血液、呕吐物及分泌物，必要时给予负压吸引，保持呼吸道通畅，防止窒息或误吸。

3. 三方核查单严格按照手术时间节点执行。

4. 对于留置“三腔二囊管”的患者，给予妥善固定，避免污染手术区域。行胃底食管静脉栓塞时及时遵医嘱解除气囊压迫，使曲张静脉充分显影，便于评估栓塞效果。

评分标准

项目		扣分细则	扣分值	实际扣分	备注
操作前（20分）	操作者仪态（3分）	着装不规范（含未佩戴剂量仪）	−1		
		未洗手	−1		
		未戴口罩、帽子或佩戴不规范	−1		
	交接及评估（9分）	未与病房护士规范交接及核对患者信息	−2		
		未告知或未询问二便情况	−1		
		未评估患者病情、意识及合作程度、皮肤准备、带入管道、带入药物及药物过敏史	各−1		
	术前准备（8分）	物品准备缺漏	−1		
		管道处置不规范	−1		
		未监测生命体征或吸氧不规范	各−1		
		未建立静脉通道	−2		
		未注意保护患者隐私部位	−2		
操作过程（65分）	安全及舒适（8分）	未注意患者安全，未保暖	−2		
		未做好心理护理	−2		
		未按手术要求安置患者体位或未充分暴露肝区穿刺区域	−2		
		未规范执行三方核查	−2		
	无菌技术操作（15分）	未检查无菌包有效期	−1		
		打开无菌包不规范	−1		
		无菌持物桶、消毒液等未标明开启日期或日期书写不规范	−1		
		倒0.9%氯化钠溶液时未冲洗瓶口或液体溅出容器外	−2		
		打开一次性物品时未检查其有效期及气密性或打开方法错误	−2		
		药液抽取手法不规范	−1		
		协助穿手术衣或铺手术单时不规范或污染	−2		
		无菌物品过期或违反无菌原则	−5		
	术中护理配合及文书书写（30分）	未根据手术进程及时、准确递送手术耗材	−2		
		打开耗材时未查对效期，未检查密闭性	各−2		
		未关注患者主诉和监测生命体征	−3		
		未及时发现对比剂过敏反应并应急处理	−3		
		未关注输液情况或未及时补充液体	各−2		

（待 续）

（续　表）

项目		扣分细则	扣分值	实际扣分	备注
操作过程（65分）	术中护理配合及文书书写（30分）	未正确执行口头药物医嘱	−3		
		未观察患者有无肺栓塞、右心衰竭的症状与体征，未配合医生积极抢救	各−3		
		未按要求进行耗材登记及条码粘贴不规范	−3		
		手术护理记录单书写不规范或缺漏	−2		
	术后患者安置及整理（12分）	未有效协助医生进行加压包扎	−2		
		未协助患者安全过床，未注意患者保暖	−2		
		未向家属进行术后宣教或宣教不到位	−2		
		术后物品、耗材、仪器终末处置不规范	−2		
		垃圾未分类放置或处置不规范	−2		
		未及时进行室间清洁及消毒工作	−2		
综合评价（15分）	临床工作能力（11分）	手术操作流程不熟悉或应急处理配合不熟练	各−4		
		相关知识掌握不全	−3		
	态度及沟通（4分）	态度不认真、不严谨	−1		
		未关心患者或缺乏人文关怀	各−1		
		沟通不恰当	−1		
总分100分		扣分合计			
		最后得分			

九、经颈静脉肝穿刺活检术护理配合流程及评分标准

流 程

准备

操作者准备：洗手，着装整齐，规范佩戴口罩、帽子及剂量仪。

评估：患者病情、意识、合作程度、皮肤准备、带入管道（包括三腔二囊管）、带入药物及药物过敏史，以及术前医嘱执行情况。

患者准备：①与病房护士规范交接，核对患者身份和手术信息；②向患者做好解释、告知工作，询问二便情况及需求；③协助患者仰卧，头偏向左侧，颈部稍垫高，充分暴露颈内静脉穿刺区域，注意保暖；④妥善放置各种管道，连接心电监护仪，吸氧，建立静脉通道。

用物准备：①物品准备，包括无菌手术包、无菌刀片、导丝、动脉鞘、连接管、肝内穿刺活检针套装、标本瓶及注射器（5 ml、10 ml）；②药物准备，包括0.9%氯化钠溶液、利多卡因及对比剂，必要时准备地塞米松、阿托品、肾上腺素、多巴胺及曲马多；③仪器准备，包括心电监护仪，必要时准备除颤仪、负压吸引器及简易呼吸器。

术中配合

穿刺前：①严格执行术前三方核查并签字；②打开无菌手术包，合理摆放包内各种物品；③协助术者穿手术衣，打开各种材料及物品；④充分暴露穿刺区域，协助术者消毒、铺巾，协助准备对比剂、高压注射器及射线防护板。

穿刺时：①嘱穿刺时配合屏气，穿刺成功后平稳呼吸；②穿刺过程中注意观察颈部有无出血、血肿；③观察患者生命体征变化，特别是呼吸情况，做好应急处理准备并及时记录。

术中：①根据需要及时、准确递送各种耗材，使用后及时做好登记并粘贴标签；②严密监测患者生命体征，协助处理患者需求，随时观察患者静脉补液情况；③关注患者主诉，穿刺活检取材时，嘱患者屏气，关注患者有无疼痛、出血，遵医嘱对症镇痛、止血，必要时配合医生积极抢救；④所取标本及时存放于标本瓶内并做好标识；⑤观察有无对比剂过敏反应并做好应急处理。

术毕：①协助术者妥善固定静脉鞘管及导管，完善留置导管标识；②整理患者衣物；③及时、准确书写手术护理记录单。

宣教

患者宣教：①遵医嘱卧床休息，勿过度活动颈部；②少量多次饮水，病情许可时，24 h内饮水量勿少于2000 ml，以促进对比剂排出。

家属宣教：①协助患者完成生活需求；②指导家属按摩患者肢体，如发现穿刺口渗血、血肿，以及对比剂过敏、呼吸不畅和疼痛等不适，及时告知医护人员。

整理

患者整理：①协助患者妥善过床，检查穿刺部位敷料及留置鞘管、导管固定情况；②妥善放置各种管道，注意保暖。

室间整理：①整理手术用物，分类处置各种垃圾；②整理手术间、手术床、仪器及设备，并做好终末处理；③湿式清洁并消毒手术间。

其他：①洗手，记录；②准确、及时收费。

补充说明

1．导管路径：颈内静脉—上腔静脉—下腔静脉—肝静脉。

2．部分患者头部铺单后，易加剧紧张、恐惧等情绪，需做好告知、安抚工作，必要时使用头部托架。

3．三方核查单严格按照手术时间节点执行。

4．取材标本需固定于10%福尔马林或专用组织固定液中，术前检查标本瓶密封性，术中每次取材后及时旋紧标本瓶盖，出手术室前核对标本及患者信息并及时送检，同时做好交接、登记。

评分标准

项目		扣分细则	扣分值	实际扣分	备注
操作前（20分）	操作者仪态（3分）	着装不规范（含未佩戴剂量仪）	−1		
		未洗手	−1		
		未戴口罩、帽子或佩戴不规范	−1		
	交接及评估（9分）	未与病房护士规范交接及核对患者信息	−2		
		未告知或未询问二便情况	−1		
		未评估患者病情、意识及合作程度、皮肤准备、带入管道、带入血制品、带入药物及药物过敏史	各−1		
	术前准备（8分）	物品准备缺漏	−1		
		管道处置不规范	−1		
		未监测生命体征或吸氧不规范	各−1		
		未建立静脉通道	−2		
		未注意保护患者隐私部位	−2		
操作过程（65分）	安全及舒适（8分）	未注意患者安全，未保暖	−2		
		未做好心理护理	−2		
		未按手术要求安置患者体位或未充分暴露颈部穿刺区域	−2		
		未规范执行三方核查	−2		
	无菌技术操作（15分）	未检查无菌包有效期	−1		
		打开无菌包不规范	−1		
		无菌持物桶、消毒液等未标明开启日期或日期书写不规范	−1		
		倒0.9%氯化钠溶液时未冲洗瓶口或液体溅出容器外	−2		
		打开一次性物品时未检查其有效期及气密性或打开方法错误	−2		
		药液抽取手法不规范	−1		
		协助穿手术衣或铺手术单时不规范或污染	−2		
		无菌物品过期或违反无菌原则	−5		
	术中护理配合及文书书写（30分）	未根据手术进程及时、准确递送手术耗材	−2		
		打开耗材时未查对效期，未检查密闭性	各−2		
		术中未正确存放活检标本、标本瓶未做标识或标识不规范	各−2		
		未及时发现对比剂过敏反应并应急处理	−3		

（待 续）

（续 表）

项目		扣分细则	扣分值	实际扣分	备注
操作过程（65分）	术中护理配合及文书书写（30分）	未关注输液情况或未及时补充液体	各−2		
		未正确执行口头药物医嘱	−2		
		未观察患者有无疼痛、出血的症状和体征，未配合医生积极抢救	各−3		
		未按要求进行耗材登记及条码粘贴不规范	−3		
		手术护理记录单书写不规范或缺漏	−2		
	术后患者安置及整理（12分）	未有效协助医生进行加压包扎	−2		
		未协助患者安全过床，未注意患者保暖	−2		
		未向家属进行术后宣教或宣教不到位	−2		
		标本未及时送检或无做好交接、登记	−2		
		垃圾未分类放置或处置不规范	−2		
		未及时进行室间清洁及消毒工作	−2		
综合评价（15分）	临床工作能力（11分）	手术操作流程不熟悉或应急处理配合不熟练	各−4		
		相关知识掌握不全	−3		
	态度及沟通（4分）	态度不认真、不严谨	−1		
		未关心患者或缺乏人文关怀	各−1		
		沟通不恰当	−1		
总分100分		扣分合计			
		最后得分			

十、经颈内静脉肝内门-腔静脉分流术（TIPS）护理配合流程及评分标准

流 程

准备

操作者准备： 洗手，着装整齐，规范佩戴口罩、帽子及剂量仪。

评估： 患者病情、意识、合作程度、皮肤准备、带入管道（包括三腔二囊管）、带入药物及药物过敏史，以及术前医嘱执行情况。

患者准备： ①与病房护士规范交接，核对患者身份和手术信息，确认血型和备血情况；②向患者做好解释、告知工作，询问二便情况及需求；③协助患者仰卧，头偏向左侧，颈部稍垫高，充分暴露颈内静脉穿刺区域，注意保暖；④妥善放置各种管道，连接心电监护仪，吸氧，建立静脉通道。

用物准备： ①物品准备，包括无菌手术包、无菌刀片、导丝、动脉鞘、Y阀、连接管、21-22G穿刺针、超硬导丝、经颈静脉肝内穿刺系统、Cobra导管、RH导管、标记猪尾巴导管、微导管、微导丝、PTA球囊扩张导管、压力泵、TIPS覆膜支架、栓塞材料（如弹簧圈栓塞系统）、超液态碘化油、医用胶（栓塞型）、一次性压力传感器、加压输液袋、三通开关及注射器（5 ml、10 ml、20 ml）；②药物准备，包括0.9%氯化钠溶液、利多卡因、5%葡萄糖及对比剂，必要时准备肝素钠稀释液、地塞米松、阿托品、托烷司琼、吗啡、肾上腺素及多巴胺；③仪器准备，包括心电监护仪，必要时准备除颤仪、负压吸引器及简易呼吸器。

术中配合

穿刺前： ①严格执行术前三方核查并签字；②打开无菌手术包，合理摆放包内各种物品；③连接压力传感器和加压滴注、协助术者穿手术衣，打开各种材料及物品；④充分暴露穿刺区域，协助术者消毒、铺巾，协助准备对比剂、高压注射器及射线防护板。

穿刺时： ①嘱穿刺时配合屏气，穿刺成功后平稳呼吸；②穿刺过程中注意观察颈部有无出血、血肿；③观察患者生命体征变化，做好应急处理准备并及时记录。

术中： ①根据需要及时、准确递送各种耗材，使用后及时做好登记并粘贴标签；②随时观察患者静脉输液和输血情况；③协助处理患者需求，关注患者主诉，严密监测患者生命体征；④行门-腔静脉分流道时，嘱患者憋气，观察患者有无咳嗽、

疼痛、腹腔出血和呼吸困难的症状体征，必要时配合医生积极抢救；⑤观察有无对比剂过敏反应并做好应急处理；⑥严格遵循有创测压标准流程测量门静脉压，准确记录测压数值。

术毕：①协助术者包扎颈部穿刺口，留置导管者妥善固定静脉鞘管及导管，完善留置导管标识；②整理患者衣物；③及时、准确书写手术护理记录单。

宣教

患者宣教：①保持穿刺口干燥、清洁，勿移动或拔除鞘管及导管；②少量多次饮水，病情许可时，24 h内饮水量勿少于2000 ml，以促进对比剂排出。

家属宣教：①协助患者完成生活需求；②指导家属按摩患者肢体，如发现穿刺口渗血、血肿，以及对比剂过敏、呼吸不畅和疼痛等不适，及时告知医护人员。

整理

患者整理：①协助患者妥善过床，检查穿刺部位敷料及留置鞘管、导管固定情况；②妥善放置各种管道，注意保暖。

室间整理：①整理手术用物，分类处置各种垃圾；②整理手术间、手术床、仪器及设备，并做好终末处理；③湿式清洁并消毒手术间。

其他：①洗手，记录；②准确、及时收费。

补充说明

1. 导管路径：颈内静脉—上腔静脉—下腔静脉—肝静脉—门静脉。

2. 对活动性出血患者，需做好相关护理。协助患者头偏一侧，及时排出口腔内血液、呕吐物及分泌物，必要时予负压吸引，保持呼吸道通畅，防止窒息或误吸。

3. 三方核查单严格按照手术时间节点执行。

4. 对于留置“三腔二囊管”的患者，给予妥善固定，避免污染手术区域。行胃底食管静脉栓塞时及时遵医嘱解除气囊压迫，使曲张静脉充分显影，便于评估栓塞效果。

评分标准

项目		扣分细则	扣分值	实际扣分	备注
操作前（20分）	操作者仪态（3分）	着装不规范（含未佩戴剂量仪）	−1		
		未洗手	−1		
		未戴口罩、帽子或佩戴不规范	−1		
	交接及评估（9分）	未与病房护士规范交接及核对患者信息	−2		
		未告知或未询问二便情况	−1		
		未评估患者病情、意识及合作程度、皮肤准备、带入管道、带入血制品、带入药物及药物过敏史	各−1		
	术前准备（8分）	物品准备缺漏	−1		
		管道处置不规范或“三腔二囊管”未妥善固定	各−1		
		未监测生命体征或吸氧不规范	各−1		
		未建立静脉通道或未连接压力传感器	各−1		
		未注意保护患者隐私部位	−1		
操作过程（65分）	安全及舒适（8分）	未注意患者安全，未保暖	−2		
		未做好心理护理	−2		
		未按手术要求安置患者体位或未充分暴露颈部穿刺区域	−2		
		未规范执行三方核查	−2		
	无菌技术操作（15分）	未检查无菌包有效期	−1		
		打开无菌包不规范	−1		
		无菌持物桶、消毒液等未标明开启日期或日期书写不规范	−1		
		倒0.9%氯化钠溶液时未冲洗瓶口或液体溅出容器外	−2		
		打开一次性物品时未检查其有效期及气密性或打开方法错误	−2		
		药液抽取手法不规范	−1		
		协助穿手术衣或铺手术单时不规范或污染	−2		
		无菌物品过期或违反无菌原则	−5		
	术中护理配合及文书书写（30分）	未根据手术进程及时、准确递送手术耗材	−2		
		打开耗材时未查对效期，未检查密闭性	各−2		
		未正确测量门静脉压数值或未及时、准确记录	各−2		
		未及时发现对比剂过敏反应并应急处理	−3		

（待 续）

（续　表）

<table>
<tr><th colspan="2">项目</th><th>扣分细则</th><th>扣分值</th><th>实际扣分</th><th>备注</th></tr>
<tr><td rowspan="11">操作过程
（65分）</td><td rowspan="5">术中护理配合及文书书写
（30分）</td><td>未关注输液或输血情况或未及时补充液体或血制品</td><td>各−2</td><td></td><td></td></tr>
<tr><td>未正确执行口头药物医嘱</td><td>−2</td><td></td><td></td></tr>
<tr><td>未观察患者有无咳嗽、疼痛、腹腔出血和呼吸困难的症状体征，未配合医生积极抢救</td><td>各−3</td><td></td><td></td></tr>
<tr><td>未按要求进行耗材登记及条码粘贴不规范</td><td>−3</td><td></td><td></td></tr>
<tr><td>手术护理记录单书写不规范或缺漏</td><td>−2</td><td></td><td></td></tr>
<tr><td rowspan="6">术后患者安置及整理
（12分）</td><td>未有效协助医生进行加压包扎</td><td>−2</td><td></td><td></td></tr>
<tr><td>未协助患者安全过床，未注意患者保暖</td><td>−2</td><td></td><td></td></tr>
<tr><td>未向家属进行术后宣教或宣教不到位</td><td>−2</td><td></td><td></td></tr>
<tr><td>术后物品、耗材、仪器终末处置不规范</td><td>−2</td><td></td><td></td></tr>
<tr><td>垃圾未分类放置或处置不规范</td><td>−2</td><td></td><td></td></tr>
<tr><td>未及时进行室间清洁及消毒工作</td><td>−2</td><td></td><td></td></tr>
<tr><td rowspan="5">综合评价
（15分）</td><td rowspan="2">临床工作能力
（11分）</td><td>手术操作流程不熟悉或应急处理配合不熟练</td><td>各−4</td><td></td><td></td></tr>
<tr><td>相关知识掌握不全</td><td>−3</td><td></td><td></td></tr>
<tr><td rowspan="3">态度及沟通
（4分）</td><td>态度不认真、不严谨</td><td>−1</td><td></td><td></td></tr>
<tr><td>未关心患者或缺乏人文关怀</td><td>各−1</td><td></td><td></td></tr>
<tr><td>沟通不恰当</td><td>−1</td><td></td><td></td></tr>
<tr><td colspan="2" rowspan="2">总分100分</td><td>扣分合计</td><td></td><td></td><td></td></tr>
<tr><td>最后得分</td><td></td><td></td><td></td></tr>
</table>

第十三章　肿瘤非血管类

一、经皮椎体成形术护理配合流程及评分标准

流　程

准备

操作者准备：洗手，着装整齐，规范佩戴口罩、帽子及剂量仪。

评估：患者病情、合作程度、带入管道、带入药物及药物过敏史，以及术前医嘱执行情况。

患者准备：①与病房护士规范交接，核对患者身份和手术信息；②向患者做好解释、告知工作，询问二便情况及需求；③协助患者俯卧位，头偏向一侧，双手扶住头枕，受压处采用软枕或软垫进行调整，既充分暴露穿刺点，又需要避免患者受压部位出现压力性损伤；④妥善放置各种管道，连接心电监护仪，吸氧，建立静脉通道。

用物准备：①物品准备，包括无菌手术包、记号笔及标尺、骨水泥、骨穿刺针、骨水泥注射器及注射器（1 ml、5 ml、10 ml）；②药物准备，包括0.9%氯化钠溶液、冰盐水及利多卡因，必要时准备地塞米松和阿托品；③仪器准备，包括心电监护仪。

术中配合

穿刺前：①严格执行术前三方核查并签字；②打开无菌手术包，合理摆放包内各种物品；③协助术者穿手术衣，打开各种材料及物品；④协助术者消毒、铺巾，协助术者在透视下进行体表穿刺点定位及标识。

穿刺时：观察患者生命体征变化，做好应急处理准备并及时记录。

术中：①协助术者用零度冰盐水延缓溶媒与骨水泥发生化学反应，使骨水泥以最佳状态注入椎体；②观察静脉补液情况，防止滴空；③严密监测患者生命体征，协助处理患者需求；④关注患者主诉，随时评估患者下肢肌力情况，如患者出现呼吸困难、头晕、心慌等情况应立即报告手术医生并做好应急处理。

术毕：①手术完成后协助术者对穿刺口进行包扎；②整理患者衣物；③及时、准确书写手术护理记录单。

宣教

患者宣教：①术后平卧硬板床2～4 h；②6 h后指导患者行踝泵运动、直腿抬高和抗阻力深膝活动。

家属宣教：可协助患者佩戴腰围下床活动，起床早期要防止突然坐起引起头晕。如无头晕无力等不适，术后24 h可下床活动。

整理

患者整理：①协助患者妥善过床；②妥善放置各种管道，注意保暖。

室间整理：①整理手术用物，分类处置各种垃圾；②整理手术间、手术床、仪器及设备，并做好终末处理；③湿式清洁并消毒手术间。

其他：①洗手，记录；②准确、及时收费。

补充说明

1．俯卧位时，给予低流量氧气吸入。对于疼痛不能耐受的患者，可遵医嘱给予药物干预疼痛。

2．术中严格无菌操作，掌握基本的影像学知识，注入骨水泥时协助医生注意骨水泥的注射速度，以便及时发现骨水泥渗漏情况。

3．三方核查单严格按照手术时间节点执行。

评分标准

项目		扣分细则	扣分值	实际扣分	备注
操作前（20分）	操作者仪态（3分）	着装不规范	−1		
		未洗手	−1		
		未戴口罩、帽子或佩戴不规范	−1		
	交接及评估（9分）	未与病房护士规范交接及核对患者信息	−2		
		未告知或未询问二便情况	−1		
		未评估患者病情、合作程度、带入药物及药物过敏史	各−2		
	术前准备（8分）	物品准备缺漏	−1		
		未协助术者进行体表穿刺点定位和标识	−2		
		未监测生命体征	−2		
		未建立静脉通道	−2		
		未注意保护患者隐私部位	−1		
操作过程（65分）	安全及舒适（10分）	未注意患者安全，未保暖	−2		
		未做好心理护理	−2		
		未按手术要求安置患者体位或未保护受压部位	各−2		
		未规范执行三方核查	−2		
	无菌技术操作（15分）	未检查无菌包有效期	−1		
		打开无菌包不规范	−1		
		无菌持物桶、消毒液等未标明开启日期或日期书写不规范	−1		
		倒0.9%氯化钠溶液时未冲洗瓶口或液体溅出容器外	−2		
		打开一次性物品时未检查其有效期及气密性或打开方法错误	−2		
		药液抽取手法不规范	−1		
		协助穿手术衣或铺手术单时不规范或污染	−2		
		无菌物品过期或违反无菌原则	−5		
	术中配合及文书书写（28分）	未根据手术进程及时、准确递送手术耗材	−2		
		打开耗材时未查对效期，未检查密闭性	各−2		
		未及时发现对比剂过敏反应并应急处理	−2		
		未予冰盐水延缓溶媒与骨水泥发生化学反应	−3		
		未评估患者耐受情况并对症处理	−2		
		未关注补液情况或未及时补充液体	各−2		

（待 续）

（续　表）

项目		扣分细则	扣分值	实际扣分	备注
操作过程（65分）	术中配合及文书书写（28分）	未监测患者生命体征，未评估患者下肢肌力情况，未发现患者呼吸困难、头晕、心慌等并给予应急处理	各−2		
		未按要求进行耗材登记及条码粘贴不规范	−3		
		手术护理记录单书写不规范或缺漏	−2		
	术后患者安置及整理（12分）	未有效协助医生进行包扎	−2		
		未协助患者安全过床，未注意患者保暖	−2		
		未向家属进行术后宣教或宣教不到位	−2		
		术后物品、耗材、仪器终末处置不规范	−2		
		垃圾未分类放置或处置不规范	−2		
		未及时进行室间清洁及消毒工作	−2		
综合评价（15分）	临床工作能力（11分）	手术操作流程不熟悉或应急处理配合不熟练	各−4		
		相关知识掌握不全	−3		
	态度及沟通（4分）	态度不认真、不严谨	−1		
		未关心患者或缺乏人文关怀	各−1		
		沟通不恰当	−1		
总分100分		扣分合计			
		最后得分			

二、椎间盘等离子消融术护理配合流程及评分标准

流 程

准备

操作者准备: 洗手，着装整齐，规范佩戴口罩、帽子及剂量仪。

评估: 患者病情、合作程度、带入管道、带入药物及药物过敏史，以及术前医嘱执行情况。

患者准备: ①与病房护士规范交接，核对患者身份和手术信息；②向患者做好解释、告知工作，询问二便情况及需求；③协助患者俯卧位，头部放置头垫防止面部受压，保证呼吸通畅；胸、腹、膝下各放置压力缓解防护垫，双手放于头部两侧；④妥善放置各种管道，连接心电监护仪，建立静脉通道，必要时吸氧。

用物准备: ①物品准备，包括无菌手术包、记号笔及标尺、穿刺针、11号刀片、电极针、负极板、3M敷贴及注射器（1 ml、5 ml、10 ml）；②药物准备，包括0.9%氯化钠溶液和利多卡因，必要时准备地西泮、地塞米松及阿托品；③仪器准备，包括心电监护仪和等离子消融仪，必要时准备除颤仪。

术中配合

穿刺前: ①严格执行术前三方核查并签字；②打开无菌手术包，合理摆放包内各种物品，按需向治疗盘内倒入0.9%氯化钠溶液；③协助术者穿手术衣，打开各种材料及物品；④协助术者消毒、铺巾，协助术者在透视下进行体表穿刺点定位和标识。

穿刺时: 观察患者生命体征变化，做好应急处理准备并及时记录。

术中: ①根据需要及时、准确递送各种耗材，使用后及时做好登记并粘贴标签；②协助术者连接消融仪并调节挡位及时间；③观察静脉补液情况，防止滴空；④严密监测患者生命体征，协助处理患者需求；⑤关注患者主诉，随时评估患者下肢肌力情况；⑥对于精神高度紧张的患者，可遵医嘱给予地西泮，如患者出现呼吸困难、头晕、心慌等情况应立即报告手术医生并做好应急处理。

术毕: ①手术完成，拔除电极针后，协助术者按压穿刺口3～5 min后用3M敷贴包扎；②整理患者衣物；③及时、准确书写手术护理记录单。

宣教

患者宣教：①腰椎术后3天卧于硬板床休息，可卧床行双下肢锻炼，观察下肢活动情况及腰痛程度，第3天由专业医生指导进行腰背肌群功能锻炼；②颈椎术后取平卧位，暂不戴颈托，保持头部中立位，防止颈部左右移动，术后4～6 h协助戴颈托后可下床活动。

家属宣教：协助患者卧床及轴线翻身，注意观察患者穿刺口有无红、肿、热、痛等局部炎症反应，如发现异常及时告知医护人员。

整理

患者整理：①协助患者妥善过床；②妥善放置各种管道，注意保暖。

室间整理：①整理手术用物，分类处置各种垃圾；②整理手术间、手术床、仪器及设备，并做好终末处理；③湿式清洁并消毒手术间。

其他：①洗手，记录；②准确、及时收费。

补充说明

1. 俯卧位时，给予低流量氧气吸入。对于疼痛不能耐受的患者，可遵医嘱给予药物干预疼痛。
2. 术中严格无菌操作，术前严格消毒手术室间0.5 h。
3. 三方核查单严格按照手术时间节点执行。

评分标准

项目		扣分细则	扣分值	实际扣分	备注
操作前（20分）	操作者仪态（3分）	着装不规范	−1		
		未洗手	−1		
		未戴口罩、帽子或佩戴不规范	−1		
	交接及评估（9分）	未与病房护士规范交接及核对患者信息	−2		
		未告知或未询问二便情况	−1		
		未评估患者病情、合作程度、带入药物及过敏史	各−2		
	术前准备（8分）	物品准备缺漏	−1		
		未协助术者进行体表穿刺点定位和标识	−2		
		未监测生命体征	−2		
		未建立静脉通道	−2		
		未注意保护患者隐私部位	−1		
操作过程（65分）	安全及舒适（10分）	未注意患者安全，未保暖	−2		
		未做好心理护理	−2		
		未按手术要求安置患者体位或未保护受压部位	各−2		
		未规范执行三方核查	−2		
	无菌技术操作（15分）	未检查无菌包有效期	−1		
		打开无菌包不规范	−1		
		无菌持物桶、消毒液等未标明开启日期或日期书写不规范	−1		
		倒0.9%氯化钠溶液时未冲洗瓶口或液体溅出容器外	−2		
		打开一次性物品时未检查其有效期及气密性或打开方法错误	−2		
		药液抽取手法不规范	−1		
		协助穿手术衣或铺手术单时不规范或污染	−2		
		无菌物品过期或违反无菌原则	−5		
	术中配合及文书书写（28分）	未根据手术进程及时、准确递送手术耗材	−2		
		打开耗材时未查对效期或未检查密闭性	各−2		
		未协助术者连接消融仪并调节挡位及时间	−3		
		未评估患者耐受情况并对症处理	−2		
		未关注补液情况或未及时补充液体	各−2		
		未监测患者生命体征，未评估患者下肢肌力情况，未发现患者呼吸困难、头晕、心慌等并给予应急处理	各−2		

（待 续）

（续　表）

项目		扣分细则	扣分值	实际扣分	备注
操作过程（65分）	术中配合及文书书写（28分）	未遵医嘱正确使用药物	−2		
		未按要求进行耗材登记及条码粘贴不规范	−3		
		手术护理记录单书写不规范或缺漏	−2		
	术后患者安置及整理（12分）	未有效协助医生进行包扎	−2		
		未协助患者安全过床，未注意患者保暖	−2		
		未向家属进行术后宣教或宣教不到位	−2		
		术后物品、耗材、仪器终末处置不规范	−2		
		垃圾未分类放置或处置不规范	−2		
		未及时进行室间清洁及消毒工作	−2		
综合评价（15分）	临床工作能力（11分）	手术操作流程不熟悉或应急处理配合不熟练	各−4		
		相关知识掌握不全	−3		
	态度及沟通（4分）	态度不认真、不严谨	−1		
		未关心患者或缺乏人文关怀	各−1		
		沟通不恰当	−1		
总分100分		扣分合计			
		最后得分			

三、椎间盘臭氧注射术护理配合流程及评分标准

流 程

准备

操作者准备：洗手，着装整齐，规范佩戴口罩、帽子及剂量仪。

评估：①患者病情，包括有无腰痛、肢体麻木感、无力、坐骨神经痛、腹股沟区疼痛或大腿内侧疼痛、大小便障碍等；②带入药物及过敏史；③术前医嘱执行情况。

患者准备：①与病房护士规范交接，核对患者身份和手术信息；②向患者做好解释、告知工作，询问二便情况及需求；③协助患者健侧卧位，充分暴露穿刺点，让患者抱持枕头，嘱患者勿翻身，避免坠床；④妥善放置各种管道，连接心电监护仪，建立静脉通道。

用物准备：①物品准备，包括无菌手术包、记号笔及标尺、穿刺针、斜面针或20-22G锥形多侧孔空心针，以及注射器（5 ml、10 ml）；②药物准备，必要时准备地塞米松；③仪器准备，包括心电监护仪、医用臭氧发生器及无菌气体过滤器。

术中配合

穿刺前：①严格执行术前三方核查并签字；②打开无菌手术包，合理摆放包内各种物品，打开医用臭氧发生器，根据医嘱调节臭氧气体浓度；③协助术者穿手术衣，打开各种材料及物品；④协助术者消毒、铺巾，协助术者在透视下进行体表穿刺点定位和标识。

穿刺时：观察患者生命体征变化，做好应急处理准备并及时记录。

术中：①根据需要及时、准确递送各种耗材，使用后及时做好登记并粘贴标签；②与术者双人核对臭氧发生器调节的气体浓度参数，协助术者取臭氧气体；③观察静脉补液情况，防止滴空；④严密监测患者生命体征，协助处理患者需求；⑤关注患者主诉，随时评估患者下肢肌力情况；⑥患者出现疼痛、呼吸困难、头晕、心慌等情况应立即报告手术医生并做好应急处理。

术毕：①手术完成后协助术者对穿刺口进行包扎；②整理患者衣物；③及时、准确书写手术护理记录单。

宣教

患者宣教：①术后卧硬板床24 h，平卧时双膝下垫软枕，使腰部肌肉放松；侧卧时双腿可屈膝，两膝关节间夹一薄软枕；卧床期间可佩戴腰围下床大小便；②术后4～14天避免久坐久站，每次坐立时间不超过15 min，严禁提举重物；③术后3～4周进行腰背肌锻炼，术后6个月内禁止负重及参加剧烈的体育活动。

家属宣教：①卧床24 h，其间可协助患者佩戴腰围下床大小便；②注意预防跌倒。

整理

患者整理：①协助患者妥善过床；②妥善放置各种管道，注意保暖。

室间整理：①整理手术用物，分类处置各种垃圾；②整理手术间、手术床、仪器及设备，并做好终末处理；③湿式清洁并消毒手术间。

其他：①洗手，记录；②准确、及时收费。

补充说明

1. 由于臭氧具有较强的刺激性和挥发性，且臭氧分子比空气重，抽取时需注意将针头斜面朝上。
2. 术中严格无菌操作，术前严格消毒手术室间0.5 h。
3. 三方核查单严格按照手术时间节点执行。

评分标准

项目		扣分细则	扣分值	实际扣分	备注
操作前（20分）	操作者仪态（3分）	着装不规范	−1		
		未洗手	−1		
		未戴口罩、帽子或佩戴不规范	−1		
	交接及评估（9分）	未与病房护士规范交接及核对患者信息	−2		
		未告知或未询问二便情况	−1		
		未评估患者病情、合作程度、带入药物及过敏史	各−2		
	术前准备（8分）	物品准备缺漏	−1		
		未协助术者进行体表穿刺点定位与标识	−2		
		未监测生命体征	−2		
		未建立静脉通道	−2		
		未注意保护患者隐私部位	−1		
操作过程（65分）	安全及舒适（10分）	未注意患者安全，未保暖	−2		
		未做好心理护理	−2		
		未按手术要求安置患者体位或未保护受压部位	各−2		
		未规范执行三方核查	−2		
	无菌技术操作（15分）	未检查无菌包有效期	−1		
		打开无菌包不规范	−1		
		无菌持物桶、消毒液等未标明开启日期或日期书写不规范	−1		
		倒0.9%氯化钠溶液时未冲洗瓶口或液体溅出容器外	−2		
		打开一次性物品时未检查其有效期及气密性或打开方法错误	−2		
		药液抽取手法不规范	−1		
		协助穿手术衣或铺手术单时不规范或污染	−2		
		无菌物品过期或违反无菌原则	−5		
	术中配合及文书书写（28分）	未根据手术进程及时、准确递送手术耗材	−2		
		打开耗材时未查对效期或未检查密闭性	各−2		
		未调节臭氧发生器臭氧气体浓度	−3		
		未评估患者耐受情况并对症处理	−2		
		未关注补液情况或未及时补充液体	各−2		
		未监测患者生命体征，未评估患者下肢肌力情况，未发现患者疼痛、呼吸困难、心慌等并给予应急处理	各−2		

（待　续）

（续 表）

项目		扣分细则	扣分值	实际扣分	备注
操作过程（65分）	术中配合及文书书写（28分）	未遵医嘱正确使用药物	−2		
		未按要求进行耗材登记及条码粘贴不规范	−3		
		手术护理记录单书写不规范或缺漏	−2		
	术后患者安置及整理（12分）	未有效协助医生进行包扎	−2		
		未协助患者安全过床，未注意患者保暖	−2		
		未向家属进行术后宣教或宣教不到位	−2		
		术后物品、耗材、仪器终末处置不规范	−2		
		垃圾未分类放置或处置不规范	−2		
		未及时进行室间清洁及消毒工作	−2		
综合评价（15分）	临床工作能力（11分）	手术操作流程不熟悉或应急处理配合不熟练	各−4		
		相关知识掌握不全	−3		
	态度及沟通（4分）	态度不认真、不严谨	−1		
		未关心患者或缺乏人文关怀	各−1		
		沟通不恰当	−1		
总分100分		扣分合计			
		最后得分			

四、腰椎间盘电热疗消融术护理配合流程及评分标准

流 程

准备

操作者准备：洗手，着装整齐，规范佩戴口罩、帽子及剂量仪。

评估：患者病情、合作程度、带入管道（包括外周静脉通路、镇痛泵）、带入药物及药物过敏史，以及术前医嘱执行情况。

患者准备：①与病房护士规范交接，核对患者身份和手术信息；②向患者做好解释、告知工作，询问二便情况及需求；③协助患者采取俯卧位，头部、腹部垫枕头，双上肢抱着枕头，头偏一侧，患者服反穿，暴露背部；④妥善放置各种管道，连接心电监护仪，建立静脉通道。

用物准备：①物品准备，包括无菌手术包、记号笔及标尺、B超机探头无菌保护套及注射器（5 ml、10 ml）；②药物准备，包括0.9%氯化钠溶液，必要时准备地塞米松和阿托品；③仪器准备，包括心电监护仪、射频热凝针、射频热凝机及B超机，必要时准备除颤仪。

术中配合

穿刺前：①严格执行术前三方核查并签字；②打开无菌手术包，合理摆放包内各种物品，按需向治疗盘内倒入0.9%氯化钠溶液；③协助术者穿手术衣，打开射频热凝机和B超机，将射频热凝针递给术者；④协助术者消毒、铺巾，将B超机探头装入无菌保护套，协助术者在透视下进行体表穿刺点定位与标识。

穿刺时：观察患者生命体征变化，做好应急处理准备并及时记录。

术中：①根据需要及时、准确递送各种耗材，使用后及时做好登记并粘贴标签；②协助术者调节射频热凝机参数；③观察静脉补液情况，防止滴空；④严密监测患者生命体征，协助处理患者需求；⑤关注患者主诉，随时评估患者下肢肌力情况；⑥如患者出现疼痛、热感强烈、下肢麻痹等情况应立即报告手术医生并做好应急处理。

术毕：①手术完成后协助术者对穿刺口进行包扎，观察患者双下肢活动情况；②整理患者衣物；③及时、准确书写手术护理记录单。

宣教

患者宣教：①术后卧硬板床24 h，保持穿刺口干燥、清洁；②不可久走、久坐。

家属宣教：患者卧床期间，注意观察穿刺口有无渗血、双下肢有无麻痹、大小便是否正常，如发现异常及时报告医护人员。

整理

患者整理：①协助患者妥善过床；②妥善放置各种管道，注意保暖。

室间整理：①整理手术用物，分类处置各种垃圾；②整理手术间、手术床、仪器及设备，并做好终末处理；③湿式清洁并消毒手术间。

其他：①洗手，记录；②准确、及时收费。

补充说明

1. 术中严格无菌操作，术前严格消毒手术室间0.5 h。
2. 三方核查单严格按照手术时间节点执行。

评分标准

项目		扣分细则	扣分值	实际扣分	备注
操作前（20分）	操作者仪态（3分）	着装不规范	−1		
		未洗手	−1		
		未戴口罩、帽子或佩戴不规范	−1		
	交接及评估（9分）	未与病房护士规范交接及核对患者信息	−2		
		未告知或未询问二便情况	−1		
		未评估患者病情、合作程度、带入药物及过敏史	各−2		
	术前准备（8分）	物品准备缺漏	−1		
		未协助术者进行体表穿刺点定位与标识	−2		
		未监测生命体征	−2		
		未建立静脉通道	−2		
		未注意保护患者隐私部位	−1		
操作过程（65分）	安全及舒适（10分）	未注意患者安全，患者衣服未反穿	−2		
		未做好心理护理	−2		
		未按手术要求安置体位或未保护受压部位	各−2		
		未规范执行三方核查	−2		
	无菌技术操作（15分）	未检查无菌包有效期	−1		
		打开无菌包不规范	−1		
		无菌持物桶、消毒液等未标明开启日期或日期书写不规范	−1		
		倒0.9%氯化钠溶液时未冲洗瓶口或液体溅出容器外	−2		
		打开一次性物品时未检查其有效期及气密性或打开方法错误	−2		
		药液抽取手法不规范	−1		
		协助穿手术衣或铺手术单时不规范或污染	−2		
		无菌物品过期或违反无菌原则	−5		
	术中配合及文书书写（29分）	未根据手术进程及时、准确递送手术耗材	−2		
		打开耗材时未查对效期或未检查密闭性	各−2		
		未开启射频热凝机或未将B超机探头装入无菌保护套	各−1		
		未评估患者耐受情况或未予对症处理	各−2		
		未关注补液情况或未及时补充液体	各−2		

（待 续）

（续　表）

项目		扣分细则	扣分值	实际扣分	备注
操作过程（65分）	术中配合及文书书写（29分）	未监测患者生命体征，未评估患者下肢肌力情况，未发现患者疼痛、热感强烈等并给予应急处理	各−2		
		未遵医嘱正确使用药物	−2		
		未按要求进行耗材登记及条码粘贴不规范	−3		
		手术护理记录单书写不规范或缺漏	−2		
	术后患者安置及整理（11分）	未有效协助医生进行包扎	−1		
		未协助患者安全过床，未注意患者保暖	−2		
		未向家属进行术后宣教或宣教不到位	−2		
		术后物品、耗材、仪器终末处置不规范	−2		
		垃圾未分类放置或处置不规范	−2		
		未及时进行室间清洁及消毒工作	−2		
综合评价（15分）	临床工作能力（11分）	手术操作流程不熟悉或应急处理配合不熟练	各−4		
		相关知识掌握不全	−3		
	态度及沟通（4分）	态度不认真、不严谨	−1		
		未关心患者或缺乏人文关怀	各−1		
		沟通不恰当	−1		
总分100分		扣分合计			
		最后得分			

五、椎间盘溶酶术护理配合流程及评分标准

流　程

准备

操作者准备：洗手，着装整齐，规范佩戴口罩、帽子及剂量仪。

评估：患者病情、合作程度、带入管道（包括外周静脉通道和镇痛泵）、带入药物及过敏史，以及术前医嘱执行情况。

患者准备：①与病房护士规范交接，核对患者身份和手术信息；②向患者做好解释、告知工作，询问二便情况及需求；③协助患者俯卧位（或侧卧位），合理约束患者，避免坠床等意外发生；④妥善放置各种管道，连接心电监护仪，建立静脉通道。

用物准备：①物品准备，包括无菌手术包、记号笔、标尺、硬膜外穿刺包、硬膜外导管及注射器（5 ml、10 ml、20 ml）；②药物准备，包括胶原酶和0.9%氯化钠溶液，必要时准备地塞米松和阿托品；③仪器准备，包括心电监护仪，必要时准备负压吸引装置和除颤仪。

术中配合

穿刺前：①严格执行术前三方核查并签字；②打开无菌手术包，合理摆放包内各种物品，按需向治疗盘内倒入0.9%氯化钠溶液；③协助术者穿手术衣；④协助术者消毒、铺巾，协助术者在透视下进行体表穿刺点定位与标识。

穿刺时：观察患者生命体征变化，做好应急处理准备并及时记录。

术中：①根据需要及时、准确递送各种耗材，使用后及时做好登记并粘贴标签；②按要求配制胶原酶；③观察静脉补液情况，防止滴空；④严密监测患者生命体征，协助处理患者需求；⑤关注患者主诉，随时评估患者下肢肌力情况；⑥如患者出现疼痛、下肢麻痹等情况应立即报告手术医生并做好应急处理。

术毕：①手术完成后协助术者对穿刺口进行包扎，观察患者双下肢活动情况；②整理患者衣物；③及时、准确书写手术护理记录单。

宣教

患者宣教：①术后卧硬板床24 h，保持穿刺口干燥、清洁；②告知术后有个疼痛的高峰期，难以忍受时及时告知医生给予镇痛治疗。

家属宣教：患者卧床期间，注意观察穿刺口有无渗血、双下肢有无麻痹、大小便是否正常，发现异常及时报告医护人员。

整理

患者整理：①协助患者妥善过床；②妥善放置各种管道，注意保暖。

室间整理：①整理手术用物，分类处置各种垃圾；②整理手术间、手术床、仪器及设备，并做好终末处理；③湿式清洁并消毒手术间。

其他：①洗手，记录；②准确、及时收费。

补充说明

1. 术中严格无菌操作，术前严格消毒手术室间0.5 h。
2. 三方核查单严格按照手术时间节点执行。
3. 提前做好知识宣教。术后疼痛原理的讲解对患者术后疼痛的预期和缓解有很大帮助。

评分标准

项目		扣分细则	扣分值	实际扣分	备注
操作前（20分）	操作者仪态（3分）	着装不规范	−1		
		未洗手	−1		
		未戴口罩、帽子或佩戴不规范	−1		
	交接及评估（9分）	未与病房护士规范交接及核对患者信息	−2		
		未告知或未询问二便情况	−1		
		未评估患者病情、合作程度、带入药物及过敏史	各−2		
	术前准备（8分）	物品准备缺漏	−1		
		未协助术者进行体表穿刺点定位和标识	−2		
		未监测生命体征	−2		
		未建立静脉通道	−2		
		未注意保护患者隐私部位	−1		
操作过程（65分）	安全及舒适（8分）	未注意患者安全，患者衣服未反穿	−2		
		未做好心理护理	−2		
		未按手术要求安置患者体位，未保护受压部位	−2		
		未规范执行三方核查	−2		
	无菌技术操作（15分）	未检查无菌包有效期	−1		
		打开无菌包不规范	−1		
		无菌持物桶、消毒液等未标明开启日期或日期书写不规范	−1		
		倒0.9%氯化钠溶液时未冲洗瓶口或液体溅出容器外	−2		
		打开一次性物品时未检查其有效期及气密性或打开方法错误	−2		
		药液抽取手法不规范	−1		
		协助穿手术衣或铺手术单时不规范或污染	−2		
		无菌物品过期或违反无菌原则	−5		
	术中配合及文书书写（30分）	未根据手术进程及时、准确递送手术耗材	−2		
		打开耗材时未查对效期或未检查密闭性	各−2		
		未协助正确配制胶原酶	−3		
		未评估患者耐受情况或未予对症处理	各−2		
		未关注补液情况或未及时补充液体	各−2		
		未监测患者生命体征，未评估患者下肢肌力情况，未发现患者疼痛、下肢麻痹等并给予应急处理	各−2		

（待 续）

（续　表）

项目		扣分细则	扣分值	实际扣分	备注
操作过程（65分）	术中配合及文书书写（30分）	未遵医嘱正确使用药物	−2		
		未按要求进行耗材登记及条码粘贴不规范	−3		
		手术护理记录单书写不规范或缺漏	−2		
	术后患者安置及整理（12分）	未有效协助医生进行包扎	−2		
		未协助患者安全过床，未注意患者保暖	−2		
		未向家属进行术后宣教或宣教不到位	−2		
		术后物品、耗材、仪器终末处置不规范	−2		
		垃圾未分类放置或处置不规范	−2		
		未及时进行室间清洁及消毒工作	−2		
综合评价（15分）	临床工作能力（11分）	手术操作流程不熟悉或应急处理配合不熟练	各−4		
		相关知识掌握不全	−3		
	态度及沟通（4分）	态度不认真、不严谨	−1		
		未关心患者或缺乏人文关怀	各−1		
		沟通不恰当	−1		
总分100分		扣分合计			
		最后得分			

六、椎间盘射频消融术护理配合流程及评分标准

流　程

准备

操作者准备：洗手，着装整齐，规范佩戴口罩、帽子及剂量仪。

评估：患者病情、合作程度、带入管道、带入药物及过敏史，以及术前医嘱执行情况。

患者准备：①与病房护士规范交接，核对患者身份、手术信息；②向患者做好解释、告知工作，询问二便情况及需求；③协助患者俯卧位，头部放置头垫防止面部受压，保证呼吸通畅；胸、腹、膝下各放置压力缓解防护垫，双手放于头部两侧；④妥善放置各种管道，连接心电监护仪，建立静脉通道，必要时吸氧。

用物准备：①物品准备，包括无菌手术包、记号笔及标尺、穿刺针、11号刀片、射频电极、负极板、3M敷贴及注射器（1 ml、5 ml、10 ml）；②药物准备，包括0.9%氯化钠溶液、利多卡因，必要时准备罗哌卡因、倍他米松、甲钴胺、地西泮、地塞米松、阿托品；③仪器准备，包括心电监护仪和射频消融机，必要时准备除颤仪。

术中配合

穿刺前：①严格执行术前三方核查并签字；②打开无菌手术包，合理摆放包内各种物品，按需向治疗盘内倒入0.9%氯化钠溶液；③协助术者穿手术衣，打开各种材料及物品；④协助术者消毒、铺巾，粘贴负极板，协助术者在透视下进行体表穿刺点定位和标识。

穿刺时：观察患者生命体征变化，做好应急处理准备并及时记录。

术中：①根据需要及时、准确递送各种耗材，使用后及时做好登记并粘贴标签；②协助术者连接射频消融仪并调节挡位及时间；③观察静脉补液情况，防止滴空；④严密监测患者生命体征，协助处理患者需求；⑤关注患者主诉，随时评估患者下肢肌力情况；⑥对于精神高度紧张患者，可遵医嘱给予地西泮，如患者出现呼吸困难、头晕、心慌等情况应立即报告手术医生并做好应急处理。

术毕：①手术完成拔除电极针后，协助术者按压穿刺口3～5 min后用3M敷贴包扎；②整理患者衣物；③及时、准确书写手术护理记录单。

宣教

患者宣教：①腰椎术后3天卧于硬板床休息，可卧床行双下肢锻炼，观察下肢活动情况及腰痛程度，第3天由专业医生指导进行腰背肌群功能锻炼；②颈椎术后取平卧位，暂不戴颈托，保持头部中立位，防止颈部左右移动，术后4～6 h协助戴颈托后可下床活动。

家属宣教：①协助患者卧床及轴线翻身；②注意观察患者穿刺口有无红、肿、热、痛等局部炎症反应，如发现异常及时告知医护人员。

整理

患者整理：①协助患者妥善过床；②妥善放置各种管道，注意保暖。

室间整理：①整理手术用物，分类处置各种垃圾；②整理手术间、手术床、仪器及设备，并做好终末处理；③湿式清洁并消毒手术间。

其他：①洗手，记录；②准确、及时收费。

补充说明

1．俯卧位时，给予低流量氧气吸入。对于疼痛不能耐受的患者，可遵医嘱给予药物进行疼痛干预。

2．腰椎术后3天卧于硬板床休息，可卧床行双下肢锻炼，观察下肢活动情况及腰痛程度。颈椎术后取平卧位，暂不戴颈托，保持头部中立位，防止颈部左右移动，术后4～6 h协助戴颈托后可下床活动。

3．三方核查单严格按照手术时间节点执行。

评分标准

项目		扣分细则	扣分值	实际扣分	备注
操作前（20分）	操作者仪态（3分）	着装不规范	−1		
		未洗手	−1		
		未戴口罩、帽子或佩戴不规范	−1		
	交接及评估（9分）	未与病房护士规范交接及核对患者信息	−2		
		未告知或未询问二便情况	−1		
		未评估患者病情、合作程度、带入药物及过敏史	各−2		
	术前准备（8分）	物品准备缺漏	−1		
		未协助术者进行体表穿刺点定位和标识	−2		
		未监测生命体征	−2		
		未建立静脉通道	−2		
		未注意保护患者隐私部位	−1		
操作过程（65分）	安全及舒适（8分）	未注意患者安全，未保暖	−2		
		未做好心理护理	−2		
		未按手术要求安置患者体位，未保护受压部位	−2		
		未规范执行三方核查	−2		
	无菌技术操作（15分）	未检查无菌包有效期	−1		
		打开无菌包不规范	−1		
		无菌持物桶、消毒液等未标明开启日期或日期书写不规范	−1		
		倒0.9%氯化钠溶液时未冲洗瓶口或液体溅出容器外	−2		
		打开一次性物品时未检查其有效期及气密性或打开方法错误	−2		
		药液抽取手法不规范	−1		
		协助穿手术衣或铺手术单时不规范或污染	−2		
		无菌物品过期或违反无菌原则	−5		
	术中配合及文书书写（30分）	未根据手术进程及时、准确递送手术耗材	−2		
		打开耗材时未查对效期或未检查密闭性	各−2		
		未协助术者连接射频消融仪并调节挡位及时间	−3		
		未评估患者耐受情况或未予对症处理	各−2		
		未关注补液情况或未及时补充液体	各−2		
		未监测患者生命体征，未评估患者下肢肌力情况，未发现患者呼吸困难、头晕、心慌等并给予应急处理	各−2		

（待 续）

（续　表）

<table>
<tr><th colspan="2">项目</th><th>扣分细则</th><th>扣分值</th><th>实际扣分</th><th>备注</th></tr>
<tr><td rowspan="9">操作过程
（65分）</td><td rowspan="3">术中配合及文书书写
（30分）</td><td>未遵医嘱正确使用药物</td><td>−2</td><td></td><td></td></tr>
<tr><td>未按要求进行耗材登记及条码粘贴不规范</td><td>−3</td><td></td><td></td></tr>
<tr><td>手术护理记录单书写不规范或缺漏</td><td>−2</td><td></td><td></td></tr>
<tr><td rowspan="6">术后患者安置及整理
（12分）</td><td>未有效协助医生进行包扎</td><td>−2</td><td></td><td></td></tr>
<tr><td>未协助患者安全过床，未注意患者保暖</td><td>−2</td><td></td><td></td></tr>
<tr><td>未向家属进行术后宣教或宣教不到位</td><td>−2</td><td></td><td></td></tr>
<tr><td>术后物品、耗材、仪器终末处置不规范</td><td>−2</td><td></td><td></td></tr>
<tr><td>垃圾未分类放置或处置不规范</td><td>−2</td><td></td><td></td></tr>
<tr><td>未及时进行室间清洁及消毒工作</td><td>−2</td><td></td><td></td></tr>
<tr><td rowspan="5">综合评价
（15分）</td><td rowspan="2">临床工作能力
（11分）</td><td>手术操作流程不熟悉或应急处理配合不熟练</td><td>各−4</td><td></td><td></td></tr>
<tr><td>相关知识掌握不全</td><td>−3</td><td></td><td></td></tr>
<tr><td rowspan="3">态度及沟通
（4分）</td><td>态度不认真、不严谨</td><td>−1</td><td></td><td></td></tr>
<tr><td>未关心患者或缺乏人文关怀</td><td>各−1</td><td></td><td></td></tr>
<tr><td>沟通不恰当</td><td>−1</td><td></td><td></td></tr>
<tr><td colspan="2" rowspan="2">总分100分</td><td>扣分合计</td><td></td><td></td><td></td></tr>
<tr><td>最后得分</td><td></td><td></td><td></td></tr>
</table>

七、气管/支气管支架植入术护理配合流程及评分标准

流 程

准备

操作者准备：洗手，着装整齐，规范佩戴口罩、帽子及剂量仪。

评估：患者病情、合作程度、术前禁食水情况、带入管道、带入药物及过敏史，以及术前医嘱执行情况。

患者准备：①与病房护士规范交接，核对患者身份和手术信息，取出义齿；②向患者做好解释、告知工作，询问二便情况及需求；③协助患者仰卧位，四肢正常伸直，颈下垫布单，头尽可能向后仰，经鼻导管吸氧；④妥善放置各种管道，连接心电监护仪，建立静脉通道。

用物准备：①物品准备，包括无菌手术包、气管扩张器械及附属导丝、支架、支架推送器、Cobra导管、单弯导管、牙垫、气管切开包、导丝及注射器（2 ml、5 ml、10 ml）；②药物准备，包括0.9%氯化钠溶液、利多卡因、4%去甲肾上腺素盐水溶液、液状石蜡及对比剂，必要时准备地西泮、地塞米松及阿托品；③仪器准备，包括心电监护仪、纤维支气管镜及负压吸引器，必要时准备除颤仪。

术中配合

植入前：①严格执行术前三方核查并签字；②打开无菌手术包，合理摆放包内各种物品，按需向治疗盘内倒入0.9%氯化钠溶液，向治疗碗分别倒入液状石蜡和4%去甲肾上腺素盐水溶液；③协助术者穿手术衣，打开各种材料及物品；④协助术者消毒、铺巾，协助术者连接纤维支气管镜并检测功能正常；⑤遵医嘱提前0.5 h给予2%利多卡因喷洒咽喉部，协助患者放好牙垫。

植入时：①根据需要及时、准确递送各种耗材，使用后及时做好登记并粘贴标签；②观察患者生命体征变化，及时记录；③观察静脉补液情况，防止滴空；④及时吸引口腔、鼻腔内分泌物，以免分泌物阻塞气道造成窒息；⑤放支架时注意监测患者呼吸、血氧饱和度、面色和咳嗽情况，及时发现支架脱落或堵塞气道并立即协助手术医生做应急处理。

术毕：①支架植入完成后，观察30 min，观察患者是否出现呼吸困难、脸色发绀等异常表现；②整理患者衣物；③及时、准确书写手术护理记录单。

宣教

患者宣教：①术后禁食水 4 h；②训练有效咳痰方法。

家属宣教：协助患者生活护理，注意观察有无呼吸困难、脸色发绀，如发现异常及时告知医护人员。

整理

患者整理：①协助患者妥善过床；②妥善放置各种管道，注意保暖。

室间整理：①整理手术用物，分类处置各种垃圾；②整理手术间、手术床、仪器及设备，并做好终末处理；③湿式清洁并消毒手术间。

其他：①洗手，记录；②准确、及时收费。

补充说明

1. 术前遵医嘱给予利多卡因注射液喷洒咽喉部，能够减轻术中纤维支气管镜通过时患者的不良反应。
2. 三方核查单严格按照手术时间节点执行。

评分标准

项目		扣分细则	扣分值	实际扣分	备注
操作前（20分）	操作者仪态（3分）	着装不规范	−1		
		未洗手	−1		
		未戴口罩、帽子或佩戴不规范	−1		
	交接及评估（9分）	未与病房护士规范交接及核对患者信息	−2		
		未告知或未询问二便情况	−1		
		未评估患者病情、合作程度、带入药物及过敏史	各−2		
	术前准备（8分）	物品准备缺漏	−1		
		未用利多卡因喷洒咽喉部	−2		
		未监测生命体征	−2		
		未建立静脉通道	−2		
		未注意保护患者隐私部位	−1		
操作过程（65分）	安全及舒适（8分）	未注意患者安全，未保暖	−2		
		未做好心理护理	−2		
		患者颈下未垫布单，头未尽可能向后仰	−2		
		未规范执行三方核查	−2		
	无菌技术操作（15分）	未检查无菌包有效期	−1		
		打开无菌包不规范	−1		
		无菌持物桶、消毒液等未标明开启日期或日期书写不规范	−1		
		倒0.9%氯化钠溶液时未冲洗瓶口或液体溅出容器外	−2		
		打开一次性物品时未检查其有效期及气密性或打开方法错误	−2		
		药液抽取手法不规范	−1		
		协助穿手术衣或铺手术单时不规范或污染	−2		
		无菌物品过期或违反无菌原则	−5		
	术中配合及文书书写（30分）	未根据手术进程及时、准确递送手术耗材	−2		
		打开耗材时未查对效期或未检查密闭性	各−2		
		未及时吸引口腔、鼻腔内分泌物	−3		
		未评估患者耐受情况或未予对症处理	各−2		
		未关注补液情况，未及时补充液体	各−2		
		未监测患者呼吸、血氧饱和度、面色和咳嗽情况，未及时发现支架脱落或堵塞气道等并给予应急处理	各−2		

（待　续）

（续　表）

<table>
<tr><th colspan="2">项目</th><th>扣分细则</th><th>扣分值</th><th>实际扣分</th><th>备注</th></tr>
<tr><td rowspan="9">操作过程
（65分）</td><td rowspan="3">术中配合及文书书写
（30分）</td><td>未遵医嘱正确使用药物</td><td>−2</td><td></td><td></td></tr>
<tr><td>未按要求进行耗材登记及条码粘贴不规范</td><td>−3</td><td></td><td></td></tr>
<tr><td>手术护理记录单书写不规范或缺漏</td><td>−2</td><td></td><td></td></tr>
<tr><td rowspan="6">术后患者安置及整理
（12分）</td><td>未有效协助医生进行包扎</td><td>−2</td><td></td><td></td></tr>
<tr><td>未协助患者安全过床，未注意患者保暖</td><td>−2</td><td></td><td></td></tr>
<tr><td>未向家属进行术后宣教或宣教不到位</td><td>−2</td><td></td><td></td></tr>
<tr><td>术后物品、耗材、仪器终末处置不规范</td><td>−2</td><td></td><td></td></tr>
<tr><td>垃圾未分类放置或处置不规范</td><td>−2</td><td></td><td></td></tr>
<tr><td>未及时进行室间清洁及消毒工作</td><td>−2</td><td></td><td></td></tr>
<tr><td rowspan="5">综合评价
（15分）</td><td rowspan="2">临床工作能力
（11分）</td><td>手术操作流程不熟悉或应急处理配合不熟练</td><td>各−4</td><td></td><td></td></tr>
<tr><td>相关知识掌握不全</td><td>−3</td><td></td><td></td></tr>
<tr><td rowspan="3">态度及沟通
（4分）</td><td>态度不认真、不严谨</td><td>−1</td><td></td><td></td></tr>
<tr><td>未关心患者或缺乏人文关怀</td><td>各−1</td><td></td><td></td></tr>
<tr><td>沟通不恰当</td><td>−1</td><td></td><td></td></tr>
<tr><td colspan="2" rowspan="2">总分100分</td><td>扣分合计</td><td></td><td></td><td></td></tr>
<tr><td>最后得分</td><td></td><td></td><td></td></tr>
</table>

八、消化道（食道）支架植入术护理配合流程及评分标准

流 程

准备

操作者准备：洗手，着装整齐，规范佩戴口罩、帽子及剂量仪。

评估：患者病情、合作程度、营养情况、有无脱水、术前禁食水情况、带入管道、药物及过敏史，以及术前医嘱执行情况。

患者准备：①与病房护士规范交接，核对患者身份和手术信息，取出义齿；②向患者做好解释、告知工作，询问二便情况及需求；③协助患者仰卧位，四肢正常伸直，颈下垫布单，头尽可能向后仰，经鼻导管吸氧；④妥善放置各种管道，连接心电监护仪，建立静脉通道。

用物准备：①物品准备，包括无菌手术包、医用咬口、导丝、C2造影管、导引导管、食管支架、食道球囊、压力泵、液状石蜡及注射器（5 ml、10 ml、20 ml）；②药物准备，包括0.9%氯化钠溶液、利多卡因及对比剂，必要时准备地塞米松和阿托品；③仪器准备，包括心电监护仪和负压吸引器，必要时准备除颤仪。

术中配合

植入前：①严格执行术前三方核查并签字；②打开无菌手术包，合理摆放包内各种物品，按需向治疗盘内倒入0.9%氯化钠溶液，向治疗碗倒入液状石蜡；③协助术者穿手术衣，打开各种材料及物品；④协助术者消毒、铺巾；⑤遵医嘱提前0.5 h给予利多卡因喷洒咽喉部行口咽表面麻醉，完成后协助患者放好医用咬口。

植入时：①根据需要及时、准确递送各种耗材，使用后及时做好登记并粘贴标签；②观察患者生命体征变化，及时记录；③观察静脉补液情况，防止滴空；④及时吸引口腔、鼻腔内分泌物，以免分泌物阻塞气道造成窒息；⑤放支架时注意监测患者呼吸、血氧饱和度、面色和咳嗽情况，及时发现支架脱落或胸痛并立即协助手术医生做应急处理。

术毕：①支架植入完成后，观察30 min，观察患者是否出现呛咳、胸痛等异常表现；②整理患者衣物；③及时、准确书写手术护理记录单。

宣教

患者宣教：①平卧休息24 h，24 h后改半坐卧位，术后4～6 h进食流食；②禁食冷饮、冷食，因其易导致支架收缩而发生移位、脱落。

家属宣教：协助患者生活护理，注意观察有无胸痛、进食困难、呕吐，如发现异常及时告知医护人员。

整理

患者整理：①协助患者妥善过床；②妥善放置各种管道，注意保暖。

室间整理：①整理手术用物，分类处置各种垃圾；②整理手术间、手术床、仪器及设备，并做好终末处理；③湿式清洁并消毒手术间。

其他：①洗手，记录；②准确、及时收费。

补充说明

1. 术前遵医嘱给予利多卡因喷洒咽喉部，能够减轻术中导管通过咽喉部时患者的不良反应。
2. 三方核查单严格按照手术时间节点执行。

评分标准

<table>
<tr><th colspan="2">项目</th><th>扣分细则</th><th>扣分值</th><th>实际扣分</th><th>备注</th></tr>
<tr><td rowspan="12">操作前
（20分）</td><td rowspan="3">操作者仪态
（3分）</td><td>着装不规范</td><td>−1</td><td></td><td></td></tr>
<tr><td>未洗手</td><td>−1</td><td></td><td></td></tr>
<tr><td>未戴口罩、帽子或佩戴不规范</td><td>−1</td><td></td><td></td></tr>
<tr><td rowspan="3">交接及评估
（9分）</td><td>未与病房护士规范交接及核对患者信息</td><td>−2</td><td></td><td></td></tr>
<tr><td>未告知或未询问二便情况</td><td>−1</td><td></td><td></td></tr>
<tr><td>未评估患者病情、合作程度、带入药物及过敏史</td><td>各−2</td><td></td><td></td></tr>
<tr><td rowspan="5">术前准备
（8分）</td><td>物品准备缺漏</td><td>−1</td><td></td><td></td></tr>
<tr><td>未提前0.5 h用利多卡因喷洒咽喉部</td><td>−2</td><td></td><td></td></tr>
<tr><td>未监测生命体征</td><td>−2</td><td></td><td></td></tr>
<tr><td>未建立静脉通道</td><td>−2</td><td></td><td></td></tr>
<tr><td>未注意保护患者隐私部位</td><td>−1</td><td></td><td></td></tr>
<tr><td rowspan="17">操作过程
（65分）</td><td rowspan="4">安全及舒适
（8分）</td><td>未注意患者安全，未保暖</td><td>−2</td><td></td><td></td></tr>
<tr><td>未做好心理护理</td><td>−2</td><td></td><td></td></tr>
<tr><td>患者颈下未垫布单，头未尽可能向后仰</td><td>−2</td><td></td><td></td></tr>
<tr><td>未规范执行三方核查</td><td>−2</td><td></td><td></td></tr>
<tr><td rowspan="8">无菌技术操作
（15分）</td><td>未检查无菌包有效期</td><td>−1</td><td></td><td></td></tr>
<tr><td>打开无菌包不规范</td><td>−1</td><td></td><td></td></tr>
<tr><td>无菌持物桶、消毒液等未标明开启日期或日期书写不规范</td><td>−1</td><td></td><td></td></tr>
<tr><td>倒0.9%氯化钠溶液时未冲洗瓶口或液体溅出容器外</td><td>−2</td><td></td><td></td></tr>
<tr><td>打开一次性物品时未检查其有效期及气密性或打开方法错误</td><td>−2</td><td></td><td></td></tr>
<tr><td>药液抽取手法不规范</td><td>−1</td><td></td><td></td></tr>
<tr><td>协助穿手术衣或铺手术单时不规范或污染</td><td>−2</td><td></td><td></td></tr>
<tr><td>无菌物品过期或违反无菌原则</td><td>−5</td><td></td><td></td></tr>
<tr><td rowspan="5">术中配合及文书书写
（30分）</td><td>未根据手术进程及时、准确递送手术耗材</td><td>−2</td><td></td><td></td></tr>
<tr><td>打开耗材时未查对效期或未检查密闭性</td><td>各−2</td><td></td><td></td></tr>
<tr><td>未及时吸引口腔、鼻腔内分泌物</td><td>−3</td><td></td><td></td></tr>
<tr><td>未评估患者耐受情况或未予对症处理</td><td>各−2</td><td></td><td></td></tr>
<tr><td>未关注补液情况或未及时补充液体</td><td>各−2</td><td></td><td></td></tr>
</table>

（待 续）

（续　表）

项目		扣分细则	扣分值	实际扣分	备注
操作过程（65分）	术中配合及文书书写（30分）	未监测患者呼吸、血氧饱和度、面色和咳嗽情况，未及时发现支架脱落或胸痛等并给予应急处理	各－2		
		未遵医嘱正确使用药物	－2		
		未按要求进行耗材登记及条码粘贴不规范	－3		
		手术护理记录单书写不规范或缺漏	－2		
	术后患者安置及整理（12分）	未有效协助医生进行包扎	－2		
		未协助患者安全过床，未注意患者保暖	－2		
		未向家属进行术后宣教或宣教不到位	－2		
		术后物品、耗材、仪器终末处置不规范	－2		
		垃圾未分类放置或处置不规范	－2		
		未及时进行室间清洁及消毒工作	－2		
综合评价（15分）	临床工作能力（11分）	手术操作流程不熟悉或应急处理配合不熟练	各－4		
		相关知识掌握不全	－3		
	态度及沟通（4分）	态度不认真、不严谨	－1		
		未关心患者或缺乏人文关怀	各－1		
		沟通不恰当	－1		
总分100分		扣分合计			
		最后得分			

九、胆道支架植入术护理配合流程及评分标准

流 程

准备

操作者准备：洗手，着装整齐，规范佩戴口罩、帽子及剂量仪。

评估：患者病情、合作程度、黄疸程度、皮肤是否有瘙痒破损、带入管道、带入药物及过敏史，以及术前医嘱执行情况。

患者准备：①与病房护士规范交接，核对患者身份和手术信息；②向患者做好解释、告知工作，询问二便情况及需求；③协助患者仰卧位，右上肢抱头或右上肢与躯干呈垂直摆放固定于托架上；④妥善放置各种管道，连接心电监护仪，建立静脉通道，必要时吸氧。

用物准备：①物品准备，包括无菌手术包、导丝、KMP造影导管、C2造影导管、胆道引流导管、胆道球囊、胆道支架、经皮导入器及注射器（5 ml、10 ml、20 ml）；②药物准备，包括0.9%氯化钠溶液、利多卡因及对比剂，必要时准备多巴胺、阿托品、曲马多、地塞米松及甲硝唑；③仪器准备，包括心电监护仪，必要时准备除颤仪和超声设备。

术中配合

植入前：①严格执行术前三方核查并签字；②遵医嘱给予镇痛药，开无菌手术包，合理摆放包内各种物品，按需向治疗盘内倒入0.9%氯化钠溶液和甲硝唑溶液；③协助术者穿手术衣，打开各种材料及物品；④协助术者消毒、铺巾。

植入时：①嘱其屏气，避免咳嗽及深呼吸，以免误刺胸膜腔；②观察患者生命体征变化，做好应急处理准备并及时记录；③根据需要及时、准确递送各种耗材，使用后及时做好登记并粘贴标签；④观察静脉补液情况，防止滴空；⑤严密监测患者生命体征，协助处理患者需求；⑥关注患者主诉，随时评估患者疼痛、出血情况并做好应急处理。

术毕：①协助医生固定穿刺口及引流管；②整理患者衣物；③及时、准确书写手术护理记录单。

宣教

患者宣教：①术后平卧6～8 h，告知患者翻身或活动时勿牵拉引流管，以免脱出；②引流袋低于穿刺口的位置，防止胆汁反流造成逆行感染。

家属宣教： 协助患者翻身，注意观察穿刺口有无渗血，患者有无疼痛、发热，如发现异常及时告知医护人员。

整理

患者整理： ①协助患者妥善过床；②妥善放置各种管道，注意保暖。
室间整理： ①整理手术用物，分类处置各种垃圾；②整理手术间、手术床、仪器及设备，并做好终末处理；③湿式清洁并消毒手术间。
其他： ①洗手，记录；②准确、及时收费。

补充说明

1. 右上肢尽量选择舒适姿势摆放。对于烦躁、体弱的患者，应适当给予约束，防止其坠床或影响手术进程。
2. 术中严格无菌操作，术前0.5 h严格消毒手术室间。
3. 三方核查单严格按照手术时间节点执行。
4. 穿刺胆道后，胆汁容易顺着穿刺道外渗到皮肤外，刺激性疼痛强烈，应提前遵医嘱术前0.5 h给予镇痛药，术中适当加用镇痛药，并做好心理护理和安抚工作。

评分标准

项目		扣分细则	扣分值	实际扣分	备注
操作前（20分）	操作者仪态（3分）	着装不规范	−1		
		未洗手	−1		
		未戴口罩、帽子或佩戴不规范	−1		
	交接及评估（9分）	未与病房护士规范交接及核对患者信息	−2		
		未告知或未询问二便情况	−1		
		未评估患者病情、合作程度、黄疸程度、皮肤瘙痒及完整性、带入药物，以及过敏史	各−1		
	术前准备（8分）	物品准备缺漏	−1		
		未遵医嘱给予镇痛药	−2		
		未监测生命体征	−2		
		未建立静脉通道	−2		
		未注意保护患者隐私部位	−1		
操作过程（65分）	安全及舒适（8分）	未注意患者安全，未保暖	−2		
		未做好心理护理	−2		
		未按手术要求安置患者体位，未适当约束右上肢	−2		
		未规范执行三方核查	−2		
	无菌技术操作（15分）	未检查无菌包有效期	−1		
		打开无菌包不规范	−1		
		无菌持物桶、消毒液等未标明开启日期或日期书写不规范	−1		
		倒0.9%氯化钠溶液时未冲洗瓶口或液体溅出容器外	−2		
		打开一次性物品时未检查其有效期及气密性或打开方法错误	−2		
		药液抽取手法不规范	−1		
		协助穿手术衣或铺手术单时不规范或污染	−2		
		无菌物品过期或违反无菌原则	−5		
	术中配合及文书书写（30分）	未根据手术进程及时、准确递送手术耗材	−2		
		打开耗材时未查对效期或未检查密闭性	各−2		
		未嘱患者屏气、避免咳嗽及深呼吸	−3		
		未评估患者耐受情况或未予对症处理	各−2		
		未关注补液情况或未及时补充液体	各−2		

（待 续）

（续　表）

项目		扣分细则	扣分值	实际扣分	备注
操作过程（65分）	术中配合及文书书写（30分）	未监测患者生命体征或未评估患者疼痛及出血情况并给予应急处理	各−3		
		未遵医嘱正确使用药物	−2		
		未按要求进行耗材登记及条码粘贴不规范	−3		
		手术护理记录单书写不规范或缺漏	−2		
	术后患者安置及整理（12分）	未有效协助医生进行包扎	−2		
		未协助患者安全过床，未注意患者保暖	−2		
		未向家属进行术后宣教或宣教不到位	−2		
		术后物品、耗材、仪器终末处置不规范	−2		
		垃圾未分类放置或处置不规范	−2		
		未及时进行室间清洁及消毒工作	−2		
综合评价（15分）	临床工作能力（11分）	手术操作流程不熟悉或应急处理配合不熟练	各−4		
		相关知识掌握不全	−3		
	态度及沟通（4分）	态度不认真、不严谨	−1		
		未关心患者或缺乏人文关怀	各−1		
		沟通不恰当	−1		
总分100分		扣分合计			
		最后得分			

十、泌尿系支架植入术护理配合流程及评分标准

流 程

准备

操作者准备： 洗手，着装整齐，规范佩戴口罩、帽子及剂量仪。

评估： 患者病情、肾功能、合作程度、带入管道、带入药物及过敏史，以及术前医嘱执行情况。

患者准备： ①与病房护士规范交接，核对患者身份和手术信息；②向患者做好解释、告知工作，询问二便情况及需求；③协助患者仰卧位，双手臂置于床边并用托手板妥善固定，注意保暖；④妥善放置各种管道，连接心电监护仪，建立静脉通道，必要时吸氧。

用物准备： ①物品准备，包括无菌手术包、导丝、交换导丝、穿刺针、穿刺鞘、Cobra导管、8F长鞘、微导管、微导丝、支架系统、球囊导管、压力泵、高压注射器、连接管及注射器（2 ml、5 ml、10 ml）；②药物准备，包括肝素钠稀释液（0.9%氯化钠溶液500 ml＋肝素钠3000 U）、利多卡因及对比剂，必要时准备阿托品、曲马多、地塞米松及罂粟碱；③仪器准备，包括心电监护仪，必要时准备除颤仪和超声设备。

术中配合

植入前： ①严格执行术前三方核查并签字；②遵医嘱给予镇痛药，开无菌手术包，合理摆放包内各种物品，按需向治疗盘内倒入肝素钠稀释液；③协助术者穿手术衣，打开各种材料及物品；④协助术者消毒、铺巾。

植入时： 观察患者生命体征变化，做好应急处理准备并及时记录。

术中： ①根据需要及时、准确递送各种耗材，使用后及时做好登记并粘贴标签；②必要时遵医嘱予全身肝素化并记录时间及用量，及时追加肝素，观察静脉补液情况，防止滴空；③严密监测患者生命体征，协助处理患者需求；④球囊扩张时警惕血管破裂、球囊破裂等并发症，支架释放时警惕有无血管痉挛、支架移位、急性支架内血栓形成，做好应急处理；⑤观察有无对比剂过敏并做好应急处理。

术毕： ①协助术者进行加压包扎；②整理患者衣物；③及时、准确书写手术护理记录单。

宣教

患者宣教：①术后遵医嘱保持术侧肢体制动；②少量多次饮水，病情许可时，24 h内饮水量勿少于2000 ml，以促进对比剂排出；③遵医嘱按时、按剂量服用抗凝药物，定期复查。

家属宣教：①协助患者完成生活需求；②如发现穿刺口渗血、血肿，以及对比剂过敏等不适，及时告知医护人员。

整理

患者整理：①协助患者妥善过床；②妥善放置各种管道，注意保暖。

室间整理：①整理手术用物，分类处置各种垃圾；②整理手术间、手术床、仪器及设备，并做好终末处理；③湿式清洁并消毒手术间。

其他：①洗手，记录；②准确、及时收费。

补充说明

1. 导管路径：股动脉—靶动脉—靶动脉狭窄段。
2. 一般情况下，选择左上肢建立静脉通道；经左上肢动脉穿刺时，选择右上肢建立静脉通道。
3. 术中执行口头药物医嘱时，必须向手术医生复述药名、剂量及用法，确保无误后方可应用，并保留空安瓿以备术后再次核对，同时做好记录。
4. 三方核查单严格按照手术时间节点执行。

评分标准

项目		扣分细则	扣分值	实际扣分	备注
操作前（20分）	操作者仪态（3分）	着装不规范（含未佩戴剂量仪）	−1		
		未洗手	−1		
		未戴口罩、帽子或佩戴不规范	−1		
	交接及评估（9分）	未与病房护士规范交接及核对患者信息	−2		
		未告知或未询问二便情况	−1		
		未评估患者病情、意识及合作程度、皮肤准备、带入管道、带入药物，以及药物过敏史	各−1		
	术前准备（8分）	物品准备缺漏	−1		
		管道处置不规范	−1		
		未监测生命体征或吸氧不规范	各−1		
		未建立静脉通道	−2		
		未注意保护患者隐私部位	−2		
操作过程（65分）	安全及舒适（8分）	未注意患者安全，未保暖	−2		
		未做好心理护理	−2		
		未按手术要求安置患者体位或未用托手板妥善固定双上肢	−2		
		未规范执行三方核查	−2		
	无菌技术操作（15分）	未检查无菌包有效期	−1		
		打开无菌包不规范	−1		
		无菌持物桶、消毒液等未标明开启日期或日期书写不规范	−1		
		倒0.9%氯化钠溶液时未冲洗瓶口或液体溅出容器外	−2		
		打开一次性物品时未检查其有效期及气密性或打开方法错误	−2		
		药液抽取手法不规范	−1		
		协助穿手术衣或铺手术单时不规范或污染	−2		
		无菌物品过期或违反无菌原则	−5		
	术中护理配合及文书书写（30分）	未根据手术进程及时、准确递送手术耗材	−2		
		打开耗材时未查对效期或未检查密闭性	各−2		
		未记录肝素化时间和用量，或未按需遵医嘱追加肝素	各−2		
		未及时发现对比剂过敏反应并应急处理	−2		

（待 续）

（续　表）

项目		扣分细则	扣分值	实际扣分	备注
操作过程（65分）	术中护理配合及文书书写（30分）	未关注输液情况或未及时补充液体	各－2		
		未正确执行口头药物医嘱	－3		
		未及时发现血管破裂、球囊破裂、血管痉挛、支架移位、急性血栓形成等或未有效配合应急处理	各－2		
		未按要求进行耗材登记及条码粘贴不规范	－3		
		手术护理记录单书写不规范或缺漏	－2		
	术后患者安置及整理（12分）	未有效协助医生进行加压包扎	－2		
		未协助患者安全过床，未注意患者保暖	－2		
		未向家属进行术后宣教或宣教不到位	－2		
		术后物品、耗材、仪器终末处置不规范	－2		
		垃圾未分类放置或处置不规范	－2		
		未及时进行室间清洁及消毒工作	－2		
综合评价（15分）	临床工作能力（11分）	手术操作流程不熟悉或应急处理配合不熟练	各－4		
		相关知识掌握不全	－3		
	态度及沟通（4分）	态度不认真、不严谨	－1		
		未关心患者或缺乏人文关怀	各－1		
		沟通不恰当	－1		
总分100分		扣分合计			
		最后得分			

十一、放射性粒子植入术护理配合流程及评分标准

流 程

准备

操作者准备：洗手，着装整齐，规范佩戴口罩、帽子及剂量仪。

评估：患者病情、合作程度、心理状况、带入药物及过敏史，以及术前医嘱执行情况。

患者准备：①与病房护士规范交接，核对患者身份和手术信息；②向患者做好解释、告知工作，询问二便情况及需求；③协助患者取便于手术操作的体位，适当予以体位支撑和约束，嘱患者在CT或超声定位后不要转动身体，注意保暖，保护患者隐私部位，在非治疗的放射敏感部位（如甲状腺）予以铅毯覆盖；④妥善放置各种管道，连接心电监护仪，建立静脉通道。

用物准备：①物品准备，包括无菌手术包、穿刺套件、11号无菌刀片、粒子植入针、^{125}碘粒子消毒包及注射器（5 ml、10 ml）；②药物准备，包括0.9%氯化钠溶液和利多卡因，必要时准备地塞米松、阿托品、曲马多及蛇毒血凝酶注射液；③仪器准备，包括心电监护仪和粒子监测仪，必要时准备除颤仪。

术中配合

植入前：①严格执行术前三方核查并签字；②打开无菌手术包，合理摆放包内各种物品，与术者核对^{125}碘粒子数量；③协助术者穿手术衣，打开各种材料及物品；④协助术者消毒、铺巾，协助术者在透视下进行体表穿刺点定位和标识。

植入时：观察患者生命体征变化，做好应急处理准备并及时记录。

术中：①根据需要及时、准确递送各种耗材，使用后及时做好登记并粘贴标签；②穿刺定位时嘱患者憋气，穿刺完及时让患者正常呼吸；③观察静脉补液情况，防止滴空；④严密监测患者生命体征，协助处理患者需求；⑤关注患者主诉，及时发现患者疼痛、呼吸困难、出血等情况并做好应急处理。

术毕：①与术者核对植入粒子数量无误后协助包扎穿刺点；②整理患者衣物；③及时、准确书写手术护理记录单。

宣教

患者宣教：①术后卧床休息2 h，24 h内避免大幅度活动，尽量避免剧烈咳嗽或用力排便；②告知患者穿戴防护用品（如铅衣）的目的和注意事项。

家属宣教：①注意观察患者穿刺口是否渗血、疼痛并及时告知医生；②告知穿戴防护用品（如铅衣）的目的和注意事项。

整理

患者整理：①协助患者妥善过床；②妥善放置各种管道，注意保暖。

室间整理：①整理手术用物，分类处置各种垃圾；②整理手术间、手术床、仪器及设备，做好终末处理；③湿式清洁并消毒手术间。

其他：①洗手，记录；②准确、及时收费。

补充说明

1. 充分做好术前宣教，恰当的心理护理可减轻患者的紧张、焦虑情绪。
2. 术后粒子植入部位覆盖铅毯，可有效降低辐射量。安排患者住带卫生间的单人间，限制陪护；若需家属陪同，尽量不要站在粒子植入的一侧，粒子植入后6个月内避免接触孕妇及未成年人。
3. 各项护理操作尽量集中进行，动作轻柔，必要时使用防护用具，哺乳期、孕期护士不参与此类患者的护理。
4. 如发现放射性粒子外泄事故时，应立即将外泄的放射性粒子收集到储源瓶或铅容器，并联系相关单位回收，禁止直接用手操作。
5. 三方核查单严格按照手术时间节点执行。

评分标准

项目		扣分细则	扣分值	实际扣分	备注
操作前（20分）	操作者仪态（3分）	着装不规范	−1		
		未洗手	−1		
		未戴口罩、帽子或佩戴不规范	−1		
	交接及评估（9分）	未与病房护士规范交接及核对患者信息	−2		
		未告知或未询问二便情况	−1		
		未评估患者病情、合作程度、带入药物及过敏史	各−2		
	术前准备（8分）	物品准备缺漏	−1		
		未保护性覆盖铅毯	−2		
		未监测生命体征	−2		
		未建立静脉通道	−2		
		未注意保护患者隐私部位	−1		
操作过程（65分）	安全及舒适（8分）	未注意患者安全，未保暖	−2		
		未做好心理护理	−2		
		未按手术要求安置患者体位，未适当保护或约束	−2		
		未规范执行三方核查	−2		
	无菌技术操作（15分）	未检查无菌包有效期	−1		
		打开无菌包不规范	−1		
		无菌持物桶、消毒液等未标明开启日期或日期书写不规范	−1		
		倒0.9%氯化钠溶液时未冲洗瓶口或液体溅出容器外	−2		
		打开一次性物品时未检查其有效期及气密性或打开方法错误	−2		
		药液抽取手法不规范	−1		
		协助穿手术衣或铺手术单时不规范或污染	−2		
		无菌物品过期或违反无菌原则	−5		
	术中配合及文书书写（30分）	未根据手术进程及时、准确递送手术耗材	−2		
		打开耗材时未查对效期或未检查密闭性	各−2		
		穿刺定位时未嘱患者憋气	−3		
		未评估患者耐受情况或未予对症处理	各−2		
		未关注补液情况或未及时补充液体	各−2		

（待　续）

（续　表）

项目		扣分细则	扣分值	实际扣分	备注
操作过程（65分）	术中配合及文书书写（30分）	未监测患者生命体征，未评估患者疼痛、呼吸困难、出血等情况等并给予应急处理	各−3		
		未遵医嘱正确使用药物	−2		
		未按要求进行耗材登记及条码粘贴不规范	−3		
		手术护理记录单书写不规范或缺漏	−2		
	术后患者安置及整理（12分）	未清点粒子数量	−2		
		未协助患者安全过床，未注意患者保暖	−2		
		未向家属进行术后宣教或宣教不到位	−2		
		术后物品、耗材、仪器终末处置不规范	−2		
		垃圾未分类放置或处置不规范	−2		
		未及时进行室间清洁及消毒工作	−2		
综合评价（15分）	临床工作能力（11分）	手术操作流程不熟悉或应急处理配合不熟练	各−4		
		相关知识掌握不全	−3		
	态度及沟通（4分）	态度不认真、不严谨	−1		
		未关心患者或缺乏人文关怀	各−1		
		沟通不恰当	−1		
总分100分		扣分合计			
		最后得分			

十二、经皮穿刺肝肿物冷冻消融术护理配合流程及评分标准

流 程

准备

操作者准备： 洗手，着装整齐，规范佩戴口罩、帽子及剂量仪。

评估： 患者病情、合作程度、带入管道、带入药物及过敏史，以及术前医嘱执行情况。

患者准备： ①与病房护士规范交接，核对患者身份和手术信息；②向患者做好解释、告知工作，询问二便情况及需求；③协助患者取平卧位，手臂放于身体两侧托手板上，注意保暖；④妥善放置各种管道，连接心电监护仪，建立静脉通道。

用物准备： ①物品准备，包括无菌手术包、冷冻微波消融针、剪刀、弯盘、输液用具、氩氦气装置及注射器、（5 ml、10 ml），必要时准备热水和温度计；②药物准备，包括0.9%氯化钠溶液、利多卡因、肾上腺素、地塞米松及10%葡萄糖溶液，必要时准备阿托品；③仪器准备，包括心电监护仪和冷冻微波消融机，必要时准备除颤仪。

术中配合

穿刺前： ①严格执行术前三方核查并签字；②打开无菌手术包，合理摆放包内各种物品，按需向治疗盘内倒入0.9%氯化钠溶液；③协助术者穿手术衣，打开冷冻微波消融机，将冷冻微波消融针递给术者；④协助术者戴机头罩及铅挡板罩，消毒、铺巾。

穿刺时： 观察患者生命体征变化，做好应急处理准备并及时记录。

术中： ①根据需要及时、准确递送各种耗材，使用后及时做好登记并粘贴标签；②协助术者调节冷冻微波消融机参数；③观察静脉补液情况，防止滴空；④严密监测患者生命体征，协助处理患者需求；⑤关注患者主诉，如术区皮肤感觉及不良反应；⑥如患者出现冷感强烈等情况，协助术者给予热敷并做好应急处理。

术毕： ①协助术者对穿刺口进行包扎；②整理患者衣物；③及时、准确书写手术护理记录单。

宣教

患者宣教： ①24 h内心电监护；②嘱患者保持穿刺部位清洁、干燥；③避免进食生冷、刺激性食物。

家属宣教： 患者卧床期间，注意观察穿刺口有无渗血、血肿等，如发现异常及时报告医护人员。

整理

患者整理： ①协助患者妥善过床；②妥善放置各种管道，注意保暖。

室间整理： ①整理手术用物，分类处置各种垃圾；②整理手术间、手术床、仪器及设备，并做好终末处理；③湿式清洁并消毒手术间。

其他： ①洗手，记录；②准确、及时收费。

补充说明

1．注意患者保暖，留意患者主诉并观察其有无发抖、冷汗、咳嗽、咯血等表现。对于不能配合的患者，入室后必要时可给予适当约束固定。

2．注意热水复温时的无菌操作要求及温度要求，与手术医生保持充分的沟通协作。

3．三方核查单严格按照手术时间节点执行。

评分标准

项目		扣分细则	扣分值	实际扣分	备注
操作前（20分）	操作者仪态（3分）	着装不规范	−1		
		未洗手	−1		
		未戴口罩、帽子或佩戴不规范	−1		
	交接及评估（9分）	未与病房护士规范交接及核对患者信息	−2		
		未告知或未询问二便情况	−1		
		未评估患者病情、合作程度、带入药物及过敏史	各−2		
	术前准备（8分）	物品准备缺漏	−1		
		未协助术者进行体表穿刺点定位和标识	−2		
		未监测生命体征	−2		
		未建立静脉通道	−2		
		未注意保护患者隐私部位	−1		
操作过程（65分）	安全及舒适（8分）	未注意患者安全，未保暖	−2		
		未做好心理护理	−2		
		未按手术要求安置患者体位，未适当保护或约束	−2		
		未规范执行三方核查	−2		
	无菌技术操作（15分）	未检查无菌包有效期	−1		
		打开无菌包不规范	−1		
		无菌持物桶、消毒液等未标明开启日期或日期书写不规范	−1		
		倒0.9%氯化钠溶液时未冲洗瓶口或液体溅出容器外	−2		
		打开一次性物品时未检查其有效期及气密性或打开方法错误	−2		
		药液抽取手法不规范	−1		
		协助穿手术衣或铺手术单时不规范或污染	−2		
		无菌物品过期或违反无菌原则	−5		
	术中配合及文书书写（30分）	未根据手术进程及时、准确递送手术耗材	−2		
		打开耗材时未查对效期或未检查密闭性	各−2		
		未开启冷冻微波消融机或未协助术者调节冷冻微波消融机参数	各−2		
		未关注患者主诉并评估患者耐受情况或未予对症处理	各−2		

（待 续）

（续　表）

项目		扣分细则	扣分值	实际扣分	备注
操作过程（65分）	术中配合及文书书写（30分）	未关注补液情况或未及时补充液体	各−2		
		未监测患者生命体征，复温时提供的热水未注意无菌，水温不恰当	各−2		
		未遵医嘱正确使用药物	−2		
		未按要求进行耗材登记及条码粘贴不规范	−2		
		手术护理记录单书写不规范或缺漏	−2		
	术后患者安置及整理（12分）	未有效协助医生进行包扎	−2		
		未协助患者安全过床，未注意患者保暖	−2		
		未向家属进行术后宣教或宣教不到位	−2		
		术后物品、耗材、仪器终末处置不规范	−2		
		垃圾未分类放置或处置不规范	−2		
		未及时进行室间清洁及消毒工作	−2		
综合评价（15分）	临床工作能力（11分）	手术操作流程不熟悉或应急处理配合不熟练	各−4		
		相关知识掌握不全	−3		
	态度及沟通（4分）	态度不认真、不严谨	−1		
		未关心患者或缺乏人文关怀	各−1		
		沟通不恰当	−1		
总分100分		扣分合计			
		最后得分			

十三、经皮穿刺肝肿物微波治疗护理配合流程及评分标准

流 程

准备

操作者准备： 洗手，着装整齐，规范佩戴口罩、帽子及剂量仪。

评估： 患者病情、合作程度、带入管道、带入药物及过敏史，以及术前医嘱执行情况。

患者准备： ①与病房护士规范交接，核对患者身份和手术信息；②向患者做好解释、告知工作，询问二便情况及需求；③协助患者仰卧，对患者全身进行检查，排除检查治疗过程中金属异物的干扰；④嘱患者四肢正常伸直，行保护性约束，注意保暖；⑤妥善放置各种管道，连接心电监护仪，建立静脉通道，吸氧。

用物准备： ①物品准备，包括无菌手术包、一次性微波消融针、三通、连接管、输液器及注射器（2 ml、5 ml、10 ml）；②药物准备，包括0.9%氯化钠溶液、利多卡因、肾上腺素及地塞米松，必要时准备多巴胺、阿托品、地佐辛及右美托咪定；③仪器准备，包括心电监护仪和微波消融机，必要时准备除颤仪。

术中配合

穿刺前： ①严格执行术前三方核查并签字；②打开无菌手术包，合理摆放包内各种物品，按需向治疗盘内倒入0.9%氯化钠溶液；③协助术者穿手术衣、确定皮肤穿刺点、进针途径，打开微波消融机，将微波消融针递给术者；④消毒、铺巾。

穿刺时： 观察患者生命体征变化，做好应急处理准备并及时记录。

术中： ①根据需要及时、准确递送各种耗材，使用后及时做好登记并粘贴标签；②协助术者调节微波消融机参数；③观察静脉补液情况，防止滴空；④严密监测患者生命体征，协助处理患者需求，关注患者主诉；⑤如患者出现疼痛强烈等情况，协助术者给予镇痛并做好应急处理。

术毕： ①协助术者对穿刺口进行包扎；②整理患者衣物；③及时、准确书写手术护理记录单。

宣教

患者宣教： ①24 h内心电监护，避免深呼吸；②保持穿刺部位清洁、干燥；③避免进食生冷、刺激性食物。

家属宣教： 患者卧床期间，注意观察穿刺口有无渗血、血肿及腹痛，发现异常及时报告医护人员。

整理

患者整理：①协助患者妥善过床；②妥善放置各种管道，注意保暖。

室间整理：①整理手术用物，分类处置各种垃圾；②整理手术间、手术床、仪器及设备，并做好终末处理；③湿式清洁并消毒手术间。

其他：①洗手，记录；②准确、及时收费。

补充说明

1. 对于不能配合的患者，入室后必要时可给予适当约束固定。

2. 治疗结束后，先叮嘱患者平静呼吸后屏气，协助医生边消融边退针以凝固针道，防止出血及避免针道种植的可能。

3. 三方核查单严格按照手术时间节点执行。

评分标准

项目		扣分细则	扣分值	实际扣分	备注
操作前（20分）	操作者仪态（3分）	着装不规范	－1		
		未洗手	－1		
		未戴口罩、帽子或佩戴不规范	－1		
	交接及评估（9分）	未与病房护士规范交接及核对患者信息	－2		
		未告知或未询问二便情况	－1		
		未评估患者病情、合作程度、带入药物及过敏史	各－2		
	术前准备（8分）	物品准备缺漏	－1		
		未妥善处理各种管道，未排除金属异物	－2		
		未监测生命体征	－2		
		未建立静脉通道	－2		
		未注意保护患者隐私部位	－1		
操作过程（65分）	安全及舒适（8分）	未注意患者安全，未保暖	－2		
		未做好心理护理	－2		
		未按手术要求安置患者体位，未适当保护或约束	－2		
		未规范执行三方核查	－2		
	无菌技术操作（15分）	未检查无菌包有效期	－1		
		打开无菌包不规范	－1		
		无菌持物桶、消毒液等未标明开启日期或日期书写不规范	－1		
		倒0.9%氯化钠溶液时未冲洗瓶口或液体溅出容器外	－2		
		打开一次性物品时未检查其有效期及气密性或打开方法错误	－2		
		药液抽取手法不规范	－1		
		协助穿手术衣或铺手术单时不规范或污染	－2		
		无菌物品过期或违反无菌原则	－5		
	术中配合及文书书写（30分）	未根据手术进程及时、准确递送手术耗材	－2		
		打开耗材时未查对效期或未检查密闭性	各－2		
		未开启微波消融机或未协助术者调节微波消融机参数	各－2		
		未协助术者确定皮肤穿刺点及进针途径或未监测患者生命体征	各－2		

（待　续）

（续　表）

项目		扣分细则	扣分值	实际扣分	备注
操作过程（65分）	术中配合及文书书写（30分）	未关注补液情况或未及时补充液体	各−2		
		未关注患者主诉，未评估患者耐受情况或未予对症处理	各−2		
		未遵医嘱正确使用药物	−2		
		未按要求进行耗材登记及条码粘贴不规范	−2		
		手术护理记录单书写不规范或缺漏	−2		
	术后患者安置及整理（12分）	未有效协助医生进行包扎	−2		
		未协助患者安全过床，未注意患者保暖	−2		
		未向家属进行术后宣教或宣教不到位	−2		
		术后物品、耗材、仪器终末处置不规范	−2		
		垃圾未分类放置或处置不规范	−2		
		未及时进行室间清洁及消毒工作	−2		
综合评价（15分）	临床工作能力（11分）	手术操作流程不熟悉或应急处理配合不熟练	各−4		
		相关知识掌握不全	−3		
	态度及沟通（4分）	态度不认真、不严谨	−1		
		未关心患者或缺乏人文关怀	各−1		
		沟通不恰当	−1		
总分100分		扣分合计			
		最后得分			

十四、经皮穿刺肝肿物射频消融术护理配合流程及评分标准

流 程

准备

操作者准备： 洗手，着装整齐，规范佩戴口罩、帽子及剂量仪。

评估： 患者病情、意识、合作程度、皮肤准备、带入管道、带入药物及过敏史。

患者准备： ①与病房护士规范交接，核对患者身份和手术信息；②向患者做好解释、告知工作，询问二便情况及需求；③协助患者平卧位，贴负极板，手臂放于身体两侧托手板上，注意保暖；④妥善放置各种管道，连接心电监护仪，建立静脉通道，必要时吸氧。

用物准备： ①物品准备，包括无菌手术包、穿刺针、射频针、负极板、消毒液及注射器等一次性无菌物品；②药物准备，包括利多卡因、地西泮、盐酸布桂嗪、肾上腺素、地塞米松、0.9%氯化钠溶液及10%葡萄糖溶液；③仪器准备，包括射频消融机、彩色多普勒B超机、氧气装置、负压吸引装置及心电监护仪，必要时准备除颤仪。

术中配合

穿刺前： ①严格执行术前三方核查并签字；②打开无菌手术包，合理摆放包内各种物品，治疗盘内倒入0.9%氯化钠溶液；③协助术者穿手术衣，打开各种材料及物品；④协助术者消毒、铺巾。

穿刺时： 做好患者心理护理，观察患者生命体征变化，做好应急处理准备并及时记录。

术中： ①严密监测生命体征，保持静脉通道通畅；②根据需要递送各种耗材，必要时协助医生查看和处理图像。

术毕： ①协助包扎伤口；②整理患者衣物；③及时、准确书写手术护理记录单。

宣教

患者宣教： ①遵医嘱术后卧床24 h，并进行生命体征监测；②嘱患者保持穿刺部位清洁、干燥；③避免进食生冷、刺激性食物。

家属宣教： 协助患者卧床，注意观察患者穿刺口有无渗血、血肿。

整理

患者整理：①协助患者妥善过床，检查穿刺口有无渗血；②妥善放置各管道，注意保暖。

室间整理：①整理手术用物，分类处置各种垃圾；②整理手术间和手术仪器、设备，并做好终末处理；③湿式清洁并消毒手术间。

其他：①洗手，记录；②准确、及时收费。

补充说明

1．注意患者保暖，留意患者主诉并观察其有无寒战、出冷汗、咳嗽、咯血等表现。对于不能配合的患者，入室后必要时可给予适当约束固定。

2．做好充分术前宣教，尽可能减轻患者的紧张、焦虑情绪。

3．严格遵守无菌原则，掌握基本的影像学知识，关注术者的操作进展，注意患者血压和心率变化，及时做出相应处理。

4．对于危重患者或转运途中存在风险的患者，必须由医护人员护送回病区。

评分标准

项目		扣分细则	扣分值	实际扣分	备注
操作前（20分）	操作者仪态（3分）	着装不规范（含未佩戴剂量仪）	−1		
		未洗手	−1		
		未戴口罩、帽子或佩戴不规范	−1		
	交接及评估（8分）	未与病房护士规范交接及核对患者信息	−2		
		未告知或未询问二便情况	−1		
		未评估患者病情、意识、合作程度、皮肤准备、带入管道，以及药物过敏史	各−1		
	术前准备（9分）	物品准备缺漏	−1		
		未按需吸氧及贴负极板	各−1		
		未监测生命体征	−2		
		未建立静脉通道	−2		
		未注意保护患者隐私部位	−2		
操作过程（65分）	安全及舒适（8分）	未注意患者安全，未保暖	−2		
		未做好心理护理	−2		
		未按要求摆放患者体位	−2		
		未规范执行三方核查	−2		
	无菌技术操作（15分）	未检查无菌包有效期	−1		
		打开无菌包不规范	−1		
		无菌持物桶、消毒液等未标明开启日期或日期书写不规范	−1		
		倒0.9%氯化钠溶液时未冲洗瓶口或液体溅出容器外	−2		
		打开一次性物品时未检查其有效期及气密性或打开方法错误	−2		
		药液抽取手法不规范	−1		
		协助穿手术衣或铺手术单时不规范或污染	−2		
		无菌物品过期或违反无菌原则	−5		
	术中护理配合及文书书写（30分）	未关注补液情况	−2		
		未根据手术进程及时、准确递送手术耗材	−2		
		打开耗材时未查对效期或未检查密闭性	各−2		
		未及时发现病情变化或未有效配合应急处理	各−3		
		未检查射频仪性能或未做好患者呼吸指导	各−3		
		未关注患者疼痛主诉并给予相应处理	−2		

（待 续）

（续　表）

项目		扣分细则	扣分值	实际扣分	备注
操作过程（65分）	术中护理配合及文书书写（30分）	术中未按规范执行口头医嘱	−3		
		未按要求进行耗材登记及条码粘贴不规范	−3		
		手术护理记录单书写不规范或缺漏	−2		
	术后患者安置及整理（12分）	未有效协助医生行穿刺口止血	−2		
		未协助患者安全过床，未注意患者保暖	−2		
		未向患者及家属进行术后宣教或宣教不到位	−2		
		术后物品、耗材、仪器终末处置不规范	−2		
		垃圾未分类放置或处置不规范	−2		
		未及时进行室间清洁及消毒工作	−2		
综合评价（15分）	临床工作能力（11分）	手术操作流程不熟悉或应急处理配合不熟练	各−4		
		相关知识掌握不全	−3		
	态度及沟通（4分）	态度不认真、不严谨	−1		
		未关心患者或缺乏人文关怀	各−1		
		沟通不恰当	−1		
总分100分		扣分合计			
		最后得分			

十五、经皮肝穿刺胆道引流术（PTCD）护理配合流程及评分标准

流 程

准备

操作者准备： 洗手，着装整齐，规范佩戴口罩、帽子及剂量仪。

评估： 患者病情、意识、合作程度、皮肤准备及带入管道。

患者准备： ①与病房护士规范交接，核对患者身份、手术信息及影像学资料等；②向患者和家属做好解释、告知工作，询问二便情况及需求；③患者常规取平卧位，根据患者病变部位协助安放双手位置，嘱患者不要转动躯体及屈曲四肢，注意保暖；④妥善放置各种管道，连接心电监护仪，建立静脉通道，必要时吸氧。

用物准备： ①物品准备，包括无菌手术包、穿刺针、0.035″超滑导丝、球囊扩张导管、引流导管、引流袋及一次性注射器等无菌物品；②药物准备，包括利多卡因、地塞米松、对比剂、0.9%氯化钠溶液、盐酸哌替啶、异丙嗪及阿托品，必要时准备吗啡；③仪器准备，包括心电监护仪、吸引器及吸氧装置、抢救车及除颤仪。

术中配合

穿刺前： ①严格执行术前三方核查并签字；②打开无菌手术包，合理摆放包内各种物品；③协助术者消毒、铺巾。

穿刺时： ①嘱患者平静呼吸状态下屏气，避免咳嗽及深呼吸，以免误刺入胸膜腔导致气胸或血气胸；②做好患者心理护理及配合，观察患者生命体征变化，做好应急处理。

术中： ①根据需要递送各种耗材；②保持静脉通道通畅，观察生命体征变化，记录引流液性状，并遵医嘱留取标本送检。

术毕： ①协助医生进行穿刺口消毒及包扎，引流管妥善固定并进行标识；②整理患者衣物；③及时、准确书写手术护理记录单。

宣教

患者宣教： ①遵医嘱术后禁食、水2 h，平卧休息6 h，避免增加腹压；②遵医嘱给予补液、止血、抗炎、保肝利胆等治疗；③做好管道知识宣教；④指导术后饮食遵循少食多餐原则，多摄入蔬菜、水果等，并嘱咐患者增加饮水量，以冲洗尿液中的胆盐。

家属宣教： 协助观察引流液的颜色、量及性状，注意预防导管滑脱。

整理

患者整理：①协助患者妥善过床，检查穿刺处敷料无渗血、管道无脱落且固定在位；②注意保暖。

室间整理：①整理手术用物，分类处置各种垃圾；②整理手术间、手术床、仪器及设备，并做好终末处理；③湿式清洁并消毒手术间。

其他：①洗手，记录；②准确、及时收费。

补充说明

1．患者体位摆放：若为右肝管或胆总管狭窄，则做右腋下穿刺，患者需将右上肢上举抱头或给予搁手架外展，手下垫小软枕以保持体位；若为左肝管狭窄或阻塞做剑突下穿刺，患者的双手放于身体两侧即可。

2．术中出现寒战、烦躁不安或气促，考虑为胆道刺激征，立即暂停操作，遵医嘱给予地塞米松静脉推注、异丙嗪肌内注射等治疗可缓解。

3．患者由于经皮肝穿刺及球囊扩张梗阻部位，会出现不同程度的疼痛，手术开始时遵医嘱给予盐酸哌替啶 50 mg 或吗啡 10 mg 肌内注射预防疼痛。

4．告知患者引流管的重要性，避免脱落。指导患者引流袋固定位置需低于引流管皮肤出口 30 cm 以上，以防逆行感染。

评分标准

<table>
<tr><th colspan="2">项目</th><th>扣分细则</th><th>扣分值</th><th>实际扣分</th><th>备注</th></tr>
<tr><td rowspan="12">操作前
（20分）</td><td rowspan="3">操作者仪态
（3分）</td><td>着装不规范（含未佩戴剂量仪）</td><td>−1</td><td></td><td></td></tr>
<tr><td>未洗手</td><td>−1</td><td></td><td></td></tr>
<tr><td>未戴口罩、帽子或佩戴不规范</td><td>−1</td><td></td><td></td></tr>
<tr><td rowspan="3">交接及评估
（8分）</td><td>未与病房护士规范交接及核对患者信息</td><td>−2</td><td></td><td></td></tr>
<tr><td>未告知或未询问二便情况</td><td>−1</td><td></td><td></td></tr>
<tr><td>未评估患者病情、意识、合作程度、皮肤准备、带入管道</td><td>各−1</td><td></td><td></td></tr>
<tr><td rowspan="5">术前准备
（9分）</td><td>物品准备缺漏</td><td>−1</td><td></td><td></td></tr>
<tr><td>未按需吸氧及呼吸指导</td><td>各−1</td><td></td><td></td></tr>
<tr><td>未监测生命体征</td><td>−2</td><td></td><td></td></tr>
<tr><td>未建立静脉通道</td><td>−2</td><td></td><td></td></tr>
<tr><td>未注意保护患者隐私部位</td><td>−2</td><td></td><td></td></tr>
<tr><td rowspan="17">操作过程
（65分）</td><td rowspan="4">安全及舒适
（8分）</td><td>未注意患者安全，未保暖</td><td>−2</td><td></td><td></td></tr>
<tr><td>未做好心理护理</td><td>−2</td><td></td><td></td></tr>
<tr><td>未按要求摆放患者体位</td><td>−2</td><td></td><td></td></tr>
<tr><td>未规范执行三方核查</td><td>−2</td><td></td><td></td></tr>
<tr><td rowspan="8">无菌技术操作
（15分）</td><td>未检查无菌包有效期</td><td>−1</td><td></td><td></td></tr>
<tr><td>打开无菌包不规范</td><td>−1</td><td></td><td></td></tr>
<tr><td>无菌持物桶、消毒液等未标明开启日期或日期书写不规范</td><td>−1</td><td></td><td></td></tr>
<tr><td>倒0.9%氯化钠溶液时未冲洗瓶口或液体溅出容器外</td><td>−2</td><td></td><td></td></tr>
<tr><td>打开一次性物品时未检查其有效期及气密性或打开方法错误</td><td>−2</td><td></td><td></td></tr>
<tr><td>药液抽取手法不规范</td><td>−1</td><td></td><td></td></tr>
<tr><td>协助穿手术衣或铺手术单时不规范或污染</td><td>−2</td><td></td><td></td></tr>
<tr><td>无菌物品过期或违反无菌原则</td><td>−5</td><td></td><td></td></tr>
<tr><td rowspan="5">术中护理配合及文书书写
（30分）</td><td>未关注补液情况</td><td>−2</td><td></td><td></td></tr>
<tr><td>未根据手术进程及时、准确递送手术耗材</td><td>−2</td><td></td><td></td></tr>
<tr><td>打开耗材时未查对效期，未检查密闭性</td><td>−2</td><td></td><td></td></tr>
<tr><td>未及时发现病情变化或未有效配合应急处理</td><td>各−2</td><td></td><td></td></tr>
<tr><td>未再次指导告知患者术中呼吸配合或未关注患者呼吸情况</td><td>各−2</td><td></td><td></td></tr>
</table>

（待　续）

（续 表）

项目		扣分细则	扣分值	实际扣分	备注
操作过程（65分）	术中护理配合及文书书写（30分）	未关注患者疼痛主诉并给予相应处理	−2		
		未妥善固定引流管或未关注引流液性状	各−2		
		未按要求送检标本	−2		
		术中未按规范执行口头医嘱	−3		
		未按要求进行耗材登记及条码粘贴不规范	−3		
		手术护理记录单书写不规范或缺漏	−2		
	术后患者安置及整理（12分）	未有效协助医生行穿刺口止血或规范固定管道	−2		
		未协助患者安全过床，未注意患者保暖	−2		
		未向患者及家属进行术后宣教或宣教不到位	−2		
		术后物品、耗材、仪器终末处置不规范	−2		
		垃圾未分类放置或处置不规范	−2		
		未及时进行室间清洁及消毒工作	−2		
综合评价（15分）	临床工作能力（11分）	手术操作流程不熟悉或应急处理配合不熟练	各−4		
		相关知识掌握不全	−3		
	态度及沟通（4分）	态度不认真、不严谨	−1		
		未关心患者或缺乏人文关怀	各−1		
		沟通不恰当	−1		
总分100分		扣分合计			
		最后得分			

十六、膈下脓肿穿刺引流术护理配合流程及评分标准

流 程

准备

操作者准备：洗手，着装整齐，规范佩戴口罩、帽子及剂量仪。

评估：患者病情、意识、合作程度、皮肤准备及带入管道。

患者准备：①与病房护士规范交接，核对患者身份、手术信息及影像学资料等；②向患者和家属做好解释、告知工作，询问二便情况及需求；③指导患者平卧位并注意保暖，告知患者在穿刺时平静呼吸，避免剧烈咳嗽和深呼吸；④妥善安置各种管道，连接心电监护仪，建立静脉通道，必要时吸氧。

用物准备：①物品准备，包括无菌手术包、穿刺针、导管、导丝、血管鞘及一次性无菌注射器等物品；②药物准备，包括利多卡因、对比剂、地塞米松及地西泮（遵医嘱），必要时准备阿托品和间羟胺；③仪器准备，包括心电监护仪。

术中配合

穿刺前：①严格执行术前三方核查并签字；②打开无菌手术包，合理摆放包内各种物品；③再次向患者交代注意事项和术中可能出现的不适，必要时遵医嘱肌内注射地西泮 10 mg；④协助术者消毒、铺巾。

穿刺时：①指导患者平静呼吸，不能移动身体，以免误穿肝脏大血管导致内出血；②帮助术者在皮肤处固定穿刺针。

术中：①根据需要递送各种耗材；②保持静脉通道通畅，观察生命体征变化，记录引流液性状，并遵医嘱留取标本送检；③备好抗生素、0.9%氯化钠溶液等冲洗药物，协助医生抽吸药液及冲洗脓腔并观察患者是否有不适主诉，及时处理并发症。

术毕：①协助医生进行穿刺口消毒及包扎，有引流管妥善固定并进行标识；②整理患者衣物；③及时、准确书写手术护理记录单。

宣教

患者宣教：①术后遵医嘱卧床休息至少 6 h，监测生命体征；②术后应进食高热量、高维生素、优质蛋白、低脂肪饮食；③如停留引流管，要做好防脱管宣教。

家属宣教：①协助患者卧床；②注意观察患者有无腹痛、发热等情况，及时告知医护人员，警惕内出血的发生；③协助观察引流液的颜色，妥善固定导管。

整理

患者整理： ①协助患者妥善过床，检查导管是否通畅，防止打折、扭曲并进行标识；②做好保暖工作。

室间整理： ①整理手术用物，分类处置各种垃圾；②整理手术间、手术床、仪器及设备，并做好终末处理；③湿式清洁并消毒手术间。

其他： ①洗手，记录；②准确、及时收费。

补充说明

1. 术中协助医生冲洗脓腔时注意压力不宜过大，防止压力过大脓肿破裂而造成炎症扩散和出血，准确记录冲洗液用量。

2. 穿刺过程中局部疼痛：由于包膜被穿刺引起，疼痛评分<3分可暂时观察，疼痛评分≥3分遵医嘱给予镇痛药。

3. 严格遵守无菌原则，掌握基本的影像学知识，在护理过程中关注术者的操作进展，及时发现并发症并做出必要的应急处理。

4. 三方核查单严格按照手术时间节点执行。

评分标准

<table>
<tr><th colspan="2">项目</th><th>扣分细则</th><th>扣分值</th><th>实际扣分</th><th>备注</th></tr>
<tr><td rowspan="11">操作前（20分）</td><td rowspan="3">操作者仪态（3分）</td><td>着装不规范（含未佩戴剂量仪）</td><td>−1</td><td></td><td></td></tr>
<tr><td>未洗手</td><td>−1</td><td></td><td></td></tr>
<tr><td>未戴口罩、帽子或佩戴不规范</td><td>−1</td><td></td><td></td></tr>
<tr><td rowspan="3">交接及评估（8分）</td><td>未与病房护士规范交接及核对患者信息</td><td>−2</td><td></td><td></td></tr>
<tr><td>未告知或未询问二便情况</td><td>−1</td><td></td><td></td></tr>
<tr><td>未评估患者病情、意识、合作程度、皮肤准备、带入管道</td><td>各−1</td><td></td><td></td></tr>
<tr><td rowspan="5">术前准备（9分）</td><td>物品准备缺漏</td><td>−1</td><td></td><td></td></tr>
<tr><td>未按需给予吸氧或未进行呼吸指导</td><td>各−1</td><td></td><td></td></tr>
<tr><td>未监测生命体征</td><td>−2</td><td></td><td></td></tr>
<tr><td>未建立静脉通道</td><td>−2</td><td></td><td></td></tr>
<tr><td>未注意保护患者隐私部位</td><td>−2</td><td></td><td></td></tr>
<tr><td rowspan="17">操作过程（65分）</td><td rowspan="4">安全及舒适（8分）</td><td>未注意患者安全，未保暖</td><td>−2</td><td></td><td></td></tr>
<tr><td>未做好心理护理</td><td>−2</td><td></td><td></td></tr>
<tr><td>未按要求摆放患者体位</td><td>−2</td><td></td><td></td></tr>
<tr><td>未规范执行三方核查</td><td>−2</td><td></td><td></td></tr>
<tr><td rowspan="8">无菌技术操作（15分）</td><td>未检查无菌包有效期</td><td>−1</td><td></td><td></td></tr>
<tr><td>打开无菌包不规范</td><td>−1</td><td></td><td></td></tr>
<tr><td>无菌持物桶、消毒液等未标明开启日期或日期书写不规范</td><td>−1</td><td></td><td></td></tr>
<tr><td>倒0.9%氯化钠溶液时未冲洗瓶口或液体溅出容器外</td><td>−2</td><td></td><td></td></tr>
<tr><td>打开一次性物品时未检查其有效期及气密性或打开方法错误</td><td>−2</td><td></td><td></td></tr>
<tr><td>药液抽取手法不规范</td><td>−1</td><td></td><td></td></tr>
<tr><td>协助穿手术衣或铺手术单时不规范或污染</td><td>−2</td><td></td><td></td></tr>
<tr><td>无菌物品过期或违反无菌原则</td><td>−5</td><td></td><td></td></tr>
<tr><td rowspan="5">术中护理配合及文书书写（30分）</td><td>未关注输液情况</td><td>−2</td><td></td><td></td></tr>
<tr><td>未根据手术进程及时、准确递送手术耗材</td><td>−2</td><td></td><td></td></tr>
<tr><td>打开耗材时未查对效期或未检查密闭性</td><td>−2</td><td></td><td></td></tr>
<tr><td>未及时发现病情变化或未有效配合应急处理</td><td>各−2</td><td></td><td></td></tr>
<tr><td>未再次指导告知患者术中呼吸配合或未关注患者呼吸情况</td><td>各−2</td><td></td><td></td></tr>
</table>

（待 续）

（续　表）

项目		扣分细则	扣分值	实际扣分	备注
操作过程（65分）	术中护理配合及文书书写（30分）	未关注患者疼痛主诉并给予相应处理	−2		
		未协助医生进行脓腔冲洗	−2		
		未妥善固定引流管或未关注引流液性状	−2		
		未按要求送检标本	−2		
		术中未按规范执行口头医嘱	−3		
		未按要求进行耗材登记及条码粘贴不规范	−3		
		手术护理记录单书写不规范或缺漏	−2		
	术后患者安置及整理（12分）	未有效协助医生行穿刺口止血	−2		
		未协助患者安全过床，未注意患者保暖	−2		
		未向患者及家属进行术后宣教或宣教不到位	−2		
		术后物品、耗材、仪器终末处置不规范	−2		
		垃圾未分类放置或处置不规范	−2		
		未及时进行室间清洁及消毒工作	−2		
综合评价（15分）	临床工作能力（11分）	手术操作流程不熟悉或应急处理配合不熟练	各−4		
		相关知识掌握不全	−3		
	态度及沟通（4分）	态度不认真、不严谨	1		
		未关心患者或缺乏人文关怀	各−1		
		沟通不恰当	−1		
总分100分		扣分合计			
		最后得分			

十七、肝囊肿硬化剂注射治疗护理配合流程及评分标准

流 程

准备

操作者准备：洗手，着装整齐，规范佩戴口罩、帽子及剂量仪。

评估：患者病情、意识、合作程度、皮肤准备、带入管道，以及是否对乙醇过敏。

患者准备：①与病房护士规范交接，核对患者身份和手术信息；②向患者做好解释、告知工作，询问二便情况及需求；③协助患者仰卧，右手置于头上，左上肢正常伸直，注意保暖；④妥善放置各种管道，连接心电监护仪，建立静脉通道，必要时吸氧。

用物准备：①物品准备，包括无菌手术包、18G穿刺针、经皮导入器、导丝、B超保护套、注射器（5 ml、10 ml、20 ml）、无菌手套及消毒液；②药物准备，包括利多卡因、0.9%氯化钠溶液、95%无水乙醇或硬化剂及对比剂，必要时准备阿托品和镇痛药；③仪器准备，包括心电监护仪和B超仪，必要时准备除颤仪和吸痰装置。

术中配合

穿刺前：①严格执行术前三方核查并签字；②打开无菌手术包，合理摆放包内各种物品，按需向治疗盘内倒入0.9%氯化钠溶液；③协助术者穿手术衣，打开各种材料及物品；④协助术者消毒、铺巾，戴无菌B超探头保护套。

穿刺时：①做好患者心理护理；②协助术者B超机面板的操作，观察患者生命体征变化，做好应急处理。

术中：①根据需要递送各种耗材，治疗碗内倒入95%无水乙醇，治疗时密切关注患者疼痛情况；②保持静脉通道通畅，严密监测患者生命体征。

术毕：①手术结束拔除穿刺针后，立即用碘伏消毒液消毒伤口，并用无菌纱布块按压穿刺部位5～10 min，协助术者对穿刺部位包扎；②观察患者是否出现生命体征的变化，如发现烦躁不安、面色苍白、冒冷汗等症状，应立即报告医生及时处理；③整理患者衣物；④及时、准确书写手术护理记录单。

宣教

患者宣教：术后遵医嘱卧床6 h，翻身时幅度不宜太大，避免引起术后活动性出血。

家属宣教：①协助患者卧床；②注意观察患者穿刺口渗血、血肿及乙醇过敏等并发症，如患者出现脉搏加快、血压下降、烦躁不安、面色苍白、冒冷汗等异常现象，及时报告医生。

整理

患者整理：①协助患者妥善过床，检查加压包扎绷带有无移位、穿刺口是否渗血；②妥善放置各种管道，注意保暖。

室间整理：①整理手术用物，分类处置各种垃圾；②整理手术间、手术床、仪器及设备，并做好终末处理；③湿式清洁并消毒手术间。

其他：①洗手，记录；②准确、及时收费。

补充说明

1．对于神志不清、烦躁及不能配合的患者，入室后必要时可给予适当约束固定。

2．对于清醒患者，要充分做好术前宣教，恰当的心理护理可减轻患者的紧张、焦虑情绪。

3．严格遵守无菌原则，掌握基本的影像学知识，在检查的过程中关注术者的操作进展，及时发现并发症并做出必要的应急处理。

4．对于危重患者或转运途中存在风险的患者，必须由医护人员护送回病区。

评分标准

项目		扣分细则	扣分值	实际扣分	备注
操作前（20分）	操作者仪态（3分）	着装不规范（含未佩戴剂量仪）	−1		
		未洗手	−1		
		未戴口罩、帽子或佩戴不规范	−1		
	交接及评估（9分）	未与病房护士规范交接及核对患者信息	−2		
		未告知或未询问二便情况	−1		
		未评估患者病情、意识、合作程度、皮肤准备、有无对乙醇过敏、带入管道	各−1		
	术前准备（8分）	物品准备缺漏	−1		
		未按需吸氧	−1		
		未监测生命体征	−2		
		未建立静脉通道	−2		
		未注意保护患者隐私部位	−2		
操作过程（65分）	安全及舒适（8分）	未注意患者安全，未保暖	−2		
		未做好心理护理	−2		
		未按要求摆放患者体位	−2		
		未规范执行三方核查	−2		
	无菌技术操作（15分）	未检查无菌包有效期	−1		
		打开无菌包不规范	−1		
		无菌持物桶、消毒液等未标明开启日期或日期书写不规范	−1		
		倒0.9%氯化钠溶液时未冲洗瓶口或液体溅出容器外	−2		
		打开一次性物品时未检查其有效期及气密性或打开方法错误	−2		
		药液抽取手法不规范	−1		
		协助穿手术衣或铺手术单时不规范或污染	−2		
		无菌物品过期或违反无菌原则	−5		
	术中护理配合及文书书写（30分）	未关注输液情况	−2		
		不了解手术进程或未根据手术进程及时递送手术耗材	−2		
		打开耗材时未查对效期或未检查密闭性	−2		
		未及时发现病情变化或未有效配合应急处理	各−3		
		未关注患者疼痛情况	−4		
		未协助医生使用B超仪或B超仪探头未使用无菌头套	各−3		

（待 续）

（续　表）

项目		扣分细则	扣分值	实际扣分	备注
操作过程（65分）	术中护理配合及文书书写（30分）	术中未按规范执行口头医嘱	−3		
		未按要求进行耗材登记及条码粘贴不规范	−3		
		手术护理记录单书写不规范或缺漏	−2		
	术后患者安置及整理（12分）	未有效协助医生止血	−2		
		未协助患者安全过床，未注意患者保暖	−2		
		未向患者及家属进行术后宣教或宣教不到位	−2		
		术后物品、耗材、仪器终末处置不规范	−2		
		垃圾未分类放置或处置不规范	−2		
		未及时进行室间清洁及消毒工作	−2		
综合评价（15分）	临床工作能力（11分）	手术操作流程不熟悉或应急处理配合不熟练	各−4		
		相关知识掌握不全	−3		
	态度及沟通（4分）	态度不认真、不严谨	−1		
		未关心患者或缺乏人文关怀	各−1		
		沟通不恰当	−1		
总分100分		扣分合计			
		最后得分			

十八、经皮穿刺肺活检术护理配合流程及评分标准

流 程

准备

操作者准备：洗手，着装整齐，规范佩戴口罩、帽子及剂量仪。

评估：患者病情、意识、合作程度、皮肤准备、药物过敏史及带入管道。

患者准备：①与病房护士规范交接，核对患者身份和手术信息；②向患者做好解释、告知工作，询问二便情况及需求；③协助患者仰卧，双手置于头下，注意保暖；④妥善放置各种管道，连接心电监护仪，建立静脉通道，低流量吸氧。

用物准备：①物品准备，包括无菌手术包、活检针、活检枪、病理标本检验袋、组织固定液、注射器（5 ml、10 ml）、定位纸、无菌手套及消毒液，必要时准备库珀引流套件和胸腔引流装置；②药物准备，包括止血药物（遵医嘱），必要时准备阿托品；③仪器准备，包括心电监护仪和除颤仪。

术中配合

穿刺前：①严格执行术前三方核查并签字；②协助技师将标记贴于病灶层面皮肤，经CT下扫描图像确定穿刺的最佳层面并做标记，给予患者吸氧；③打开无菌手术包，合理摆放包内各种物品；④协助术者穿手术衣，打开各种材料及物品；⑤协助术者消毒、铺巾；⑥指导患者术中正确呼吸和屏气。

穿刺时：做好患者心理护理，观察患者生命体征变化，做好应急处理准备并及时记录。

术中：①根据需要递送各种耗材；②保持静脉通道通畅，必要时协助医生查看和处理图像；③再次告知患者术中呼吸配合；④严密监测患者生命体征，协助完成标本的采集。

术毕：①手术结束拔除穿刺针后，立即用碘伏消毒液消毒伤口，并用无菌纱布块按压穿刺部位5～10 min，协助术者包扎穿刺部位；②观察患者是否出现呼吸急促、咳嗽、咳痰（痰的颜色、量、性状），局部平扫复查观察有无并发症（气胸或出血）发生；③整理患者衣物；④收取病理标本的人员详细交接标本做好记录；⑤及时、准确书写手术护理记录单。

宣教

患者宣教：术后卧床24 h，避免剧烈咳嗽以免增加胸腔压力引起气胸，不宜做剧烈运动。

家属宣教：①协助患者卧床；②注意观察患者穿刺口有无渗血、血肿，如患者出现胸闷、憋气、胸痛、面色苍白、四肢湿冷、心率加快、血压下降等症状，及时报告医生。

整理

患者整理：①协助患者妥善过床，检查加压包扎绷带有无移位、穿刺口是否渗血；②妥善放置各种管道，注意保暖。

室间整理：①整理手术用物，分类处置各种垃圾；②整理手术间、手术床、仪器及设备，并做好终末处理；③湿式清洁并消毒手术间。

其他：①洗手，记录；②准确、及时收费。

补充说明

1．穿刺前做好术前宣教及心理护理。

2．术前指导患者进行保持体位的练习并对患者进行屏气训练。采用平静呼吸后屏气，屏气时间尽量在10 s以上，每次吸气程度一致，以利于体表定位。

3．在检查过程中关注术者的操作进展，及时发现并发症并做出必要的应急处理。

评分标准

项目		扣分细则	扣分值	实际扣分	备注
操作前（20分）	操作者仪态（3分）	着装不规范（含未佩戴剂量仪）	−1		
		未洗手	−1		
		未戴口罩、帽子或佩戴不规范	−1		
	交接及评估（9分）	未与病房护士规范交接及核对患者信息	−2		
		未告知或未询问二便情况	−1		
		未评估患者病情、意识、合作程度、皮肤准备、药物过敏史、带入管道	各−1		
	术前准备（8分）	物品准备缺漏	−1		
		未按要求吸氧	−1		
		未监测生命体征	−2		
		未建立静脉通道	−2		
		未注意保护患者隐私部位	−2		
操作过程（65分）	安全及舒适（8分）	未注意患者安全，未保暖	−1		
		未做好心理护理	−1		
		未按要求摆放患者体位或未进行呼吸指导	各−2		
		未规范执行三方核查	−2		
	无菌技术操作（15分）	未检查无菌包有效期	−1		
		打开无菌包不规范	−1		
		无菌持物桶、消毒液等未标明开启日期或日期书写不规范	−1		
		倒0.9%氯化钠溶液时未冲洗瓶口或液体溅出容器外	−2		
		打开一次性物品时未检查其有效期及气密性或打开方法错误	−2		
		药液抽取手法不规范	−1		
		协助穿手术衣或铺手术单时不规范或污染	−2		
		无菌物品过期或违反无菌原则	−5		
	术中护理配合及文书书写（30分）	未关注输液情况	−2		
		未根据手术进程及时、准确递送手术耗材	−2		
		打开耗材时未查对效期或未检查密闭性	−2		
		未及时发现病情变化或未有效配合应急处理	各−3		
		未再次指导患者呼吸配合或未关注患者呼吸情况	各−2		

（待 续）

（续　表）

项目		扣分细则	扣分值	实际扣分	备注
操作过程（65分）	术中护理配合及文书书写（30分）	未配合做好病理标本的留取及送检	各−3		
		术中未按规范执行口头医嘱	−3		
		未按要求进行耗材登记及条码粘贴不规范	−3		
		手术护理记录单书写不规范或缺漏	−2		
	术后患者安置及整理（12分）	未有效协助医生行穿刺口止血	−2		
		未协助患者安全过床，未注意患者保暖	2		
		未向患者及家属进行术后宣教或宣教不到位	−2		
		术后物品、耗材、仪器终末处置不规范	−2		
		垃圾未分类放置或处置不规范	−2		
		未及时进行室间清洁及消毒工作	−2		
综合评价（15分）	临床工作能力（11分）	手术操作流程不熟悉或应急处理配合不熟练	各−4		
		相关知识掌握不全	−3		
	态度及沟通（4分）	态度不认真、不严谨	−1		
		未关心患者或缺乏人文关怀	各−1		
		沟通不恰当	−1		
总分100分		扣分合计			
		最后得分			

十九、输卵管介入治疗护理配合流程及评分标准

流　程

准备

操作者准备: 洗手，着装整齐，规范佩戴口罩、帽子及剂量仪。

评估: 患者病情、合作程度、月经情况、带入药物、凝血指标，以及人类免疫缺陷病毒（human immunodeficiency virus，HIV）、乙型肝炎病毒（hepatitis B virus，HBV）、丙型肝炎病毒（hepatitis C virus，HCV）等检查结果。

患者准备: ①与病房护士规范交接，核对患者身份和手术信息；②询问患者月经情况，向患者做好解释、告知工作，询问二便情况及需求；③协助患者摆好术中所需体位（截石位），注意保暖和保护患者隐私部位；④连接心电监护仪，建立或维持静脉通道通畅。

用物准备: ①物品准备，包括无菌输卵管造影手术包、5F侧孔直造影导管、泥鳅150 cm超滑导丝、C2型输卵管造影导管及附件、窥阴器、专用通水管或导尿管、截石位专用体位垫、专用床卡扣固定、无菌镊子盅、无菌手套、碘伏消毒液、注射器（1 ml、2 ml、5 ml、10 ml）及20 ml液状石蜡；②药物准备，包括0.9%氯化钠溶液、罂粟乙碘化油、阿托品、氢吗啡酮、昂丹司琼及对比剂；③仪器准备，包括心电监护仪、臭氧治疗仪及可移动无影灯。

术中配合

检查前: ①严格执行术前三方核查并签字；②打开无菌手术包，合理摆放包内各种物品，治疗盘内倒入0.9%氯化钠溶液；③协助术者穿手术衣，打开各种材料及物品；④协助术者消毒、铺巾，注意保护隐私及保暖；⑤调节无影灯方向（直对会阴处）。

术中: ①根据造影结果确定堵塞部位，留好影像资料，按需准备好臭氧治疗仪，配合术者操作臭氧治疗仪，采集臭氧气体；②根据需要递送各种耗材，注意术中实时调节好无影灯照射位置，必要时协助医生查看和处理DSA影像；③仔细询问并倾听患者主诉，做好安慰和解释工作；④严密监测患者生命体征变化，术中操作易发生迷走神经反射或疼痛，做好应急处理。

术毕: ①治疗结束后，检查和清点手术器械，期间严密观察患者是否出现迷走神经反射、疼痛等并发症并做出应急处理；②整理患者衣物；③及时、准确书写手术护理记录单。

宣教

患者宣教: ①术后卧床休息，臀部需抬高15°，需保持仰卧位2 h，使打入体内的臭氧气体保持在盆腔内利于充分吸收和预防感染，同时防止臭氧气体进入腹腔，减少不适感；②2周内尽量休息，不能同房，至少1个月后方可考虑受孕。

家属宣教: ①协助患者卧床；②注意观察患者意识状态、会阴有无出血及疼痛或过敏等并发症；③饮食护理方面无特别，正常饮食即可。

整理

患者整理: ①协助患者妥善过床，检查操作部位有无出血；②整理好患者衣裤，保护患者隐私部位，注意保暖。

室间整理: ①整理手术用物，分类处置各种垃圾；②整理手术间、手术床、仪器及设备，并做好终末处理；③湿式清洁并消毒手术间。

其他: ①洗手，记录；②准确、及时收费。

补充说明

1．充分做好术前宣教，恰当的心理护理可减轻患者的紧张、焦虑情绪。

2．该类患者大多是年轻女性，应尽量安排女护士跟台，全程注意保护患者隐私部位。

3．一般行介入治疗需在月经干净后3～7天内，治疗后2周内避免同房，1个月内避免受孕。

评分标准

<table>
<tr><th colspan="2">项目</th><th>扣分细则</th><th>扣分值</th><th>实际扣分</th><th>备注</th></tr>
<tr><td rowspan="11">操作前
（20分）</td><td rowspan="3">操作者仪态
（3分）</td><td>着装不规范（含未佩戴剂量仪）</td><td>−1</td><td></td><td></td></tr>
<tr><td>未洗手</td><td>−1</td><td></td><td></td></tr>
<tr><td>未戴口罩、帽子或佩戴不规范</td><td>−1</td><td></td><td></td></tr>
<tr><td rowspan="3">交接及评估
（9分）</td><td>未与病房护士规范交接及核对患者信息</td><td>−2</td><td></td><td></td></tr>
<tr><td>未告知或未询问二便情况</td><td>−1</td><td></td><td></td></tr>
<tr><td>未评估患者病情、合作程度、月经情况、带入药物、凝血指标，以及HIV、HBV、HCV等检验检查结果</td><td>各−1</td><td></td><td></td></tr>
<tr><td rowspan="5">术前准备
（8分）</td><td>物品准备缺漏</td><td>−1</td><td></td><td></td></tr>
<tr><td>未检查无影灯是否正常</td><td>−1</td><td></td><td></td></tr>
<tr><td>未监测生命体征</td><td>−2</td><td></td><td></td></tr>
<tr><td>未建立静脉通道</td><td>−2</td><td></td><td></td></tr>
<tr><td>未注意保护患者隐私部位</td><td>−2</td><td></td><td></td></tr>
<tr><td rowspan="17">操作过程
（65分）</td><td rowspan="4">安全及舒适
（8分）</td><td>未注意患者安全，未保暖</td><td>−2</td><td></td><td></td></tr>
<tr><td>未做好心理护理</td><td>−2</td><td></td><td></td></tr>
<tr><td>未按要求放摆放患者体位</td><td>−2</td><td></td><td></td></tr>
<tr><td>未规范执行三方核查</td><td>−2</td><td></td><td></td></tr>
<tr><td rowspan="8">无菌技术操作
（15分）</td><td>未检查无菌包有效期</td><td>−1</td><td></td><td></td></tr>
<tr><td>打开无菌包不规范</td><td>−1</td><td></td><td></td></tr>
<tr><td>无菌持物桶、消毒液等未标明开启日期或日期书写不规范</td><td>−1</td><td></td><td></td></tr>
<tr><td>倒0.9%氯化钠溶液时未冲洗瓶口或液体溅出容器外</td><td>−2</td><td></td><td></td></tr>
<tr><td>打开一次性物品时未检查其有效期及气密性或打开方法错误</td><td>−2</td><td></td><td></td></tr>
<tr><td>药液抽取手法不规范</td><td>−1</td><td></td><td></td></tr>
<tr><td>协助穿手术衣或铺手术单时不规范或污染</td><td>−2</td><td></td><td></td></tr>
<tr><td>无菌物品过期或违反无菌原则</td><td>−5</td><td></td><td></td></tr>
<tr><td rowspan="5">术中护理配合及文书书写
（30分）</td><td>未关注输液情况</td><td>−2</td><td></td><td></td></tr>
<tr><td>不了解手术进程或未根据手术进程及时递送手术耗材</td><td>−2</td><td></td><td></td></tr>
<tr><td>打开耗材时未查对效期或未检查密闭性</td><td>−2</td><td></td><td></td></tr>
<tr><td>未及时发现病情变化或未有效配合应急处理</td><td>各−3</td><td></td><td></td></tr>
<tr><td>未按需配合医生使用臭氧仪</td><td>−4</td><td></td><td></td></tr>
</table>

（待 续）

（续 表）

<table>
<tr><th colspan="2">项目</th><th>扣分细则</th><th>扣分值</th><th>实际扣分</th><th>备注</th></tr>
<tr><td rowspan="11">操作过程
（65分）</td><td rowspan="5">术中护理配合及文书书写
（30分）</td><td>未实时根据治疗情况调整无影灯位置</td><td>−3</td><td></td><td></td></tr>
<tr><td>未关注术中患者阴道出血情况</td><td>−3</td><td></td><td></td></tr>
<tr><td>术中未按规范执行口头医嘱</td><td>−3</td><td></td><td></td></tr>
<tr><td>未按要求进行耗材登记及条码粘贴不规范</td><td>−3</td><td></td><td></td></tr>
<tr><td>手术护理记录单书写不规范或缺漏</td><td>−2</td><td></td><td></td></tr>
<tr><td rowspan="6">术后患者安置及整理
（12分）</td><td>未按要求清点器械等物品</td><td>−2</td><td></td><td></td></tr>
<tr><td>未协助患者安全过床，未注意患者保暖</td><td>−2</td><td></td><td></td></tr>
<tr><td>未向患者及家属进行术后宣教（尤其是术后体位指导）或宣教不到位</td><td>−2</td><td></td><td></td></tr>
<tr><td>术后物品、耗材、仪器终末处置不规范</td><td>−2</td><td></td><td></td></tr>
<tr><td>垃圾未分类放置或处置不规范</td><td>−2</td><td></td><td></td></tr>
<tr><td>未及时进行室间清洁及消毒工作</td><td>−2</td><td></td><td></td></tr>
<tr><td rowspan="5">综合评价
（15分）</td><td rowspan="2">临床工作能力
（11分）</td><td>手术操作流程不熟悉或应急处理配合不熟练</td><td>各−4</td><td></td><td></td></tr>
<tr><td>相关知识掌握不全</td><td>−3</td><td></td><td></td></tr>
<tr><td rowspan="3">态度及沟通
（4分）</td><td>态度不认真、不严谨</td><td>−1</td><td></td><td></td></tr>
<tr><td>未关心患者或缺乏人文关怀</td><td>各−1</td><td></td><td></td></tr>
<tr><td>沟通不恰当</td><td>−1</td><td></td><td></td></tr>
<tr><td colspan="2" rowspan="2">总分100分</td><td>扣分合计</td><td></td><td></td><td></td></tr>
<tr><td>最后得分</td><td></td><td></td><td></td></tr>
</table>

二十、输液港（Port）置入术护理配合流程及评分标准

流 程

准备

操作者准备：洗手，着装整齐，规范佩戴口罩、帽子及剂量仪。

评估：患者病情严重程度、意识状况、过敏史、合作程度、心理反应、皮肤准备，以及带入管道。

患者准备：①与病房护士规范交接，核对患者身份和手术信息；②向患者做好解释、告知工作，询问二便情况及需求；③协助患者仰卧，四肢正常伸直（如为手臂港则协助患者术侧肢体外展），嘱患者不要移动四肢，注意保暖；④妥善放置各种管道，连接心电监护仪，建立静脉通道。

用物准备：①物品准备，包括介入无菌手术包和输液港（配蝶形针），必要时准备150 cm亲水涂层导丝；无菌手术衣、无菌手套、小手术包、超声保护套（如使用超声仪引导穿刺）、注射器（5 ml、10 ml）、刀片、抗菌微乔线、纱布块数包、6 cm×7 cm自粘性无菌敷料、弹力胶布及消毒液；②药物准备，包括对比剂、0.9%氯化钠溶液及利多卡因，必要时准备地塞米松和阿托品等；③仪器准备，包括心电监护仪、超声仪、头架、中心吸氧装置及中心吸引装置等。

术中配合

穿刺前：①严格执行术前三方核查并签字；②打开无菌手术包，合理摆放包内各种物品，按需向治疗盘内倒入0.9%氯化钠溶液；③协助术者穿手术衣，打开各种材料及物品；④协助术者消毒、铺巾。

穿刺时：①做好患者心理护理，观察患者生命体征变化，做好应急处理准备并及时记录；②观察患者是否出现迷走神经反射、气胸、心律失常、心包积液等并发症并做出应急处理。

术中：①协助手术医生校准无影灯，根据需要正确递送各种耗材；②保持静脉通道通畅；③协助处理患者需求，动态评估患者手术切口是否疼痛；④严密监测患者生命体征，如出现异常积极配合处理。

术毕：①手术完成后，协助术者缝合手术切口并加压包扎；②观察患者是否出现迷走神经反射等并发症并做出应急处理；③整理患者衣物；④及时、准确书写手术护理记录单。

宣教

患者宣教：①术后平卧休息，保持伤口敷料干燥、清洁；②术侧肢体避免大幅度活动或提举重物。

家属宣教：①协助患者卧床；②注意观察患者穿刺口和囊袋有无渗血、血肿。

整理

患者整理：①协助患者妥善过床，检查加压包扎绷带有无移位、穿刺口是否渗血；②妥善放置各种管道，注意保暖。

室间整理：①整理手术用物，分类处置各种垃圾；②整理手术间、手术床、仪器及设备，并做好终末处理；③湿式清洁并消毒手术间。

其他：①洗手，记录；②准确、及时收费。

补充说明

1. 患者入室后要充分做好术前宣教，恰当的心理护理可减轻患者的紧张、焦虑情绪。

2. 严格遵守无菌原则，掌握基本的影像学知识，在检查过程中关注术者的操作进展，及时发现并发症并做出必要的应急处理。

3. 对于转运途中存在风险的患者，必须由医护人员护送回病房。

评分标准

项目		扣分细则	扣分值	实际扣分	备注
操作前（20分）	操作者仪态（3分）	着装不规范（含未佩戴剂量仪）	−1		
		未洗手	−1		
		未戴口罩、帽子或佩戴不规范	−1		
	交接及评估（9分）	未与病房护士规范交接及核对患者信息	−2		
		未告知或未询问二便情况	−1		
		未评估患者病情、意识、合作程度、皮肤准备、药物过敏史、带入管道	各−1		
	术前准备（8分）	物品准备缺漏	−1		
		未按要求吸氧	−1		
		未监测生命体征	−2		
		未建立静脉通道	−2		
		未注意保护患者隐私部位	−2		
操作过程（65分）	安全及舒适（8分）	未注意患者安全，未保暖	−1		
		未做好心理护理	−1		
		未按要求摆放患者体位	−2		
		未校对无影灯	−2		
		未规范执行三方核查	−2		
	无菌技术操作（15分）	未检查无菌包有效期	−1		
		打开无菌包不规范	−1		
		无菌持物桶、消毒液等未标明开启日期或日期书写不规范	−1		
		倒0.9%氯化钠溶液时未冲洗瓶口或液体溅出容器外	−2		
		打开一次性物品时未检查其有效期及气密性或打开方法错误	−2		
		药液抽取手法不规范	−1		
		协助穿手术衣或铺手术单时不规范或污染	−2		
		无菌物品过期或违反无菌原则	−5		
	术中护理配合及文书书写（30分）	未关注输液情况	−2		
		不了解手术进程或未根据手术进程及时递送手术耗材	−2		
		打开耗材时未查对效期，未检查密闭性	−2		
		未及时发现病情变化或未有效配合应急处理	各−3		

（待　续）

（续　表）

项目		扣分细则	扣分值	实际扣分	备注
操作过程（65分）	术中护理配合及文书书写（30分）	未使用超声仪器套或污染手术区域	各－2		
		未关注患者切口疼痛或未关注手术铺巾遮盖患者口鼻	各－3		
		术中未按规范执行口头医嘱	－3		
		未按要求进行耗材登记及条码粘贴不规范	－3		
		手术护理记录单书写不规范或缺漏	－2		
	术后患者安置及整理（12分）	未有效协助医生行穿刺口止血	－2		
		未协助患者安全过床，未注意患者保暖	－2		
		未向患者及家属进行术后宣教或宣教不到位	－2		
		术后物品、耗材、仪器终末处置不规范	－2		
		垃圾未分类放置或处置不规范	－2		
		未及时进行室间清洁及消毒工作	－2		
综合评价（15分）	临床工作能力（11分）	手术操作流程不熟悉或应急处理配合不熟练	各－4		
		相关知识掌握不全	－3		
	态度及沟通（4分）	态度不认真、不严谨	－1		
		未关心患者或缺乏人文关怀	各－1		
		沟通不恰当	－1		
总分100分		扣分合计			
		最后得分			

第五篇

儿 童 疾 病

第十四章　儿童先天性疾病类

一、左右心导管检查术护理配合流程及评分标准

流　程

准备

操作者准备：洗手，着装整齐，规范佩戴口罩、帽子及剂量仪。

评估：患儿病情、意识、合作程度、皮肤准备及带入管道。

患儿准备：①与病房护士规范交接，核对患儿身份和手术信息，以及一般检查结果，尤其要落实配血情况；②向患儿家属做好解释和告知工作；③在家长安抚、陪伴下协助麻醉师为患儿推注麻醉前用药，镇静后送入手术间；④患儿仰卧，双手上举至头部，勿影响术中射线照射心脏部位，同时将双手摆放在功能位置，适当约束；⑤颈后及臀部适当垫高并放铅垫防射线，暖风机保暖；⑥妥善放置各种管道，面罩吸氧，饱和度监测；⑦连接心电监护仪，建立静脉通道；⑧必要时气管插管呼吸机辅助呼吸。

用物准备：①物品准备，包括无菌手术包、三联三通、压力换能器、注射器（1 ml、10 ml）、一氧化碳、输液延长管、6F动脉鞘、6F MPA造影导管、漂浮导管及150 cm J头导丝，需造影时准备5F股动脉鞘、5F PIG造影导管及高压连接管；②药物准备，包括利多卡因、肝素钠稀释液（0.9%氯化钠溶液500 ml＋肝素钠3000 U）、间羟胺、阿托品及吸入用伊洛前列素溶液，必要时准备对比剂和甲泼尼龙琥珀酸钠；③仪器准备，包括心电监护仪、雾化吸入仪、血压血氧仪、除颤仪、血气分析仪、恒速泵、简易呼吸器、吸氧面罩、暖风机、中心负压吸引装置及吸痰管，必要时准备气管插管用物和呼吸机。

术中配合

穿刺前：①认真核对医嘱，严格执行术前三方核查并签字；②协助麻醉师推注麻醉药；③打开无菌手术包，合理摆放包内各种物品，按需向治疗盘内倒入肝素钠稀释液；④遵医嘱推注抗生素，必要时推注甲泼尼龙琥珀酸钠（按体重0.5 mg/kg给

药）；⑤协助术者穿手术衣，打开各种耗材并依次递给术者；⑥协助术者消毒、铺巾；⑦连接压力传感器，排气后校零；⑧协助漂浮导管内充入一氧化碳；⑨校准血气分析仪，准备1 ml注射器（肝素钠稀释液冲洗）；⑩协助准备对比剂、高压注射器及射线防护板。

穿刺时：观察患儿生命体征变化，做好应急处理准备并及时记录。

术中：①严密监测患儿生命体征，观察药物不良反应及可能的并发症；②根据需要递送各种耗材；③记录不同部位的压力并打印；④同时监测这些部位的血气分析；⑤遵医嘱给予吸入用伊洛前列素溶液后记录压力并取血进行行血气分析，同时注意吸药前后压力及血气变化；⑥必要时协助医生查看和处理图像，计算压力及血气分析结果；⑦必要时吸痰。

术毕：①造影完毕拔除鞘管；②协助按压穿刺口30 min后进行加压包扎；③观察患儿生命体征，注意穿刺肢体足部皮肤温度及足背动脉搏动情况；④整理患儿衣物；⑤及时、准确填写术中护理记录单。

宣教

患儿宣教：①术后卧床24 h；②遵医嘱保持术侧肢体制动并适当补液。

家属宣教：①协助患儿卧床，头偏向一侧；②注意观察患儿穿刺口有无渗血、血肿；③观察患儿皮肤有无泛红、皮疹、瘙痒情况；④注意患儿有无复视、谵妄、胡言乱语、躁动不安，如有异常及时报告医务人员。

整理

患儿整理：①协助将患儿妥善过床，检查加压包扎绷带有无移位、穿刺口是否渗血；②妥善放置各种管道，注意保暖。

室间整理：①整理手术用物，分类处置各种垃圾；②整理手术间、手术床、仪器及设备，并做好终末处理；③湿式清洁并消毒手术间。

其他：①洗手，记录；②准确、及时收费。

补充说明

1．导管路径

（1）股静脉—下腔静脉—右心房—右心室—肺动脉（测压、取血行血气分析）。

（2）股动脉—主动脉—左心室—左心房—肺静脉（在左心室或升主动脉造影，检测主动脉、左室及肺静脉压力并取血进行血气分析）。

2．4岁以内的幼儿容易对陌生人，尤其是医务人员产生恐惧，应在家长怀抱患儿时充分安抚其情绪后给予镇静药，镇静后抱入手术间进行手术，以免给患儿造成心理阴影。

3．对于较年长的儿童（5岁以上），要充分做好心理安抚，消除其恐惧后先镇静或直接带入手术间，由专人陪护患儿，直到全身麻醉药物发挥作用。

4．严格遵守无菌原则，掌握基本的影像学知识，在手术过程中关注术者的操作进展，及时发现并发症并做出必要的应急处理。

5．对于危重患儿或转运途中存在风险的患儿，必须由医护人员护送回病区。

6．三方核查单严格按照手术时间节点执行。

评分标准

项目		扣分细则	扣分值	实际扣分	备注
操作前（20分）	操作者仪态（3分）	着装不规范（含未佩戴剂量仪）	－1		
		未洗手	－1		
		未戴口罩、帽子或佩戴不规范	－1		
	交接及评估（7分）	未与病房护士规范交接及核对患儿信息	－2		
		未向患儿家属做好手术宣教	－1		
		未评估患儿病情、意识及合作程度、皮肤准备及带入管道、药物过敏史	各－1		
	术前准备（10分）	物品准备缺漏	－1		
		未及时面罩吸氧	－1		
		未按需准备一氧化碳和吸入用伊洛前列素溶液	各－1		
		未监测生命体征	－2		
		未建立静脉通道	－2		
		未给予暖风机保暖	－2		
操作过程（65分）	安全及舒适（8分）	未对患儿四肢进行适当约束	－1		
		患儿双手摆放不当	－1		
		颈后及臀部未适当垫高	－2		
		约束带过紧或过松	－2		
		未规范执行三方核查	－2		
	无菌技术操作（15分）	未检查无菌包有效期	－1		
		打开无菌包不规范	－1		
		无菌持物桶、消毒液等未标明开启日期或日期书写不规范	－1		
		倒0.9%氯化钠溶液时未冲洗瓶口或液体溅出容器外	－2		
		打开一次性物品时未检查其有效期及气密性或打开方法错误	－2		
		药液抽取手法不规范	－1		
		协助穿手术衣或铺手术单时不规范或污染	－2		
		无菌物品过期或违反无菌原则	－5		
	术中护理配合及文书书写（30分）	未关注输液情况	－2		
		不了解手术进程或未根据手术进程及时递送手术耗材	－2		
		打开耗材时未查对效期或未检查密闭性	－2		
		未确保血气分析仪及血氧饱和度监测仪性能完好，或未及时连接心电监护及血氧饱和度监护	各－3		

（待　续）

（续 表）

项目		扣分细则	扣分值	实际扣分	备注
操作过程（65分）	术中护理配合及文书书写（30分）	未按要求进行血气分析或未协助进行床边心脏B超检查	各−2		
		未及时测量并记录吸药前后压力和血气	−3		
		未关注手术并发症或未关注药物不良反应	各−2		
		术中未按规范执行口头医嘱	−2		
		未按要求进行耗材登记及条码粘贴不规范	−3		
		手术护理记录单书写不规范或缺漏	−2		
	术后患儿安置及整理（12分）	未有效协助医生加压包扎	−2		
		未协助患儿安全过床，未注意患儿保暖	−2		
		未向患儿家属进行术后宣教或宣教不到位	−2		
		术后物品、耗材、仪器终末处置不规范	−2		
		垃圾未分类放置或处置不规范	−2		
		未及时进行室间清洁及消毒工作	−2		
综合评价（15分）	临床工作能力（11分）	手术操作流程及仪器操作不熟悉或应急处理配合不熟练	各−4		
		相关知识掌握不全	−3		
	态度及沟通（4分）	态度不认真、不严谨	−1		
		未关心患儿家属或缺乏人文关怀	各−1		
		沟通不恰当	−1		
总分100分		扣分合计			
		最后得分			

二、室间隔缺损封堵术护理配合流程及评分标准

流　程

准备

操作者准备：洗手，着装整齐，规范佩戴口罩、帽子及剂量仪。

评估：患儿病情、意识、合作程度、皮肤准备及带入管道。

患儿准备：①与病房护士规范交接，核对患儿身份和手术信息，以及一般检查结果，尤其要落实配血情况；② 向患儿家属做好解释和告知工作；③在家长安抚、陪伴下协助麻醉师为患儿推注麻醉前用药，镇静后送入手术间；④患儿仰卧，双手上举至头部，勿影响术中射线照射心脏部位，同时将双手摆放在功能位置，适当约束；⑤颈后及臀部适当垫高并放铅垫防射线，暖风机保暖；⑥妥善放置各种管道，面罩吸氧，饱和度监测；⑦连接心电监护仪，建立静脉通道；⑧必要时气管插管呼吸机辅助呼吸。

用物准备：①物品准备，包括无菌手术包、三联三通、压力换能器、注射器（1 ml、10 ml、30 ml）、高压连接管、5F/6F动脉鞘、5F PIG造影导管、6F MPA造影导管、150 cm J头导丝、260 cm交换导丝、圈套器、输送鞘及封堵器；②药物准备，包括利多卡因、肝素钠稀释液（0.9%氯化钠溶液500 ml＋肝素钠3000 U）、对比剂、间羟胺、阿托品、注射用甲泼尼龙琥珀酸钠及抗生素；③仪器准备，包括心电监护仪、血压血氧仪、除颤仪、血气分析仪、恒速泵、听诊器、简易呼吸器、吸氧面罩、暖风机、中心负压吸引装置及吸痰管，必要时准备气管插管用物和呼吸机。

术中配合

穿刺前：①认真核对医嘱，严格执行术前三方核查并签字；②协助麻醉师推注麻醉药；③打开无菌手术包，合理摆放包内各种物品，按需向治疗盘内倒入肝素钠稀释液；④遵医嘱给予注射用甲泼尼龙琥珀酸钠（按体重0.5 mg/kg给药）及抗生素；⑤协助术者穿手术衣，打开各种耗材并依次递给术者；⑥协助术者消毒、铺巾；⑦连接压力传感器，排气后校零；⑧校准血气分析仪，准备1 ml注射器（肝素钠稀释液冲洗）；⑨协助准备对比剂、高压注射器及射线防护板。

穿刺时：观察患儿生命体征变化，做好应急处理准备并及时记录。

术中：①严密监测患儿生命体征，观察药物不良反应及可能的并发症；②根据需要递送各种耗材；③记录不同部位的压力并打印；④同时监测这些部位的血气分析；⑤必要时协助医生查看和处理图像，计算压力及血气分析结果；⑥必要时吸痰。

术毕：①封堵器释放后进行左心室造影，床边心脏彩超判断封堵器站位良好，拔除鞘管；②协助按压穿刺口30 min后加压包扎；③观察患儿生命体征，注意穿刺肢体足部皮肤温度及足背动脉搏动情况；④整理患儿衣物；⑤及时、准确填写术中护理记录单。

宣教

患儿宣教：①术后卧床24 h；②遵医嘱保持术侧肢体制动并适当补液。

家属宣教：①协助患儿卧床，头偏向一侧；②注意观察患儿尿液颜色及穿刺口有无渗血、血肿；③观察患儿皮肤有无泛红、皮疹、瘙痒情况；④注意患儿有无复视、谵妄、胡言乱语、躁动不安，如有异常及时报告医务人员。

整理

患儿整理：①协助将患儿妥善过床，检查加压包扎绷带有无移位、穿刺口是否渗血；②妥善放置各种管道，注意保暖。

室间整理：①整理手术用物，分类处置各种垃圾；②整理手术间、手术床、仪器及设备，并做好终末处理；③湿式清洁并消毒手术间。

其他：①洗手，记录；②准确、及时收费。

补充说明

1．导管路径

（1）股静脉—下腔静脉—右心房—右心室—肺动脉（分别在右房、肺动脉测压、取血行血气分析）。

（2）股动脉—主动脉—左心室（猪尾导管在左室造影）—（泥鳅导丝）室间隔缺损—右心室—肺动脉。

（3）（圈套器）股静脉—下腔静脉—右心房—右心室—肺动脉（抓住泥鳅导丝）—右心室—右心房—下腔静脉—股静脉—股鞘—体外（轨道建立完成）。

（4）（连接封堵器的输送鞘）股静脉—下腔静脉—右心房—右心室—室间隔缺损部—打开左室面伞—回拉—打开右室面伞—左心室造影及床边心脏彩超（封堵器站位良好）—释放封堵器。

2．4岁以内的幼儿容易对陌生人，尤其是医务人员产生恐惧，应在家长怀抱患儿时充分安抚其情绪后给予镇静药，镇静后抱入手术间进行手术，以免给患儿造成心理阴影。

3．对于较年长的儿童（5岁以上），要充分做好心理安抚，消除其恐惧后先镇静或直接带入手术间，由专人陪护患儿，直到全身麻醉药物发挥作用。

4．严格遵守无菌原则，掌握基本的影像学知识，在手术过程中关注术者的操作进展，及时发现并发症并做出必要的应急处理。

5．对于危重患儿或转运途中存在风险的患儿，必须由医护人员护送回病区。

6．三方核查单严格按照手术时间节点执行。

评分标准

项目		扣分细则	扣分值	实际扣分	备注
操作前（20分）	操作者仪态（3分）	着装不规范（含未佩戴剂量仪）	−1		
		未洗手	−1		
		未戴口罩、帽子或佩戴不规范	−1		
	交接及评估（7分）	未与病房护士规范交接及核对患儿信息	−2		
		未向患儿家属做好手术宣教	−1		
		未评估患儿病情、意识及合作程度、皮肤准备及带入管道、药物过敏史	各−1		
	术前准备（10分）	物品准备缺漏	−1		
		未及时面罩吸氧	−1		
		未提前按需使用抗生素或注射用甲泼尼龙琥珀酸钠	各−1		
		未监测生命体征	−2		
		未建立静脉通道	−2		
		未予暖风机保暖	−2		
操作过程（65分）	安全及舒适（8分）	未对患儿四肢进行适当约束	−1		
		患儿双手摆放不当	−1		
		颈后及臀部未适当垫高	−2		
		约束带过紧或过松	−2		
		未规范执行三方核查	−2		
	无菌技术操作（15分）	未检查无菌包有效期	−1		
		打开无菌包不规范	−1		
		无菌持物桶、消毒液等未标明开启日期或日期书写不规范	−1		
		倒0.9%氯化钠溶液时未冲洗瓶口或液体溅出容器外	−2		
		打开一次性物品时未检查其有效期及气密性或打开方法错误	−2		
		药液抽取手法不规范	−1		
		协助穿手术衣或铺手术单时不规范或污染	−2		
		无菌物品过期或违反无菌原则	−5		
	术中护理配合及文书书写（30分）	未关注输液情况	−2		
		不了解手术进程或未根据手术进程及时递送手术耗材	−2		
		打开耗材时未查对效期或未检查密闭性	−2		

（待　续）

（续　表）

项目		扣分细则	扣分值	实际扣分	备注
操作过程（65分）	术中护理配合及文书书写（30分）	未确保血气分析仪及血氧饱和度监测仪性能完好，或未及时连接心电监护及血氧饱和度监护	各－3		
		未按要求进行血气分析或未协助进行床边心脏B超检查	各－2		
		未关注患儿心律、心率及血压、血氧变化	－3		
		未关注手术并发症或未关注药物不良反应	各－2		
		术中未按规范执行口头医嘱	－2		
		未按要求进行耗材登记及条码粘贴不规范	－3		
		手术护理记录单书写不规范或缺漏	－2		
	术后患儿安置及整理（12分）	未有效协助医生加压包扎	－2		
		未协助患儿安全过床，未注意患儿保暖	－2		
		未向患儿家属进行术后宣教或宣教不到位	－2		
		术后物品、耗材、仪器终末处置不规范	－2		
		垃圾未分类放置或处置不规范	－2		
		未及时进行室间清洁及消毒工作	－2		
综合评价（15分）	临床工作能力（11分）	手术操作流程及仪器操作不熟悉或应急处理配合不熟练	各－4		
		相关知识掌握不全	－3		
	态度及沟通（4分）	态度不认真、不严谨	－1		
		未关心患儿家属或缺乏人文关怀	各－1		
		沟通不恰当	－1		
总分100分		扣分合计			
		最后得分			

三、房间隔缺损封堵术护理配合流程及评分标准

流程

准备

操作者准备：洗手，着装整齐，规范佩戴口罩、帽子及剂量仪。

评估：患儿病情、意识、合作程度、皮肤准备及带入管道。

患儿准备：①与病房护士规范交接，核对患儿身份和手术信息，以及一般检查结果，尤其要落实配血情况；②向患儿家属做好解释和告知工作；③在家长安抚、陪伴下协助麻醉师为患儿推注麻醉前用药，镇静后送入手术间；④患儿仰卧，双手上举至头部，勿影响术中射线照射心脏部位，同时将双手摆放在功能位置，适当约束；⑤颈后及臀部适当垫高并放铅垫防射线，暖风机保暖；⑥妥善放置各种管道，面罩吸氧，饱和度监测；⑦连接心电监护仪，建立静脉通道；⑧必要时气管插管呼吸机辅助呼吸。

用物准备：①物品准备，包括无菌手术包、三联三通、压力换能器、注射器（1 ml、10 ml、30 ml）、6F动脉鞘、6F MPA造影管、150 cm J头导丝、260 cm加硬导丝、输送鞘及封堵器；②药物准备，包括利多卡因、肝素钠稀释液（0.9%氯化钠溶液500 ml+肝素钠3000 U）、间羟胺、阿托品及抗生素；③仪器准备，包括心电监护仪、血压血氧仪、恒速泵、听诊器、除颤仪、简易呼吸器、吸氧面罩、暖风机、中心负压吸引装置及吸痰管，必要时准备气管插管用物和呼吸机。

术中配合

穿刺前：①认真核对医嘱，严格执行术前三方核查并签字；②协助麻醉师推注麻醉药；③打开无菌手术包，合理摆放包内各种物品，按需向治疗盘内倒入肝素钠稀释液；④遵医嘱推注抗生素；⑤协助术者穿手术衣，打开各种耗材并依次递给术者；⑥协助术者消毒、铺巾；⑦连接压力传感器，排气后校零；⑧校准血气分析仪，准备1 ml注射器（肝素钠稀释液冲洗）；⑨协助准备射线防护板。

穿刺时：观察患儿生命体征变化，做好应急处理准备并及时记录。

术中：①严密监测患儿生命体征，观察药物不良反应及可能的并发症；②根据需要递送各种耗材；③记录不同部位的压力并打印；④同时监测这些部位的血气分析；⑤必要时协助医生查看和处理图像，计算压力及血气分析结果；⑥必要时吸痰。

术毕：①封堵器释放后，进行床边心脏彩超检查判断封堵器站位良好，拔除鞘管；②协助按压穿刺口10～20 min后进行加压包扎；③观察患儿生命体征，注意穿刺肢体足部皮肤温度及足背动脉搏动情况；④整理患儿衣物；⑤及时、准确书写手术护理记录单。

宣教

患儿宣教：①术后卧床24 h；②遵医嘱保持术侧肢体制动并适当补液。
家属宣教：①协助患儿卧床，头偏向一侧；②注意观察患儿尿液颜色及穿刺口有无渗血、血肿；③患儿有无复视、谵妄、胡言乱语、躁动不安，如有异常及时报告医务人员。

整理

患儿整理：①协助将患儿妥善过床，检查加压包扎绷带有无移位、穿刺口是否渗血；②妥善放置各种管道，注意保暖。
室间整理：①整理手术用物，分类处置各种垃圾；②整理手术间、手术床、仪器及设备，并做好终末处理；③湿式清洁并消毒手术间。
其他：①洗手，记录；②准确、及时收费。

补充说明

1．导管路径：6F股鞘—股静脉—下腔静脉—右心房—右心室—肺动脉（分别在右心房、右心室、肺动脉监测压力并取血行血气分析）—连接封堵器的输送鞘—右心房—房间隔缺损部—左心房—打开左房面伞—回拉—打开右房面伞—床边B超（封堵器站位良好）—释放封堵器。
2．4岁以内的幼儿容易对陌生人，尤其是医务人员产生恐惧，应在家长怀抱患儿时充分安抚其情绪后给予镇静药，镇静后抱入手术间进行手术，以免给患儿造成心理阴影。
3．对较年长的儿童（5岁以上），要充分做好心理安抚，消除其恐惧后先镇静或直接带入手术间，由专人陪护患儿，直到全身麻醉药物发挥作用。
4．严格遵守无菌原则，掌握基本的影像学知识，在手术过程中关注术者的操作进展，及时发现并发症并做出必要的应急处理。
5．必须由医务人员护送患儿回病区。
6．三方核查单严格按照手术时间节点执行。

评分标准

项目		扣分细则	扣分值	实际扣分	备注
操作前（20分）	操作者仪态（3分）	着装不规范（含未佩戴剂量仪）	−1		
		未洗手	−1		
		未戴口罩、帽子或佩戴不规范	−1		
	交接及评估（7分）	未与病房护士规范交接及核对患儿信息	−2		
		未向家属做好手术宣教	−1		
		未评估患儿病情、意识及合作程度、皮肤准备及带入管道、药物过敏史	各−1		
	术前准备（10分）	物品准备缺漏	−1		
		未及时面罩吸氧	−1		
		未协助麻醉师用药或未提前使用抗生素	各−1		
		未监测生命体征	−2		
		未建立静脉通道	−2		
		未予暖风机保暖	−2		
操作过程（65分）	安全及舒适（8分）	未对患儿四肢进行适当约束	−1		
		患儿双手摆放不当	−1		
		颈后及臀部未适当垫高	−2		
		约束带过紧或过松	−2		
		未规范执行三方核查	−2		
	无菌技术操作（15分）	未检查无菌包有效期	−1		
		打开无菌包不规范	−1		
		无菌持物桶、消毒液等未标明开启日期或日期书写不规范	−1		
		倒0.9%氯化钠溶液时未冲洗瓶口或液体溅出容器外	−2		
		打开一次性物品时未检查其有效期及气密性或打开方法错误	−2		
		药液抽取手法不规范	−1		
		协助穿手术衣或铺手术单时不规范或污染	−2		
		无菌物品过期或违反无菌原则	−5		
	术中护理配合及文书书写（30分）	未关注输液情况	−2		
		不了解手术进程或未根据手术进程及时递送手术耗材	−2		
		打开耗材时未查对效期或未检查密闭性	−2		

（待 续）

（续　表）

项目		扣分细则	扣分值	实际扣分	备注
操作过程（65分）	术中护理配合及文书书写（30分）	未确保血气分析仪及血氧饱和度监测仪性能完好，或未及时连接心电监护及血氧饱和度监护	各−3		
		未按要求进行血气分析或未协助进行床边心脏B超检查	各−2		
		未关注患儿心律、心率及血压、血氧变化	−3		
		未关注手术并发症或未关注药物不良反应	各−2		
		术中未按规范执行口头医嘱	−2		
		未按要求进行耗材登记及条码粘贴不规范	−3		
		手术护理记录单书写不规范或缺漏	−2		
	术后患儿安置及整理（12分）	未有效协助医生加压包扎	−2		
		未协助患儿安全过床，未注意患儿保暖	−2		
		未向患儿家属进行术后宣教或宣教不到位	−2		
		术后物品、耗材、仪器终末处置不规范	−2		
		垃圾未分类放置或处置不规范	−2		
		未及时进行室间清洁及消毒工作	−2		
综合评价（15分）	临床工作能力（11分）	手术操作流程及仪器操作不熟悉或应急处理配合不熟练	各−4		
		相关知识掌握不全	−3		
	态度及沟通（4分）	态度不认真、不严谨	−1		
		未关心患儿家属或缺乏人文关怀	各−1		
		沟通不恰当	−1		
总分100分		扣分合计			
		最后得分			

四、动脉导管未闭封堵术护理配合流程及评分标准

流 程

准备

操作者准备：洗手，着装整齐，规范佩戴口罩、帽子及剂量仪。

评估：患儿病情、意识、合作程度、皮肤准备及带入管道。

患儿准备：①与病房护士规范交接，核对患儿身份和手术信息，以及一般检查结果，尤其要落实配血情况；②向患儿家属做好解释和告知工作；③在家长安抚、陪伴下协助麻醉师为患儿推注麻醉前用药，镇静后送入手术间；④患儿仰卧，双手上举至头部，勿影响术中射线照射心脏部位，同时将双手摆放在功能位置，适当约束；⑤颈后及臀部适当垫高并放铅垫防射线，暖风机保暖；⑥妥善放置各种管道，面罩吸氧，饱和度监测；⑦连接心电监护仪，建立静脉通道；⑧必要时气管插管呼吸机辅助呼吸。

用物准备：①物品准备，包括无菌手术包、三联三通、压力换能器、注射器（1 ml、10 ml、30 ml）、6F动脉鞘、6F MPA造影导管、150 cm直头导丝、150 cm交换导丝、输送鞘及封堵器，如需造影应准备5F股动脉鞘、5F PIG造影导管及高压连接管；②药物准备，包括利多卡因、肝素钠稀释液（0.9%氯化钠溶液500 ml＋肝素钠3000 U）、间羟胺、阿托品及抗生素，必要时准备对比剂和注射用甲泼尼龙琥珀酸钠；③仪器准备，包括心电监护仪、血压血氧仪、除颤仪、血气分析仪、恒速泵、听诊器、简易呼吸器、吸氧面罩、暖风机、中心负压吸引装置及吸痰管，必要时准备气管插管用物和呼吸机。

术中配合

穿刺前：①认真核对医嘱，严格执行术前三方核查并签字；②协助麻醉师推注麻醉药；③打开无菌手术包，合理摆放包内各种物品，按需向治疗盘内倒入肝素钠稀释液；④遵医嘱推注抗生素，必要时推注甲泼尼龙琥珀酸钠（按体重0.5 mg/kg给药）；⑤协助术者穿手术衣，打开各种耗材并依次递给术者；⑥协助术者消毒、铺巾；⑦连接压力传感器，排气后校零；⑧校准血气分析仪，准备1 ml注射器（肝素稀释液冲洗）；⑨协助准备对比剂、高压注射器及射线防护板。

穿刺时：观察患儿生命体征变化，做好应急处理准备并及时记录。

术中：①严密监测患儿生命体征，观察药物不良反应及可能的并发症；②根据需要递送各种耗材；③记录不同部位的压力并打印；④同时监测这些部位的血气分析；⑤必要时协助医生查看和处理图像，计算压力及血气分析结果；⑥必要时吸痰。

术毕：①封堵器释放后，进行床边心脏彩超和/或升主动脉造影判断封堵器站位良好，拔除鞘管；②协助按压穿刺口30 min后加压包扎；③观察患儿生命体征，注意穿刺肢体足部皮肤温度及足背动脉搏动情况；④整理患儿衣物；⑤及时、准确填写术中护理记录单。

宣教

患儿宣教：①术后卧床24 h；②遵医嘱保持术侧肢体制动并适当补液。

家属宣教：①协助患儿卧床，头偏向一侧；②注意观察患儿尿液颜色及穿刺口有无渗血、血肿；③患儿有无复视、谵妄、胡言乱语、躁动不安，如有异常及时报告医务人员。

整理

患儿整理：①协助将患儿妥善过床，检查加压包扎绷带有无移位、穿刺口是否渗血；②妥善放置各种管道，注意保暖。

室间整理：①整理手术用物，分类处置各种垃圾；②整理手术间、手术床、仪器及设备，并做好终末处理；③湿式清洁并消毒手术间。

其他：①洗手，记录；②准确、及时收费。

补充说明

1．导管路径

（1）股静脉—下腔静脉—右心房—右心室—肺动脉—PDA—主动脉（分别在右房、肺动脉、主动脉测压并取血行血气分析）。

（2）股动脉—降主动脉—升主动脉（造影）。

（3）（连接封堵器的输送鞘）股静脉—下腔静脉—右心房—右心室—肺动脉—PDA—打开主动脉面伞—打开肺动脉面伞—升主动脉造影—释放封堵器。

2．4岁以内的幼儿容易对陌生人，尤其是医务人员产生恐惧，应在家长怀抱患儿时充分安抚其情绪后给予镇静药，镇静后抱入手术间进行手术，以免给患儿造成心理阴影。

3．对较年长的儿童（5岁以上），要充分做好心理安抚，消除其恐惧后先镇静或直接带入手术间，由专人陪护患儿，直到全身麻醉药物发挥作用。

4．严格遵守无菌原则，掌握基本的影像学知识，在手术过程中关注术者的操作进展，及时发现并发症并做出必要的应急处理。

5．必须由医务人员护送患儿回病区。

6．三方核查单严格按照手术时间节点执行。

评分标准

项目		扣分细则	扣分值	实际扣分	备注
操作前（20分）	操作者仪态（3分）	着装不规范（含未佩戴剂量仪）	−1		
		未洗手	−1		
		未戴口罩、帽子或佩戴不规范	−1		
	交接及评估（7分）	未与病房护士规范交接及核对患儿信息	−2		
		未向家属做好手术宣教	−1		
		未评估患儿病情、意识及合作程度、皮肤准备及带入管道、药物过敏史	各−1		
	术前准备（10分）	物品准备缺漏	−1		
		未及时面罩吸氧	−1		
		未协助麻醉师用药或未提前使用抗生素	各−1		
		未监测生命体征	−2		
		未建立静脉通道	−2		
		未予暖风机保暖	−2		
操作过程（65分）	安全及舒适（8分）	未对患儿四肢进行适当约束	−1		
		患儿双手摆放不当	−1		
		颈后及臀部未适当垫高	−2		
		约束带过紧或过松	−2		
		未规范执行三方核查	−2		
	无菌技术操作（15分）	未检查无菌包有效期	−1		
		打开无菌包不规范	−1		
		无菌持物桶、消毒液等未标明开启日期或日期书写不规范	−1		
		倒0.9%氯化钠溶液时未冲洗瓶口或液体溅出容器外	−2		
		打开一次性物品时未检查其有效期及气密性或打开方法错误	−2		
		药液抽取手法不规范	−1		
		协助穿手术衣或铺手术单时不规范或污染	−2		
		无菌物品过期或违反无菌原则	−5		
	术中护理配合及文书书写（30分）	未关注输液情况	−2		
		不了解手术进程或未根据手术进程及时递送手术耗材	−2		
		打开耗材时未查对效期或未检查密闭性	−2		

（待　续）

（续 表）

项目		扣分细则	扣分值	实际扣分	备注
操作过程（65分）	术中护理配合及文书书写（30分）	未确保血气分析仪及血氧饱和度监测仪性能完好，或未及时连接心电监护及血氧饱和度监护	各−3		
		未按要求进行血气分析或未协助进行床边心脏B超检查	各−2		
		未关注患儿心律、心率及血压、血氧变化	−3		
		未关注手术并发症或未关注药物不良反应	各−2		
		术中未按规范执行口头医嘱	−2		
		未按要求进行耗材登记及条码粘贴不规范	−3		
		手术护理记录单书写不规范或缺漏	−2		
	术后患儿安置及整理（12分）	未有效协助医生加压包扎	−2		
		未协助患儿安全过床，未注意患儿保暖	−2		
		未向患儿家属进行术后宣教或宣教不到位	−2		
		术后物品、耗材、仪器终末处置不规范	−2		
		垃圾未分类放置或处置不规范	−2		
		未及时进行室间清洁及消毒工作	−2		
综合评价（15分）	临床工作能力（11分）	手术操作流程及仪器操作不熟悉或应急处理配合不熟练	各−4		
		相关知识掌握不全	−3		
	态度及沟通（4分）	态度不认真、不严谨	−1		
		未关心患儿家属或缺乏人文关怀	各−1		
		沟通不恰当	−1		
总分100分		扣分合计			
		最后得分			

第十五章　其他儿童疾病类

一、皮下组织穿刺术护理配合流程及评分标准

流　程

准备

操作者准备：洗手，着装整齐，规范佩戴口罩、帽子及剂量仪。

评估：患儿病情、意识、合作程度、皮肤准备及带入管道。

患儿准备：①与病房护士规范交接，核对患儿身份和手术信息；②再次测量体温，核实禁饮、禁食的情况，向患儿和家属做好解释、告知工作，询问二便情况及需求；③根据穿刺部位，协助患儿更换合适体位，注意保暖，必要时给予吸氧及约束；④妥善放置各种管道，连接心电监护仪，建立静脉通道。

用物准备：①物品准备，包括无菌手术包、无菌手套、注射器（5 ml、10 ml）、碘伏消毒液、乙醇消毒液、标本容器、标本组织固定液、医用无菌敷贴及穿刺活检针；②仪器准备，包括心电监护仪，必要时准备抢救车和除颤仪。

术中配合

穿刺前：①认真核对医嘱，严格执行术前三方核查并签字；②打开无菌手术包，合理摆放包内各种物品，按需向治疗碗内倒入75%乙醇溶液；③协助术者穿手术衣，打开各种耗材并依次递给术者；④协助术者消毒、铺巾。

穿刺时：观察患儿生命体征变化，做好应急处理准备并及时记录。

术中：①根据需要递送各种耗材，严密监测患儿生命体征；②协助术者将标本置入标本容器内。

术毕：①穿刺完毕后，协助消毒穿刺部位，用医用无菌敷贴覆盖穿刺处，按需加压包扎；②观察患者是否出现出血、休克等并发症，并做出应急处理；③将组织标本进行标记、记录并送检；④整理患儿衣物；⑤及时、准确填写术中护理记录单。

宣教

患儿宣教：①全身麻醉术后去枕平卧4 h；②遵医嘱术后4 h少量饮水，无恶心、呕吐者，进食清淡、易消化的食物。

家属宣教：协助患者卧床，注意观察患者穿刺口渗血、血肿并发症。

整理

患儿整理：①协助将患儿妥善过床，检查穿刺处敷料有无渗血；②妥善放置各种管道，注意保暖。

室间整理：①整理手术用物，分类处置各种垃圾；②整理手术间和手术仪器、设备，并做好终末处理；③湿式清洁并消毒手术间。

其他：①洗手，记录；②准确、及时收费。

补充说明

1. 对于不能配合的患儿，入室后必要时可给予适当约束固定。
2. 送检标本要正确、及时。
3. 对于转运途中存在风险的患儿，必须由医护人员护送回病区。
4. 如患儿为全身麻醉，患儿宣教部分内容要向家属交代清楚。
5. 三方核查单严格按照手术时间节点执行。

评分标准

项目		扣分细则	扣分值	实际扣分	备注
操作前（20分）	操作者仪态（3分）	着装不规范（含未佩戴剂量仪）	−1		
		未洗手	−1		
		未戴口罩、帽子或佩戴不规范	−1		
	交接及评估（8分）	未与病房护士规范交接及核对患儿信息	−2		
		未向患儿家属做好手术宣教	−1		
		未评估患儿病情、意识、合作程度、皮肤准备、进食情况	各−1		
	术前准备（9分）	物品准备缺漏	−1		
		未按需吸氧	−1		
		未再次核实禁食、禁饮情况	−1		
		未监测生命体征	−2		
		未按要求建立静脉通道	−2		
		未注意患儿保暖	−2		
操作过程（65分）	安全及舒适（8分）	未对患儿四肢进行适当约束	−1		
		患儿双手摆放不当	−1		
		未根据血管瘤部位摆放合适体位	−2		
		约束带过紧或过松	−2		
		未规范执行三方核查	−2		
	无菌技术操作（15分）	未检查无菌包有效期	−1		
		打开无菌包不规范	−1		
		无菌持物桶、消毒液等未标明开启日期或日期书写不规范	−1		
		倒0.9%氯化钠溶液时未冲洗瓶口或液体溅出容器外	−2		
		打开一次性物品时未检查其有效期及气密性或打开方法错误	−2		
		药液抽取手法不规范	−1		
		协助穿手术衣或铺手术单时不规范或污染	−2		
		无菌物品过期或违反无菌原则	−5		
	术中护理配合及文书书写（30分）	未关注输液情况	−2		
		不了解手术进程或未根据手术进程及时递送手术耗材	−2		
		打开耗材时未查对效期或未检查密闭性	−2		
		未及时连接心电监护仪或未及时进行血氧饱和度监测	各−3		

（待 续）

（续 表）

项目		扣分细则	扣分值	实际扣分	备注
操作过程（65分）	术中护理配合及文书书写（30分）	未关注手术并发症或未关注药物不良反应	各−2		
		未关注患儿心律、心率及血压、血氧变化	−3		
		未及时正确送检组织标本	−4		
		术中未按规范执行口头医嘱	−2		
		未按要求进行耗材登记及条码粘贴不规范	−3		
		手术护理记录单书写不规范或缺漏	−2		
	术后患儿安置及整理（12分）	未检查患儿穿刺口情况	−2		
		未协助患儿安全过床，未注意患儿保暖	−2		
		未向患儿家属进行术后宣教或宣教不到位	−2		
		术后物品、耗材、仪器终末处置不规范	−2		
		垃圾未分类放置或处置不规范	−2		
		未及时进行室间清洁及消毒工作	−2		
综合评价（15分）	临床工作能力（11分）	手术操作流程不熟悉或应急处理配合不熟练	各−4		
		相关知识掌握不全	−3		
	态度及沟通（4分）	态度不认真、不严谨	−1		
		未关心患儿家属或缺乏人文关怀	各−1		
		沟通不恰当	−1		
总分100分		扣分合计			
		最后得分			

二、淋巴造影术护理配合流程及评分标准

流　程

准备

操作者准备： 洗手，着装整齐，规范佩戴口罩、帽子及剂量仪。

评估： 患儿病情、意识、合作程度、皮肤准备及带入管道。

患儿准备： ①与病房护士规范交接，核对患儿身份和手术信息；②再次测量体温，核实禁饮、禁食情况，向患儿和家属做好解释、告知工作，询问二便情况及需求；③协助患儿仰卧，四肢正常伸直，暴露穿刺部位，给予适当约束，吸氧，注意保暖；④配合麻醉师实施麻醉；⑤建立静脉通道，连接心电监护仪。

用物准备： ①物品准备，包括无菌手术包、无菌手套、碘伏消毒液、穿刺针、延长管、注射器（1 ml、5 ml、10 ml、20 ml）、20 ml螺口注射器及医用无菌敷贴；②药物准备，包括利多卡因、0.9%氯化钠溶液注射液及对比剂；③仪器准备，包括心电监护仪，必要时准备抢救车、除颤仪及吸痰装置。

术中配合

穿刺前： ①认真核对医嘱，严格执行术前三方核查并签字；②协助麻醉师推注麻醉药；③打开无菌手术包，合理摆放包内各种物品，按需向治疗盘内倒入0.9%氯化钠溶液；④协助术者穿手术衣，打开各种耗材并依次递给术者；⑤协助术者消毒、铺巾。

穿刺时： 观察患儿生命体征变化，做好应急处理准备并及时记录。

术中： 根据需要递送各种耗材，随时观察静脉补液情况，严密监测患儿生命体征。

术毕： ①造影完成后，协助术者消毒穿刺部位，使用医用无菌敷贴覆盖穿刺处；②观察患儿对比剂迟发过敏反应并做出应急处理；③整理患儿衣物；④及时、准确填写术中护理记录单。

宣教

患儿宣教： ①遵医嘱全身麻醉术后去枕平卧4 h；②麻醉清醒后少量饮水，无恶心、呕吐者，可进食清淡、易消化的食物。

家属宣教： ①协助患儿卧床；②注意观察患儿穿刺处渗血、血肿，以及对比剂过敏并发症。

整理

患儿整理: ①协助将患儿妥善过床，检查穿刺处敷料有无渗血；②妥善放置各种管道，注意保暖；③护送患儿回病房苏醒室。

室间整理: ①整理手术用物，分类处置各种垃圾；②整理手术间和手术仪器、设备，并做好终末处理；③湿式清洁并消毒手术间。

其他: ①洗手，记录；②准确、及时收费。

补充说明

1. 对于神志不清、烦躁及不能配合的患儿，入室后必要时可给予适当约束固定。
2. 严格遵守无菌原则，掌握基本的影像学知识，在检查过程中关注术者的操作进展，及时发现并发症并做出必要的应急处理。
3. 患儿术后必须由医护人员护送回病区。
4. 如患儿为全身麻醉，患儿宣教部分内容要向家属交代清楚。
5. 核查单严格按照手术时间节点执行。

评分标准

项目		扣分细则	扣分值	实际扣分	备注
操作前（20分）	操作者仪态（3分）	着装不规范（含未佩戴剂量仪）	−1		
		未洗手	−1		
		未戴口罩、帽子或佩戴不规范	−1		
	交接及评估（8分）	未与病房护士规范交接及核对患儿信息	−2		
		未向患儿家属做好手术宣教	1		
		未评估患儿病情、意识、合作程度、皮肤准备、带入管道	各−1		
	术前准备（9分）	物品准备缺漏	−1		
		未按需吸氧	−1		
		未再次核实禁食、禁饮情况	−1		
		未监测生命体征	—		
		未按要求建立静脉通道	−2		
		未注意患儿保暖	−2		
操作过程（65分）	安全及舒适（8分）	未对患儿四肢进行适当约束	−1		
		患儿双手摆放不当	−1		
		未根据病灶部位摆放合适体位	−2		
		约束带过紧或过松	−2		
		未规范执行三方核查	−2		
	无菌技术操作（15分）	未检查无菌包有效期	−1		
		打开无菌包不规范	−1		
		无菌持物桶、消毒液等未标明开启日期或日期书写不规范	−1		
		倒0.9%氯化钠溶液时未冲洗瓶口或液体溅出容器外	−2		
		打开一次性物品时未检查其有效期及气密性或打开方法错误	−2		
		药液抽取手法不规范	−1		
		协助穿手术衣或铺手术单时不规范或污染	−2		
		无菌物品过期或违反无菌原则	−5		
	术中护理配合及文书书写（30分）	未关注输液情况	−2		
		不了解手术进程或未根据手术进程及时递送手术耗材	−2		
		打开耗材时未查对效期或未检查密闭性	−2		
		未及时连接心电监护或未进行血氧饱和度监测	各−3		

（待　续）

（续 表）

项目		扣分细则	扣分值	实际扣分	备注
操作过程（65分）	术中护理配合及文书书写（30分）	未按要求协助麻醉师使用药物	−2		
		未关注患儿心律、心率及血压、血氧变化	−3		
		未关注术中并发症或未关注药物不良反应	各−3		
		术中未按规范执行医嘱	−2		
		未按要求进行耗材登记及条码粘贴不规范	−3		
		手术护理记录单书写不规范或缺漏	−2		
	术后患儿安置及整理（12分）	未检查患儿术后穿刺口情况	−2		
		未协助患儿安全过床，未注意患儿保暖	−2		
		未向患儿家属进行术后宣教或宣教不到位	−2		
		术后物品、耗材、仪器终末处置不规范	−2		
		垃圾未分类放置或处置不规范	−2		
		未及时进行室间清洁及消毒工作	−2		
综合评价（15分）	临床工作能力（11分）	手术操作流程不熟悉或应急处理配合不熟练	各−4		
		相关知识掌握不全	−3		
	态度及沟通（4分）	态度不认真、不严谨	−1		
		未关心患儿家属或缺乏人文关怀	各−1		
		沟通不恰当	−1		
总分100分		扣分合计			
		最后得分			

三、淋巴管瘤硬化剂治疗术护理配合流程及评分标准

流　程

准备

操作者准备： 洗手，着装整齐，规范佩戴口罩、帽子及剂量仪。

评估： 患儿病情、意识、合作程度、皮肤准备及带入管道。

患儿准备： ①与病房护士规范交接，核对患儿身份和手术信息；②再次测量体温，核实禁饮、禁食的情况，向患儿和家属做好解释、告知工作，询问二便情况及需求；③根据穿刺部位，协助患儿更换合适体位，注意保暖，必要时给予吸氧及约束；④妥善放置各种管道，连接心电监护仪，建立静脉通道。

用物准备： ①物品准备，包括无菌手术包、穿刺针、引流条/引流管、无菌耦合剂、无菌超声探头套、三通开关、注射器（1 ml、5 ml、10 ml）、螺口注射器（2 ml、5 ml）、无菌手套、消毒液及医用无菌敷贴；②药物准备，包括0.9%氯化钠溶液、对比剂及硬化剂；③仪器准备，包括心电监护仪和超声机，必要时准备抢救车和除颤仪。

术中配合

穿刺前： ①认真核对医嘱，严格执行术前三方核查并签字；②协助麻醉师推注麻醉药，必要时予以约束；③打开无菌手术包，合理摆放包内各种物品，按需向治疗盘内倒入0.9%氯化钠溶液和对比剂；④协助术者穿手术衣，打开各种耗材并依次递给术者；⑤协助术者消毒、铺巾；⑥协助准备超声机、硬化剂及射线防护板。

穿刺时： ①协助医生穿刺，准备合适的硬化剂，必要时准备彩超机；②观察患儿生命体征变化，做好应急处理准备并及时记录；③必要时协助医生查看和处理图像，判断瘤体的类型。

术中： ①根据需要递送各种耗材，随时观察静脉补液情况，防止滴空；②严密监测患儿生命体征。

术毕： ①协助术者消毒，并用医用无菌敷贴覆盖穿刺处；②术中抽出的淋巴管液遵医嘱送检；③观察患儿对比剂迟发过敏反应或药物过敏反应并做出应急处理；④整理患儿衣物；⑤及时、准确填写术中护理记录单。

宣教

患儿宣教：①全身麻醉术后遵医嘱去枕平卧4 h；②麻醉清醒后少量饮水，无恶心、呕吐者，可进食清淡、易消化的食物。

家属宣教：①协助患儿卧床，注意观察患儿穿刺口渗血、血肿，以及对比剂过敏并发症；②对于特殊部位如颈部，观察是否有气道压迫症状。

整理

患儿整理：①协助将患儿妥善过床，检查穿刺口有无渗血；②妥善放置各种管道，注意保暖，护送患儿回病房苏醒室。

室间整理：①整理手术用物，分类处置各种垃圾；②整理手术间和手术仪器、设备，并做好终末处理；③湿式清洁并消毒手术间。

其他：①洗手，记录；②准确、及时收费。

补充说明

1．对于神志不清、烦躁及不能配合的患儿，入室后必要时可给予适当约束固定。

2．严格遵守无菌原则，在检查过程中关注术者的操作进展。对于特殊部位（如颈部），术后尤其要注意观察是否有气道压迫症状，及时发现并发症并做出必要的应急处理。

3．对于危重患儿或转运途中存在风险的患儿，必须由医护人员护送回病区。

4．如患儿为全身麻醉，患儿宣教部分内容要向家属交代清楚。

5．核查单严格按照手术时间节点执行。

评分标准

项目		扣分细则	扣分值	实际扣分	备注
操作前（20分）	操作者仪态（3分）	着装不规范（含未佩戴剂量仪）	−1		
		未洗手	−1		
		未戴口罩、帽子或佩戴不规范	−1		
	交接及评估（8分）	未与病房护士规范交接及核对患儿信息	−2		
		未向患儿家属做好手术宣教	−1		
		未评估患儿病情、意识、合作程度、皮肤准备、带入管道	各−1		
	术前准备（9分）	物品准备缺漏	−1		
		未按需吸氧	−1		
		未再次核实禁食、禁饮情况	−1		
		未监测生命体征	−2		
		未按要求建立静脉通道	−2		
		未注意患儿保暖	−2		
操作过程（65分）	安全及舒适（8分）	未对患儿四肢进行适当约束	−1		
		患儿双手摆放不当	−1		
		未根据病灶部位摆放合适体位	−2		
		约束带过紧或过松	−2		
		未规范执行三方核查	−2		
	无菌技术操作（15分）	未检查无菌包有效期	−1		
		打开无菌包不规范	−1		
		无菌持物桶、消毒液等未标明开启日期或日期书写不规范	−1		
		倒0.9%氯化钠溶液时未冲洗瓶口或液体溅出容器外	−2		
		打开一次性物品时未检查其有效期及气密性或打开方法错误	−2		
		药液抽取手法不规范	−1		
		协助穿手术衣或铺手术单时不规范或污染	−2		
		无菌物品过期或违反无菌原则	−5		
	术中护理配合及文书书写（30分）	未关注输液情况	−2		
		不了解手术进程或未根据手术进程及时递送手术耗材	−2		
		打开耗材时未查对效期或未检查密闭性	−2		
		未及时连接心电监护或未进行血氧饱和度监测	各−3		

（待 续）

（续 表）

<table>
<tr><th colspan="2">项目</th><th>扣分细则</th><th>扣分值</th><th>实际扣分</th><th>备注</th></tr>
<tr><td rowspan="12">操作过程（65分）</td><td rowspan="6">术中护理配合及文书书写（30分）</td><td>未按要求协助医生进行B超检查</td><td>−2</td><td></td><td></td></tr>
<tr><td>未关注患儿心律、心率及血压、血氧变化</td><td>−3</td><td></td><td></td></tr>
<tr><td>未观察特殊部位（如颈部）治疗时并发症或未按要求送检标本</td><td>各−3</td><td></td><td></td></tr>
<tr><td>术中未按规范执行医嘱</td><td>−2</td><td></td><td></td></tr>
<tr><td>未按要求进行耗材登记及条码粘贴不规范</td><td>−3</td><td></td><td></td></tr>
<tr><td>手术护理记录单书写不规范或缺漏</td><td>−2</td><td></td><td></td></tr>
<tr><td rowspan="6">术后患儿安置及整理（12分）</td><td>未检查患儿术后穿刺口情况</td><td>−2</td><td></td><td></td></tr>
<tr><td>未协助患儿安全过床，未注意患儿保暖</td><td>−2</td><td></td><td></td></tr>
<tr><td>未向患儿家属进行术后宣教或宣教不到位</td><td>−2</td><td></td><td></td></tr>
<tr><td>术后物品、耗材、仪器终末处置不规范</td><td>−2</td><td></td><td></td></tr>
<tr><td>垃圾未分类放置或处置不规范</td><td>−2</td><td></td><td></td></tr>
<tr><td>未及时进行室间清洁及消毒工作</td><td>−2</td><td></td><td></td></tr>
<tr><td rowspan="5">综合评价（15分）</td><td rowspan="2">临床工作能力（11分）</td><td>手术操作流程不熟悉或应急处理配合不熟练</td><td>各−4</td><td></td><td></td></tr>
<tr><td>相关知识掌握不全</td><td>−3</td><td></td><td></td></tr>
<tr><td rowspan="3">态度及沟通（4分）</td><td>态度不认真、不严谨</td><td>−1</td><td></td><td></td></tr>
<tr><td>未关心患儿家属或缺乏人文关怀</td><td>各−1</td><td></td><td></td></tr>
<tr><td>沟通不恰当</td><td>−1</td><td></td><td></td></tr>
<tr><td colspan="2" rowspan="2">总分100分</td><td>扣分合计</td><td></td><td></td><td></td></tr>
<tr><td>最后得分</td><td></td><td></td><td></td></tr>
</table>

四、食管狭窄扩张术护理配合流程及评分标准

流　程

准备

操作者准备：洗手，着装整齐，规范佩戴口罩、帽子及剂量仪。

评估：患儿病情、意识、合作程度、皮肤准备及带入管道。

患儿准备：①与病房护士规范交接，核对患儿身份和手术信息；②再次测量体温，核实禁饮、禁食的情况，向患儿和家属做好解释、告知工作，询问二便情况及需求；③协助患者仰卧，四肢正常伸直，给予适当约束，吸氧并注意保暖；④配合麻醉师实施麻醉，气管插管；⑤建立静脉通道，连接心电监护仪。

用物准备：①物品准备，包括无菌手术包、超滑导丝、胃管、球囊扩张导管、压力泵、液状石蜡球、负压盒、三通开关、输液器、注射器（1 ml、5 ml、10 ml、20 ml）、无菌手套及消毒液；②药物准备，包括0.9%氯化钠溶液和对比剂；③仪器准备，包括心电监护仪、抢救车及吸痰用物，必要时准备除颤仪。

术中配合

手术前：①认真核对医嘱，严格执行术前三方核查并签字；②打开无菌手术包，合理摆放包内各种物品，按需向治疗盘内倒入0.9%氯化钠溶液；③协助术者穿手术衣，打开各种耗材并依次递给术者；④协助术者消毒、铺巾，协助准备射线防护板。

扩张前：观察患儿生命体征变化，做好应急处理准备并及时记录。

扩张时：①根据需要递送各种耗材，随时观察静脉补液情况，防止滴空；②必要时协助医生查看和处理图像；③严密监测患儿生命体征。

术毕：①协助术者抽吸胃内潴存的对比剂，确认胃管在胃内，固定胃管并贴胃管标识；②记录并标注胃管的刻度，观察、记录患儿胃内容物颜色、性状和量，以及是否反流，并做出应急处理；③遵医嘱连接一次性负压引流装置，负压引流或自然引流；④整理患儿衣物；⑤及时、准确填写术中护理记录单。

宣教

患儿宣教：①遵医嘱全身麻醉术后去枕平卧4 h；②遵医嘱给予胃管留置鼻饲饮食或经口流质饮食。

家属宣教：①协助患儿卧床；②妥善固定胃管，避免打折、脱出，防止反流误吸，注意观察对比剂过敏反应等并发症。

整理

患儿整理：①协助将患儿妥善过床，检查胃管是否在胃内，以及是否通畅；②妥善放置各种管道，注意保暖，护送患儿回病房。

室间整理：①整理手术用物，分类处置各种垃圾；②整理手术间和手术仪器、设备，并做好终末处理；③湿式清洁并消毒手术间。

其他：①洗手，记录；②准确、及时收费。

补充说明

1. 对于神志不清、烦躁及不能配合的患儿，入室后必要时可给予适当约束固定。
2. 胃液观察尤为重要，要及时做好观察记录，并观察是否有反流及误吸情况。
3. 严格遵守无菌原则，掌握基本的影像学知识，在检查过程中关注术者的操作进展，及时发现并发症并做出必要的应急处理。
4. 对于危重患儿或转运途中存在风险的患儿，必须由医护人员护送回病区。
5. 如患儿为全身麻醉，患儿宣教部分内容要向家属交代清楚。
6. 三方核查单严格按照手术时间节点执行。

评分标准

项目		扣分细则	扣分值	实际扣分	备注
操作前（20分）	操作者仪态（3分）	着装不规范（含未佩戴剂量仪）	−1		
		未洗手	−1		
		未戴口罩、帽子或佩戴不规范	−1		
	交接及评估（8分）	未与病房护士规范交接及核对患儿信息	−2		
		未向患儿家属做好手术宣教	−1		
		未评估患儿病情、意识、合作程度、皮肤准备、进食情况	各−1		
	术前准备（9分）	物品准备缺漏	−1		
		未按需吸氧	−1		
		未再次核实禁食、禁饮情况	−1		
		未监测生命体征	2		
		未按要求建立静脉通道	−2		
		未注意患儿保暖	−2		
操作过程（65分）	安全及舒适（8分）	未对患儿四肢进行适当约束	−1		
		患儿双手摆放不当	−1		
		未根据血管瘤部位摆放合适体位	−2		
		约束带过紧或过松	−2		
		未规范执行三方核查	−2		
	无菌技术操作（15分）	未检查无菌包有效期	−1		
		打开无菌包不规范	1		
		无菌持物桶、消毒液等未标明开启日期或日期书写不规范	−1		
		倒0.9%氯化钠溶液时未冲洗瓶口或液体溅出容器外	−2		
		打开一次性物品时未检查其有效期及气密性或打开方法错误	−2		
		药液抽取手法不规范	−1		
		协助穿手术衣或铺手术单时不规范或污染	−2		
		无菌物品过期或违反无菌原则	−5		
	术中护理配合及文书书写（30分）	未关注输液情况	−2		
		不了解手术进程或未根据手术进程及时递送手术耗材	−2		
		打开耗材时未查对效期或未检查密闭性	−2		
		未及时连接心电监护或未进行血氧饱和度监测	各−2		

（待　续）

（续 表）

项目		扣分细则	扣分值	实际扣分	备注
操作过程（65分）	术中护理配合及文书书写（30分）	未关注并发症或未关注药物不良反应	各−2		
		未关注患儿心律、心率及血压、血氧变化	−3		
		未按要求协助医生抽取胃液	−2		
		未按要求固定胃管及负压引流	−2		
		未按要求观察记录胃液性状	−2		
		术中未按规范执行口头医嘱	−2		
		未按要求进行耗材登记及条码粘贴不规范	−3		
		手术护理记录单书写不规范或缺漏	−2		
	术后患儿安置及整理（12分）	未检查患儿穿刺口情况	−2		
		未协助患儿安全过床，未注意患儿保暖	−2		
		未向患儿家属进行术后宣教或宣教不到位	−2		
		术后物品、耗材、仪器终末处置不规范	−2		
		垃圾未分类放置或处置不规范	−2		
		未及时进行室间清洁及消毒工作	−2		
综合评价（15分）	临床工作能力（11分）	手术操作流程不熟悉或应急处理配合不熟练	各−4		
		相关知识掌握不全	−3		
	态度及沟通（4分）	态度不认真、不严谨	−1		
		未关心患儿家属或缺乏人文关怀	各−1		
		沟通不恰当	−1		
总分100分		扣分合计			
		最后得分			

五、血管瘤硬化剂治疗术护理配合流程及评分标准

流　程

准备

操作者准备：洗手，着装整齐，规范佩戴口罩、帽子及剂量仪。

评估：患儿病情、意识、合作程度及皮肤准备，观察患儿瘤体周围及全身皮肤、黏膜有无出血点、瘀斑。

患儿准备：①与病房护士规范交接，核对患儿身份和手术信息；②再次测量体温，核实禁饮、禁食的情况，向患儿和家属做好解释、告知工作，询问二便情况及需求；③协助患儿平卧，暴露病灶部位，注意保暖，双腿分开自然平放，注意保暖，必要时给予吸氧及约束；④妥善放置各种管道，连接心电监护仪，建立静脉通道。

用物准备：①物品准备，包括无菌手术包、穿刺针、0.9%氯化钠溶液等、0.4号或0.5号头皮针、注射器（1 ml、5 ml、10 ml）、无菌手套及消毒液；②药物准备，包括肝素钠稀释液（0.9%氯化钠溶液500 ml＋肝素钠3000 U）、对比剂及硬化剂；③仪器准备，包括心电监护仪、血压血氧仪、除颤仪、B超仪、恒速泵、简易呼吸器及吸氧面罩等。

术中配合

穿刺前：①认真核对医嘱，严格执行术前三方核查并签字；②协助麻醉师推注麻醉药，必要时予以约束；③打开无菌手术包，合理摆放包内各种物品，配制药品，按需向治疗盘内倒入肝素钠稀释液；④协助术者穿手术衣，打开各种耗材并依次递给术者；⑤协助术者消毒、铺巾；⑥协助准备硬化剂和射线防护板。

穿刺时：①协助医生穿刺，准备合适的硬化剂，必要时准备彩超机；②观察患儿生命体征变化，做好应急处理准备并及时记录；③必要时协助医生查看和处理图像，判断瘤体的类型。

术中：穿刺成功后，严密监测患儿生命体征，观察瘤体的颜色变化。

术毕：①协助术者包扎穿刺口；②观察有无穿刺并发症，有无邻近神经、动脉损伤，应密切关注患儿生命体征；③观察患儿手术穿刺处的皮肤表面温度和颜色，如发现异常及时告知医生并应急处理；④整理患儿衣物；⑤及时、准确填写术中护理记录单。

宣教

患儿宣教：术后遵医嘱卧床，不能抓穿刺部位。

家属宣教：穿刺后0.5 h内不能进食，注意观察患儿穿刺口有无渗血，以及恶心、呕吐等并发症。

整理

患儿整理：①协助将患儿妥善过床，检查加压包扎绷带有无移位、穿刺口是否渗血；②注意保暖。

室间整理：①整理手术用物，分类处置各种垃圾；②整理手术间和手术仪器、设备，并做好终末处理；③湿式清洁并消毒手术间。

其他：①洗手，记录；②准确、及时收费。

补充说明

1．手术路径：头皮针经瘤体边缘正常组织，切线方向刺入皮下，皮下潜行一段距离后刺入瘤体内，放射状、均匀向瘤体注入药液，拔针。

2．血管瘤硬化治疗并发症：邻近神经、动脉损伤等。

3．指导家属观察和保护患儿血管瘤体处皮肤。定期给患儿剪短指甲，防止抓挠、碰撞瘤体处皮肤，预防瘤体破溃。动态观察并记录瘤体大小、质地变化。

4．如患儿为全身麻醉，患儿宣教部分内容要向家属交代清楚。

5．三方核查单严格按照手术时间节点执行。

评分标准

项目		扣分细则	扣分值	实际扣分	备注
操作前（20分）	操作者仪态（3分）	着装不规范（含未佩戴剂量仪）	－1		
		未洗手	－1		
		未戴口罩、帽子或佩戴不规范	－1		
	交接及评估（8分）	未与病房护士规范交接及核对患儿信息	－2		
		未向患儿家属做好手术宣教	－1		
		未评估患儿病情、意识及合作程度、皮肤准备及瘤体情况、术中用药及影像学资料、血常规及凝血四项的结果	各－1		
	术前准备（9分）	物品准备缺漏	－1		
		未按需吸氧	－1		
		未再次核实禁食、禁饮情况	－1		
		未监测生命体征	－2		
		未按要求建立静脉通道	－2		
		未注意患儿保暖	－2		
操作过程（65分）	安全及舒适（8分）	未对患儿四肢进行适当约束	－1		
		患儿双手摆放不当	－1		
		未根据血管瘤部位摆放合适体位	－2		
		约束带过紧或过松	－2		
		未规范执行三方核查	－2		
	无菌技术操作（15分）	未检查无菌包有效期	－1		
		打开无菌包不规范	－1		
		无菌持物桶、消毒液等未标明开启日期或日期书写不规范	－1		
		倒0.9%氯化钠溶液时未冲洗瓶口或液体溅出容器外	－2		
		打开一次性物品时未检查其有效期及气密性或打开方法错误	－2		
		药液抽取手法不规范	－1		
		协助穿手术衣或铺手术单时不规范或污染	－2		
		无菌物品过期或违反无菌原则	－5		
	术中护理配合及文书书写（30分）	未关注输液情况	－2		
		不了解手术进程或未根据手术进程及时递送手术耗材	－2		
		打开耗材时未查对效期或未检查密闭性	－2		

（待　续）

（续 表）

项目		扣分细则	扣分值	实际扣分	备注
操作过程（65分）	术中护理配合及文书书写（30分）	未及时连接心电监护或未进行血氧饱和度监测	各－3		
		未按要求协助医生进行B超检查	－2		
		未关注患儿心律、心率及血压、血氧变化	－3		
		未观察记录瘤体颜色变化或未关注药物不良反应	各－3		
		术中未按规范执行口头医嘱	－2		
		未按要求进行耗材登记及条码粘贴不规范	－3		
		手术护理记录单书写不规范或缺漏	－2		
	术后患儿安置及整理（12分）	未检查患儿指甲情况	－2		
		未协助患儿安全过床，未注意患儿保暖	－2		
		未向患儿家属进行术后宣教或宣教不到位	－2		
		术后物品、耗材、仪器终末处置不规范	－2		
		垃圾未分类放置或处置不规范	－2		
		未及时进行室间清洁及消毒工作	－2		
综合评价（15分）	临床工作能力（11分）	手术操作流程不熟悉或应急处理配合不熟练	各－4		
		相关知识掌握不全	－3		
	态度及沟通（4分）	态度不认真、不严谨	－1		
		未关心患儿家属或缺乏人文关怀	各－1		
		沟通不恰当	－1		
总分100分		扣分合计			
		最后得分			

六、颅内血管畸形栓塞术护理配合流程及评分标准

流　程

准备

操作者准备： 洗手，着装整齐，规范佩戴口罩、帽子及剂量仪。

评估： 患儿病情、意识、合作程度、皮肤准备、影像学资料、带入管道及药物。

患儿准备： ①与急诊/病房护士规范交接，核对患儿身份和手术信息；②再次测量体温，核实禁饮、禁食的情况，向患儿和家属做好解释、告知工作，询问二便情况及需求；③协助患儿平卧，暴露腹股沟，小枕垫高臀部，双腿分开自然下垂，注意约束及辐射防护，注意患儿保暖；④妥善放置各种管道，面罩吸氧，进行饱和度监测；⑤连接心电监护仪，建立2条静脉通道。

用物准备： ①物品准备，包括无菌手术包、动脉鞘、专用微导管、微导丝、弹簧圈、液体栓塞材料、连接管、Y阀、三通开关、精密输液器及加压输液袋、对比剂、注射器（1 ml、2 ml、5 ml、10 ml）、无菌手套及消毒液；②药物准备，包括利多卡因、0.9%氯化钠溶液、肝素钠稀释液（0.9%氯化钠溶液500 ml＋肝素钠3000 U），必要时准备地塞米松和阿托品；③仪器准备，包括心电监护仪、血压血氧仪、除颤仪、恒速泵、简易呼吸器、吸氧面罩、中心负压吸引装置及吸痰管，必要时准备气管插管用物和呼吸机。

术中配合

穿刺前： ①认真核对医嘱，严格执行术前三方核查并签字；②协助麻醉师推注麻醉药，需气管插管者做好插管配合；③密切观察患儿的生命体征；④打开无菌手术包，合理摆放包内各种物品，配制药品，按需向治疗盘内倒入肝素钠稀释液；⑤协助术者穿手术衣，打开各种耗材并依次递给术者；⑥协助术者消毒、铺巾；⑦连接压力传感器，排气后校零；⑧协助准备对比剂、高压注射器及射线防护板。

穿刺时： ①协助医生进行穿刺；②观察患儿生命体征变化，做好应急处理准备并及时记录。

术中： ①穿刺成功后即给予肝素化，术中在动脉加压输液袋中加入肝素钠稀释液，将导引导管与连接有高压输液袋的Y阀相接，持续冲洗导管，以防导管内凝血，加强巡视，避免血液回流；②严密监测患儿生命体征，观察药物不良反应及可能的并发症；③根据需要及时递送各种耗材。

术毕：①拔除鞘管后，协助术者加压包扎穿刺口；②注意观察术侧肢体的皮肤温度和颜色变化，若有异常及时告知医生；③加强巡视观察，预防发生呕吐物误吸和窒息；④整理患儿衣物；⑤及时、准确填写术中护理记录单。

宣教

患儿宣教：①遵医嘱全身麻醉术后去枕平卧6 h；②遵医嘱保持术侧肢体制动6 h，并进行水化治疗。

家属宣教：协助患儿卧床，注意观察患儿穿刺口有无渗血、血肿，以及恶心、呕吐等并发症。

整理

患儿整理：①协助将患儿妥善过床，检查加压包扎绷带有无移位、穿刺口是否渗血；②妥善放置各种管道，注意保暖。

室间整理：①整理手术用物，分类处置各种垃圾；②整理手术间、手术床、仪器及设备，并做好终末处理；③湿式清洁并消毒手术间。

其他：①洗手，记录；②准确、及时收费。

补充说明

1. 导管路径：股动脉—髂外动脉—髂总动脉—腹主动脉—胸主动脉—主动脉弓。

(1) 左侧颈总动脉—左颈内动脉—左侧大脑前动脉/左侧大脑中动脉—供血动脉。

(2) 左锁骨下动脉—左椎动脉—基底动脉—供血动脉。

(3) 头臂干—右颈总动脉—右颈内动脉—右侧大脑前动脉/右侧大脑中动脉—供血动脉。

(4) 头臂干—右锁骨下动脉—右椎动脉—基底动脉—供血动脉。

2. 疾病本身可导致颅内压升高，患儿发生呕吐的概率较高，应加强巡视观察，预防发生呕吐物误吸和窒息。

3. 注意转运安全，带心电监护仪、血氧饱和度监测仪、面罩及气囊，必要时携带氧气枕或小型氧气筒。

4. 平车配备约束装置，严防患儿坠床和非计划性拔管。

5. 如患儿为全身麻醉，患儿宣教部分内容要向家属交代清楚。

6. 三方核查单严格按照手术时间节点执行。

评分标准

<table>
<tr><th colspan="2">项目</th><th>扣分细则</th><th>扣分值</th><th>实际扣分</th><th>备注</th></tr>
<tr><td rowspan="13">操作前
（20分）</td><td rowspan="3">操作者仪态
（3分）</td><td>着装不规范（含未佩戴剂量仪）</td><td>−1</td><td></td><td></td></tr>
<tr><td>未洗手</td><td>−1</td><td></td><td></td></tr>
<tr><td>未戴口罩、帽子或佩戴不规范</td><td>−1</td><td></td><td></td></tr>
<tr><td rowspan="3">交接及评估
（8分）</td><td>未与病房护士规范交接及核对患儿信息</td><td>−2</td><td></td><td></td></tr>
<tr><td>未向患儿家属做好手术宣教</td><td>−1</td><td></td><td></td></tr>
<tr><td>未评估患儿病情、意识及合作程度、皮肤准备、影像学资料、带入管道及药物</td><td>各−1</td><td></td><td></td></tr>
<tr><td rowspan="6">术前准备
（9分）</td><td>物品准备缺漏</td><td>−1</td><td></td><td></td></tr>
<tr><td>未及时面罩吸氧</td><td>−1</td><td></td><td></td></tr>
<tr><td>未再次核实禁食、禁饮情况</td><td>−1</td><td></td><td></td></tr>
<tr><td>未监测生命体征</td><td>−2</td><td></td><td></td></tr>
<tr><td>未按要求建立2条静脉通道</td><td>−2</td><td></td><td></td></tr>
<tr><td>未注意患儿保暖</td><td>−2</td><td></td><td></td></tr>
<tr><td rowspan="18">操作过程
（65分）</td><td rowspan="5">安全及舒适
（8分）</td><td>未对患儿四肢进行适当约束</td><td>−1</td><td></td><td></td></tr>
<tr><td>患儿双手摆放不当</td><td>−1</td><td></td><td></td></tr>
<tr><td>臀部未适当垫高</td><td>−2</td><td></td><td></td></tr>
<tr><td>约束带过紧或过松</td><td>−2</td><td></td><td></td></tr>
<tr><td>未规范执行三方核查</td><td>−2</td><td></td><td></td></tr>
<tr><td rowspan="8">无菌技术操作
（15分）</td><td>未检查无菌包有效期</td><td>−1</td><td></td><td></td></tr>
<tr><td>打开无菌包不规范</td><td>−1</td><td></td><td></td></tr>
<tr><td>无菌持物桶、消毒液等未标明开启日期或日期书写不规范</td><td>−1</td><td></td><td></td></tr>
<tr><td>倒0.9%氯化钠溶液时未冲洗瓶口或液体溅出容器外</td><td>−2</td><td></td><td></td></tr>
<tr><td>打开一次性物品时未检查其有效期及气密性或打开方法错误</td><td>−2</td><td></td><td></td></tr>
<tr><td>药液抽取手法不规范</td><td>−1</td><td></td><td></td></tr>
<tr><td>协助穿手术衣或铺手术单时不规范或污染</td><td>−2</td><td></td><td></td></tr>
<tr><td>无菌物品过期或违反无菌原则</td><td>−5</td><td></td><td></td></tr>
<tr><td rowspan="4">术中护理配合及文书书写
（30分）</td><td>未关注输液情况</td><td>−2</td><td></td><td></td></tr>
<tr><td>不了解手术进程或未根据手术进程及时递送手术耗材</td><td>−2</td><td></td><td></td></tr>
<tr><td>打开耗材时未查对效期或未检查密闭性</td><td>−2</td><td></td><td></td></tr>
<tr><td>未及时连接心电监护或未进行血氧饱和度监测</td><td>各−2</td><td></td><td></td></tr>
</table>

（待 续）

（续 表）

项目		扣分细则	扣分值	实际扣分	备注
操作过程（65分）	术中护理配合及文书书写（30分）	未按要求进行肝素化或未正确、及时使用加压肝素补液	各−3		
		未关注患儿心律、心率及血压、血氧变化	−3		
		未关注手术并发症或未关注药物不良反应	各−2		
		术中未按规范执行口头医嘱	−2		
		未按要求进行耗材登记及条码粘贴不规范	−3		
		手术护理记录单书写不规范或缺漏	−2		
	术后患儿安置及整理（12分）	未有效协助医生加压包扎	−2		
		未协助患儿安全过床，未注意患儿保暖	−2		
		未向患儿家属进行术后宣教或宣教不到位	−2		
		术后物品、耗材、仪器终末处置不规范	−2		
		垃圾未分类放置或处置不规范	−2		
		未及时进行室间清洁及消毒工作	−2		
综合评价（15分）	临床工作能力（11分）	手术操作流程及仪器操作不熟悉或应急处理配合不熟练	各−4		
		相关知识掌握不全	−3		
	态度及沟通（4分）	态度不认真、不严谨	−1		
		未关心患儿家属或缺乏人文关怀	各−1		
		沟通不恰当	−1		
总分100分		扣分合计			
		最后得分			

七、经皮血管瘤腔内药物灌注术护理配合流程及评分标准

流 程

准备

操作者准备：洗手，着装整齐，规范佩戴口罩、帽子及剂量仪。

评估：患儿病情、意识及合作程度、皮肤准备、影像学资料、带入管道及药物。

患儿准备：①与病房护士规范交接，核对患儿身份和手术信息；②再次测量体温，核实禁饮、禁食的情况，向患儿和家属做好解释、告知工作，询问二便情况及需求；③协助患儿平卧，暴露病灶部位，注意保暖，双腿分开自然平放，小垫枕垫高臀部，注意约束和保暖；④注意做好患儿甲状腺及性腺等器官的放射防护；⑤连接心电监护仪，建立2条静脉通道。

用物准备：①物品准备，包括无菌手术包、各种穿刺针、造影导管、导丝、微导管、微导丝、各种栓塞材料、注射器（1 ml、2 ml、5 ml、10 ml）、无菌手套及消毒液；②药物准备，包括肝素钠稀释液（0.9%氯化钠溶液500 ml＋肝素钠3000 U）、对比剂及使化剂；③仪器准备，包括心电监护仪、血压血氧仪、除颤仪、B超仪、恒速泵、简易呼吸器、吸氧面罩、中心负压吸引装置及吸痰管等。

术中配合

穿刺前：①认真核对医嘱，严格执行术前三方核查并签字；②协助麻醉师推注麻醉药，需气管插管者做好插管配合。密切观察患儿的生命体征；③打开无菌手术包，合理摆放包内各种物品，配制药品，按需向治疗盘内倒入肝素钠稀释液；④协助术者穿手术衣，打开各种耗材并依次递给术者；⑤协助术者消毒、铺巾；⑥连接压力传感器，排气后校零；⑦协助准备对比剂、高压注射器及射线防护板。

穿刺时：①协助进行穿刺，必要时准备彩超机；②观察患儿生命体征变化，保证呼吸道通畅，做好应急处理准备并及时记录。

术中：①严密监测患儿生命体征，补液加强巡视，根据需要递送各种耗材；②必要时协助医生查看和处理图像，判断瘤体的类型，准备合适的栓塞材料，判断栓塞效果。

术毕：①协助术者加压包扎穿刺口；②观察有无穿刺并发症，有无邻近神经、脏器损伤，密切关注患儿生命体征；③大量出血时需配合输血治疗，必要时做好外科术

前准备；④术后密切观察患儿穿刺处局部皮肤表面温度和颜色，如发现异常及时告知医生并应急处理；⑤整理患儿衣物；⑥及时、准确填写术中护理记录单。

宣教

患儿宣教：①全身麻醉术后去枕平卧6 h，保持敷料清洁、干燥；②患儿穿宽松舒适的棉质衣服，剪短指甲，避免抓破瘤体。

家属宣教：①协助患儿卧床；②注意观察患儿瘤体皮肤表面温度和颜色，以有无破溃，注意恶心、呕吐等并发症。

整理

患儿整理：①协助将患儿妥善过床，检查加压包扎绷带有无移位、穿刺口是否渗血；②妥善放置各种管道，注意保暖。

室间整理：①整理手术用物，分类处置各种垃圾；②整理手术间、手术床、仪器及设备，并做好终末处理；③湿式清洁并消毒手术间。

其他：①洗手，记录；②准确、及时收费。

补充说明

1．导管路径

（1）头面部血管瘤：股动脉—髂外动脉—髂总动脉—腹主动脉—胸主动脉—主动脉弓。

①左侧颈总动脉—左颈外动脉—供血动脉。

②头臂干—右颈总动脉—右颈外动脉—供血动脉。

（2）胸壁血管瘤：股动脉—髂外动脉—髂总动脉—腹主动脉—胸主动脉—主动脉弓。

①左锁骨下动脉—供血动脉。

②头臂干—右锁骨下动脉—供血动脉。

（3）上肢血管瘤：股动脉—髂外动脉—髂总动脉—腹主动脉—胸主动脉—主动脉弓。

①左锁骨下动脉—左腋动脉—供血动脉。

②头臂干—右锁骨下动脉—右腋动脉—供血动脉。

（4）下肢血管瘤：股动脉—髂外动脉—髂总动脉—腹主动脉—对侧髂总动脉—对侧髂外动脉—股动脉—供血动脉。

（5）肝血管瘤：股动脉—髂外动脉—髂总动脉—腹主动脉—腹腔干—肝总动脉—

肝固有动脉—肝固有动脉左/右支—供血动脉。

2．注意转运安全，带心电监护仪、血氧饱和度监测仪、面罩及气囊，必要时携带氧气枕或小型氧气筒。

3．平车配备约束装置，严防患儿坠床和非计划性拔管。

4．指导家属观察和保护患儿血管瘤体处皮肤；定期给患儿剪短指甲，防止抓挠、碰撞瘤体处皮肤，预防瘤体破溃；动态观察并记录瘤体大小、质地变化。

5．如患儿为全身麻醉，患儿宣教部分内容要向家属交代清楚。

6．三方核查单严格按照手术时间节点执行。

评分标准

项目		扣分细则	扣分值	实际扣分	备注
操作前（20分）	操作者仪态（3分）	着装不规范（含未佩戴剂量仪）	−1		
		未洗手	−1		
		未戴口罩、帽子或佩戴不规范	−1		
	交接及评估（8分）	未与病房护士规范交接及核对患儿信息	−2		
		未向患儿家属做好手术宣教	−1		
		未评估患儿病情、意识及合作程度、皮肤准备及瘤体情况、术中用药及影像学资料、血常规及凝血4项结果	各−1		
	术前准备（9分）	物品准备缺漏	−1		
		未及时面罩吸氧	−1		
		未再次核实禁食、禁饮情况	−1		
		未监测生命体征	−2		
		未按要求建立2条静脉通道	−2		
		未注意患儿保暖	−2		
操作过程（65分）	安全及舒适（8分）	未对患儿四肢进行适当约束	−1		
		患儿双手摆放不当	−1		
		臀部未适当垫高	−2		
		约束带过紧或过松	−2		
		未规范执行三方核查	−2		
	无菌技术操作（15分）	未检查无菌包有效期	−1		
		打开无菌包不规范	−1		
		无菌持物桶、消毒液等未标明开启日期或日期书写不规范	−1		
		倒0.9%氯化钠溶液时未冲洗瓶口或液体溅出容器外	−2		
		打开一次性物品时未检查其有效期及气密性或打开方法错误	−2		
		药液抽取手法不规范	−1		
		协助穿手术衣或铺手术单时不规范或污染	−2		
		无菌物品过期或违反无菌原则	−5		
	术中护理配合及文书书写（30分）	未关注输液情况	−2		
		不了解手术进程或未根据手术进程及时递送手术耗材	−2		
		打开耗材时未查对效期或未检查密闭性	−2		

（待 续）

（续　表）

项目		扣分细则	扣分值	实际扣分	备注
操作过程（65分）	术中护理配合及文书书写（30分）	未及时连接心电监护或未进行血氧饱和度监测	各−3		
		未按要求协助医生进行B超检查	−2		
		未关注患儿心律、心率及血压、血氧变化	−3		
		未关注灌注栓塞时并发症或未关注药物不良反应	各−3		
		术中未按规范执行口头医嘱	−2		
		未按要求进行耗材登记及条码粘贴不规范	−3		
		手术护理记录单书写不规范或缺漏	−2		
	术后患儿安置及整理（12分）	未有效协助医生加压包扎	−2		
		未协助患儿安全过床，未注意患儿保暖	−2		
		未向患儿家属进行术后宣教或宣教不到位	−2		
		术后物品、耗材、仪器终末处置不规范	−2		
		垃圾未分类放置或处置不规范	−2		
		未及时进行室间清洁及消毒工作	−2		
综合评价（15分）	临床工作能力（11分）	手术操作流程及仪器操作不熟悉或应急处理配合不熟练	各−4		
		相关知识掌握不全	−3		
	态度及沟通（4分）	态度不认真、不严谨	−1		
		未关心患儿家属或缺乏人文关怀	各−1		
		沟通不恰当	−1		
总分100分		扣分合计			
		最后得分			

八、经皮穿刺脑血管腔内溶栓术护理配合流程及评分标准

流 程

准备

操作者准备：着装整齐，规范佩戴口罩、帽子及剂量仪，洗手。

评估：患儿病情、意识及合作程度、皮肤准备、影像学资料、带入管道及药物。

患儿准备：①与病房护士规范交接，核对患儿身份和手术信息；②再次测量体温，核实禁饮、禁食的情况，向患儿和家属做好解释、告知工作，询问二便情况及需求；③协助患儿平卧，暴露病灶部位，注意保暖，双腿分开自然平放，小垫枕垫高臀部，注意约束和保暖；④注意做好患儿甲状腺及性腺等器官的放射防护；⑤连接心电监护仪，建立2条静脉通道。

用物准备：①物品准备，包括无菌手术包、单弯导管、猪尾导管、导丝、动脉鞘、4F Simmons导管、连接管、Y阀、三通开关、神经微导管、微导丝、输液器及加压输液袋、注射器（1 ml、5 ml、10 ml、20 ml）、无菌手套及消毒液；②药物准备，包括尿激酶或注射用阿替普酶、盐酸替罗非班、尼莫地平、鱼精蛋白、利多卡因、肝素钠稀释液（0.9%氯化钠溶液500 ml＋肝素钠3000 U）、对比剂，必要时准备地塞米松和阿托品等（无法配合的患儿需全身麻醉时，麻醉药品由麻醉师准备）；③仪器准备，包括心电监护仪、血压血氧仪、除颤仪、恒速泵、简易呼吸器、吸氧面罩、中心负压吸引装置及吸痰管等。

术中配合

穿刺前：①认真核对医嘱，严格执行术前三方核查并签字；②协助麻醉师推注麻醉药，需气管插管者做好插管配合；③密切观察患儿的生命体征；④打开无菌手术包，合理摆放包内各种物品，配制药品，按需向治疗盘内倒入肝素钠稀释液；⑤协助术者穿手术衣，打开各种耗材并依次递给术者；⑥协助术者消毒、铺巾；⑦连接压力传感器，排气后校零；⑧协助准备对比剂、高压注射器及射线防护板。

穿刺时：观察患儿生命体征变化，做好应急处理准备并及时记录。

术中：①根据需要递送各种耗材和药品，随时观察加压输液袋的压力和静脉补液情况，防止滴空；②及时给予肝素化并注意补充肝素；③溶栓时密切观察患儿神志、瞳孔、肢体活动情况及生命体征情况，发现出血时立即协助医生进行肝素拮抗等处理；④必要时协助医生查看和处理图像。

术毕：①溶栓造影完成拔除鞘管后，协助术者加压包扎；②注意观察术侧肢体皮温和颜色变化，若有异常及时通知医生；③整理患儿衣物；④及时、准确填写术中护理记录单。

宣教

患儿宣教：①遵医嘱术后卧床12～24 h；②保持术侧肢体制动，必要时行约束制动及水化治疗。
家属宣教：①协助患儿卧床；②注意观察患儿穿刺口有无渗血、血肿，以及对比剂过敏等并发症，注意是否有呕吐等情况。

整理

患儿整理：①协助将患儿妥善过床，检查加压包扎绷带有无移位、穿刺口是否渗血；②妥善放置各种管道，注意保暖。
室间整理：①整理手术用物，分类处置各种垃圾；②整理手术间、手术床、仪器及设备，并做好终末处理；③湿式清洁并消毒手术间。
其他：①洗手，记录；②准确、及时收费。

补充说明

1．导管路径
（1）股动脉—髂外动脉—髂总动脉—腹主动脉—胸主动脉—主动脉弓。
① 左颈总动脉—左颈内动脉—左颈外动脉。
② 左锁骨下动脉—左椎动脉。
③ 头臂干—右颈总动脉—右颈内动脉—右颈外动脉。
④ 头臂干—右锁骨下动脉—右椎动脉。
（2）桡动脉—肱动脉—锁骨下动脉—主动脉弓。
① 右颈总动脉—右颈内动脉—右颈外动脉。
② 右锁骨下动脉—右椎动脉。
③ 头臂干—左颈总动脉—左颈内动脉—左颈外动脉。
④ 头臂干—左锁骨下动脉—左椎动脉。
2．如患儿为全身麻醉，患儿宣教部分内容要向家属交代清楚。
3．三方核查单严格按照手术时间节点执行。

评分标准

项目		扣分细则	扣分值	实际扣分	备注
操作前（20分）	操作者仪态（3分）	着装不规范（含未佩戴剂量仪）	−1		
		未洗手	−1		
		未戴口罩、帽子或佩戴不规范	−1		
	交接及评估（8分）	未与病房护士规范交接及核对患儿信息	−2		
		未向患儿家属做好手术宣教	−1		
		未评估患儿病情、意识及合作程度、皮肤准备、术中用药、带入管道	各−1		
	术前准备（9分）	物品准备缺漏	−1		
		未及时面罩吸氧	−1		
		未再次核实禁食、禁饮情况	−1		
		未监测生命体征	−2		
		未按要求建立2条静脉通道	−2		
		未注意患儿保暖	−2		
操作过程（65分）	安全及舒适（8分）	未对患儿四肢进行适当约束	−1		
		患儿双手摆放不当	−1		
		臀部未适当垫高	−2		
		约束带过紧或过松	−2		
		未规范执行三方核查	−2		
	无菌技术操作（15分）	未检查无菌包有效期	−1		
		打开无菌包不规范	−1		
		无菌持物桶、消毒液等未标明开启日期或日期书写不规范	−1		
		倒0.9%氯化钠溶液时未冲洗瓶口或液体溅出容器外	−2		
		打开一次性物品时未检查其有效期及气密性或打开方法错误	−2		
		药液抽取手法不规范	−1		
		协助穿手术衣或铺手术单时不规范或污染	−2		
		无菌物品过期或违反无菌原则	−5		
	术中护理配合及文书书写（30分）	未关注输液情况	−2		
		不了解手术进程或未根据手术进程及时递送手术耗材	−2		
		打开耗材时未查对效期或未检查密闭性	−2		
		未及时连接心电监护或未进行血氧饱和度监测	各−2		

（待 续）

（续　表）

项目		扣分细则	扣分值	实际扣分	备注
操作过程（65分）	术中护理配合及文书书写（30分）	未按要求使用肝素或未及时补充肝素	各−2		
		未关注患儿心律、心率及血压、血氧变化及呼吸情况	−3		
		未关注溶栓时患儿神志、瞳孔及肢体等情况，或未关注术中并发症	各−3		
		术中未按规范执行口头医嘱	−2		
		未按要求进行耗材登记及条码粘贴不规范	−3		
		手术护理记录单书写不规范或缺漏	−2		
	术后患儿安置及整理（12分）	未有效协助医生加压包扎	−2		
		未协助患儿安全过床，未注意患儿保暖	−2		
		未向患儿家属进行术后宣教或宣教不到位	−2		
		术后物品、耗材、仪器终末处置不规范	−2		
		垃圾未分类放置或处置不规范	−2		
		未及时进行室间清洁及消毒工作	−2		
综合评价（15分）	临床工作能力（11分）	手术操作流程及仪器操作不熟悉或应急处理配合不熟练	各−4		
		相关知识掌握不全	−3		
	态度及沟通（4分）	态度不认真、不严谨	−1		
		未关心患儿家属或缺乏人文关怀	各−1		
		沟通不恰当	−1		
总分100分		扣分合计			
		最后得分			

九、经股动脉插管全脑动脉造影术护理配合流程及评分标准

流 程

准备

操作者准备：着装整齐，规范佩戴口罩、帽子及剂量仪，洗手。

评估：患儿病情、意识、合作程度、皮肤准备及带入管道。

患儿准备：①与病房护士规范交接，核对患儿身份和手术信息；②再次测量体温，核实禁饮、禁食的情况，向患儿和家属做好解释、告知工作，询问二便情况及需求；③协助患儿平卧，暴露腹股沟，小枕垫高臀部，双腿分开自然下垂，注意约束及辐射防护，患儿保暖；④妥善放置各种管道，面罩吸氧，进行饱和度监测；⑤连接心电监护仪，建立2条静脉通道。

用物准备：①物品准备，包括无菌手术包、单弯导管、猪尾导管、4F猎人头导管、4F Simmons 导管、导丝、动脉鞘、连接管、Y阀、三通开关、输液器（或输血器）及加压输液袋、注射器（1 ml、5 ml、10 ml、20 ml）、无菌手套及消毒液；②药物准备，包括利多卡因、肝素钠稀释液（0.9%氯化钠溶液500 ml＋肝素钠3000 U）、对比剂，必要时准备地塞米松、阿托品、多巴胺（需全身麻醉进行造影时，麻醉药品由麻醉师准备）；③仪器准备，包括心电监护仪、血压血氧仪、除颤仪、恒速泵、简易呼吸器、吸氧面罩、中心负压吸引装置及吸痰管，必要时准备气管插管用物和呼吸机。

术中配合

穿刺前：①认真核对医嘱，严格执行术前三方核查并签字；②协助麻醉师推注麻醉药，需气管插管者做好插管配合；③密切观察患者的生命体征；④打开无菌手术包，合理摆放包内各种物品，配制药品，按需向治疗盘内倒入肝素钠稀释液；⑤协助术者穿手术衣，打开各种耗材并依次递给术者；⑥协助术者消毒、铺巾；⑦连接压力传感器，排气后校零；⑧协助准备对比剂、高压注射器及射线防护板。

穿刺时：①协助医生穿刺；②观察患儿生命体征变化，做好应急处理准备并及时记录。

术中：①根据需要递送各种耗材；②随时观察加压输液袋的压力和静脉补液情况，防止滴空；③必要时协助医生查看和处理图像。

术毕：①拔除鞘管后，协助术者加压包扎穿刺口；②注意观察术侧肢体的皮肤温度和颜色变化，若有异常及时告知医生；③加强巡视观察，预防发生呕吐物误吸和窒息；④整理患儿衣物；⑤及时、准确填写术中护理记录单。

宣教

患儿宣教：①全身麻醉术后去枕平卧6 h；②遵医嘱保持术侧肢体制动6 h及水化治疗。

家属宣教：①协助患者卧床；②注意观察患儿穿刺口有无渗血、血肿，以及恶心、呕吐等并发症。

整理

患儿整理：①协助将患儿妥善过床，检查加压包扎绷带有无移位、穿刺口是否渗血；②妥善放置各种管道，注意保暖。

室间整理：①整理手术用物，分类处置各种垃圾；②整理手术间和手术仪器、设备，并做好终末处理；③湿式清洁并消毒手术间。

其他：①洗手，记录；②准确、及时收费。

补充说明

1. 导管路径：股动脉—髂外动脉—髂总动脉—腹主动脉—胸主动脉—主动脉弓。

（1）左颈总动脉—左颈内动脉—左颈外动脉。

（2）左锁骨下动脉—左椎动脉。

（3）头臂干—右颈总动脉—右颈内动脉—右颈外动脉。

（4）头臂干—右锁骨下动脉—右椎动脉。

2. 注意转运安全，带心电监护仪、血氧饱和度监测仪、面罩和气囊，必要时携带氧气枕或小型氧气筒。

3. 平车配备约束装置，严防患儿坠床和非计划性拔管。

4. 如患儿为全身麻醉，患儿宣教部分内容要向家属交代清楚。

5. 三方核查单严格按照手术时间节点执行。

评分标准

<table>
<tr><th colspan="2">项目</th><th>扣分细则</th><th>扣分值</th><th>实际扣分</th><th>备注</th></tr>
<tr><td rowspan="11">操作前（20分）</td><td rowspan="3">操作者仪态（3分）</td><td>着装不规范（含未佩戴剂量仪）</td><td>−1</td><td></td><td></td></tr>
<tr><td>未洗手</td><td>−1</td><td></td><td></td></tr>
<tr><td>未戴口罩、帽子或佩戴不规范</td><td>−1</td><td></td><td></td></tr>
<tr><td rowspan="3">交接及评估（8分）</td><td>未与病房护士规范交接及核对患儿信息</td><td>−2</td><td></td><td></td></tr>
<tr><td>未向患儿家属做好手术宣教</td><td>−1</td><td></td><td></td></tr>
<tr><td>未评估患儿病情、意识及合作程度、皮肤准备、影像学资料、带入管道及药物</td><td>各−1</td><td></td><td></td></tr>
<tr><td rowspan="6">术前准备（9分）</td><td>物品准备缺漏</td><td>−1</td><td></td><td></td></tr>
<tr><td>未及时面罩吸氧</td><td>−1</td><td></td><td></td></tr>
<tr><td>未再次核实禁食、禁饮情况</td><td>−1</td><td></td><td></td></tr>
<tr><td>未监测生命体征</td><td>−2</td><td></td><td></td></tr>
<tr><td>未按要求建立2条静脉通道</td><td>−2</td><td></td><td></td></tr>
<tr><td>未注意患儿保暖</td><td>−2</td><td></td><td></td></tr>
<tr><td rowspan="17">操作过程（65分）</td><td rowspan="5">安全及舒适（8分）</td><td>未对患儿四肢进行适当约束</td><td>−1</td><td></td><td></td></tr>
<tr><td>患儿双手摆放不当</td><td>−1</td><td></td><td></td></tr>
<tr><td>臀部未适当垫高</td><td>−2</td><td></td><td></td></tr>
<tr><td>约束带过紧或过松</td><td>−2</td><td></td><td></td></tr>
<tr><td>未规范执行三方核查</td><td>−2</td><td></td><td></td></tr>
<tr><td rowspan="9">无菌技术操作（15分）</td><td>未检查无菌包有效期</td><td>−1</td><td></td><td></td></tr>
<tr><td>打开无菌包不规范</td><td>−1</td><td></td><td></td></tr>
<tr><td>无菌持物桶、消毒液等未标明开启日期或日期书写不规范</td><td>−1</td><td></td><td></td></tr>
<tr><td>倒0.9%氯化钠溶液时未冲洗瓶口或液体溅出容器外</td><td>−2</td><td></td><td></td></tr>
<tr><td>打开一次性物品时未检查其有效期及气密性或打开方法错误</td><td>−2</td><td></td><td></td></tr>
<tr><td>药液抽取手法不规范</td><td>−1</td><td></td><td></td></tr>
<tr><td>协助穿手术衣或铺手术单时不规范或污染</td><td>−2</td><td></td><td></td></tr>
<tr><td>无菌物品过期或违反无菌原则</td><td>−5</td><td></td><td></td></tr>
<tr><td rowspan="3">术中护理配合及文书书写（30分）</td><td>未关注输液情况</td><td>−2</td><td></td><td></td></tr>
<tr><td>不了解手术进程或未根据手术进程及时递送手术耗材</td><td>−2</td><td></td><td></td></tr>
<tr><td>打开耗材时未查对效期或未检查密闭性</td><td>−2</td><td></td><td></td></tr>
</table>

（待　续）

（续　表）

项目		扣分细则	扣分值	实际扣分	备注
操作过程（65分）	术中护理配合及文书书写（30分）	未及时连接心电监护或未进行血氧饱和度监测	各－2		
		未按要求进行加压补液或未及时发现补液异常情况	各－3		
		未关注患儿心律、心率及血压、血氧变化	－3		
		未关注手术并发症或未关注药物不良反应	各－2		
		术中未按规范执行口头医嘱	－2		
		未按要求进行耗材登记及条码粘贴不规范	－3		
		手术护理记录单书写不规范或缺漏	－2		
	术后患儿安置及整理（12分）	未有效协助医生加压包扎	－2		
		未协助患儿安全过床，未注意患儿保暖	－2		
		未向患儿家属进行术后宣教或宣教不到位	－2		
		术后物品、耗材、仪器终末处置不规范	－2		
		垃圾未分类放置或处置不规范	－2		
		未及时进行室间清洁及消毒工作	－2		
综合评价（15分）	临床工作能力（11分）	手术操作流程及仪器操作不熟悉或应急处理配合不熟练	各－4		
		相关知识掌握不全	－3		
	态度及沟通（4分）	态度不认真、不严谨	－1		
		未关心患儿家属或缺乏人文关怀	各－1		
		沟通不恰当	－1		
总分100分		扣分合计			
		最后得分			

学习培训及学分申请办法

一、《国家级继续医学教育项目教材》经国家卫生和计划生育委员会（现更名为国家卫生健康委员会）科教司、全国继续医学教育委员会批准，由全国继续医学教育委员会、中华医学会联合主办，中华医学电子音像出版社编辑出版，面向全国医学领域不同学科、不同专业的临床医生，专门用于继续医学教育培训。

二、学员学习教材后，在规定时间（自出版日期起 1 年）内可向本教材编委会申请继续医学教育Ⅱ类学分证书，具体办法如下：

方法一：PC 激活

1. 访问“中华医学教育在线”网站 cmeonline. cma-cmc. com. cn，注册、登录。
2. 点击首页右侧“图书答题”按钮，或个人中心“线下图书”按钮。
3. 刮开本书封底防伪标涂层，输入序号激活图书。
4. 在个人中心“我的课程”栏目下，找到本书，按步骤进行考核，成绩必须合格才能申请证书。
5. 在“我的课程”-“已经完成”，或“申请证书”栏目下，申请证书。

方法二：手机激活

1. 微信扫描二维码 关注“中华医学教育在线”官方微信并注册。
2. 点开个人中心“图书激活”，刮开本书封底防伪标涂层，输入序号激活图书。
3. 在个人中心“我的课程”栏目下，找到本书，按步骤进行考核，成绩必须合格才能申请证书。
4. 登录 PC 端网站，在“我的课程”-“已经完成”，或“申请证书”栏目下，申请证书。

三、证书查询

在 PC 端首页右上方帮助中心“查询证书”中输入姓名和课程名称进行查询。

《国家级继续医学教育项目教材》编委会